Retrouver le sommeil sans médicaments

BARRY KRAKOW

Retrouver le sommeil sans médicaments

Traduit de l'anglais (États-Unis)
par Anatole Muchnik

PAYOT

Retrouvez l'ensemble des parutions
des Éditions Payot & Rivages sur

www.payot-rivages.fr

Titre original :
Sound Sleep. Sound Mind :
7 Keys to Sleeping through the Night
(John Wiley, Hoboken)

À Marion Frankel Krakow
mère bien-aimée et femme de valeur,
et
à mes patients, passés, présents et futurs.

À propos des outils d'évaluation et de contrôle

Quatre outils vont vous permettre d'évaluer vos difficultés à trouver le sommeil et de contrôler les progrès de votre traitement.

L'indice des maux du sommeil (p. 45)

Il vous servira à effectuer les premières mesures de la qualité de votre sommeil. Apprenez à identifier les effets nocifs de l'insomnie et de la mauvaise qualité du sommeil sur votre mémoire et votre concentration, votre humeur et vos émotions, votre tonus et votre fonctionnement quotidien.

Le questionnaire des émotions humaines
(p. 194)

Il vous permettra de repérer les idées reçues et les mythes qui circulent au sujet des sensations et des émotions qui accablent les insomniaques et autres dormeurs difficiles. Vingt et une questions pour trouver des façons plus saines de travailler sur les émotions qui interrompent votre sommeil.

Le questionnaire en 28 points sur les pathologies respiratoires du sommeil (p. 295)

Ce questionnaire vous fera découvrir si vous souffrez d'une pathologie respiratoire du sommeil, ce qui est remarquablement courant parmi les insomniaques et les patients en psychiatrie, mais aussi chez d'autres patients en médecine du sommeil. Il permet en outre de suivre les progrès de votre traitement.

Le formulaire de suivi de la thérapie par pression positive (p. 349)

Il vous servira à surveiller votre adaptation à la thérapie par pression positive sur les voies aériennes, le traitement-roi pour les problèmes de respiration du sommeil. Ce traitement est susceptible de résoudre vos insomnies et de vous rendre un sommeil d'une qualité dont vous n'auriez jamais rêvé.

Introduction

Le problème : vous dormez avec un monstre

Ce qu'il faut vous dire avant tout, et que vous ne devrez plus oublier, on ne vous l'a sans doute jamais dit auparavant : un mauvais sommeil, un sommeil fragmenté, n'est jamais anodin !

Il ne faut pas confondre un sommeil fragmenté et un sommeil en trop petite quantité, qui obsède pourtant des médias mal informés et des professionnels inattentifs. « Pas assez dormi » est souvent une litanie qui sert à masquer le monstre sournois qui dévore votre sommeil à longueur de nuit. Soir après soir, certains plus que d'autres, mais toujours de façon implacable, le monstre attaque votre repos et le met en pièces. Ces assauts fragmentent votre sommeil et vous privent du moyen d'obtenir les limbes réparatrices dont vous avez tant besoin pour préserver votre santé mentale et physique. Et pourtant, cette dégradation du sommeil est à peu près indécelable pour chacun de vos sens.

Beaucoup de ceux qui pourraient alors vous aider à repérer le monstre tombent dans son piège et vous persuadent que le problème tient avant tout au manque de sommeil.

Si vous voulez pourfendre le monstre, il faut d'abord le connaître, et cela commence par la conscience que le manque de sommeil n'est que la surface du problème.

Le monstre frappe plus profond ; ses coups portent au cœur de votre être, pour entamer votre esprit, handicaper votre cœur et voler votre souffle tout en vous dépossédant de l'essence de votre sommeil et de l'énergie qu'il induit. Toujours plein d'astuce, il mène un assaut général sur votre esprit, qui annihile jusqu'à votre capacité mentale et émotionnelle à constater le forfait. Enfin, les attaques furtives que porte à vos sens ce monstre quasi invisible infestent votre existence d'un pessimisme proliférant qui contrecarre tous vos efforts de guérison.

Un mauvais sommeil, un sommeil fragmenté, n'est jamais anodin !

La solution : la thérapie dynamique du sommeil

La thérapie dynamique du sommeil transforme ce pessimisme en inébranlable optimisme, et vous apprend à dormir jusqu'au bout de la nuit, nuit après nuit, du sommeil dont vous avez besoin. Le renforcement de la santé mentale et physique qui s'ensuit vous offre une incroyable moisson de bienfaits, susceptible de transformer votre existence.

La thérapie dynamique du sommeil compte sept parties, fondées sur sept principes de base :

1. Les problèmes de sommeil sont presque toujours des problèmes de qualité.
2. Changer votre point de vue à propos du sommeil, c'est déjà changer votre sommeil.
3. L'imagination, la faculté de produire des images mentales, est le plus puissant des outils dont vous disposez pour vous faire dormir quand vous le voulez.
4. Apprendre à identifier vos sensations et vos émotions et à les gérer est à long terme le meilleur remède contre l'insomnie.
5. Il existe de nouvelles façons de travailler ses pensées, ses sensations et ses images, si puissantes qu'elles permettent souvent de se passer de somnifères, même en cas de dépendance.
6. Des troubles physiques inattendus, provoqués notamment par une respiration compliquée ou des mouvements de jambes, affectent la grande majorité des dormeurs difficiles, notamment ceux qui s'évertuent à

n'attribuer leur problème qu'à des causes mentales ou psychologiques.

7. Grâce aux instruments de pointe et aux traitements sophistiqués qui existent aujourd'hui, il est possible de trouver un sommeil d'une qualité que vous n'auriez jamais rêvée.

Les questions de sommeil concernent presque toujours aussi bien le corps que l'esprit, tant chez l'adulte que l'enfant. C'est donc en traitant le corps et l'esprit que, sans médicaments, vous accèderez au bon sommeil.

Au fil des pages, plusieurs questionnaires vous permettront de prendre la mesure de votre trouble du sommeil et des progrès de votre thérapie. Après chaque chapitre, une rubrique intitulée « La nuit porte conseil » vous apportera divers outils d'autoévaluation, de perfectionnement technique, ainsi qu'une « perle ». Certains chapitres comportent un flash « info-sommeil » sur les aspects physiques et mentaux des troubles du sommeil ; vous en trouverez davantage encore sur notre blog, www.sleepdynamictherapy.com.

Bienvenue au programme de la thérapie dynamique du sommeil.

Vous n'allez pas tarder à le constater, les troubles du sommeil ne sont pas de nature à nous endormir !

PREMIÈRE PARTIE

Il y a sommeil et sommeil

Soigner la qualité du sommeil

Et ils dormirent heureux à jamais

S'il était possible, d'un coup de baguette magique, de vous faire goûter dès ce soir aux bienfaits du *bon sommeil*, cette première partie n'aurait plus d'objet. Rien qu'une nuit de ce type constituerait une telle révélation que vous n'auriez de cesse de trouver la voie du sommeil bienfaiteur. Plus rien ne vous en écarterait, parce qu'il n'y a pas grand-chose de meilleur que d'obtenir le sommeil dont on a besoin.

Nous sommes malheureusement en rupture de stock de baguettes magiques, mais ne désespérez pas, nous allons vous doter des outils permettant de modifier la perception que vous avez de vos troubles du sommeil et d'engager le traitement sans attendre. Mais avant de manger l'orange, il faut bien la peler. Cette première partie se propose donc de retirer la première grosse couche d'idées reçues, dépassées et encombrantes, que vous entretenez à propos du sommeil et qui vous privent de sa pulpe. Cet éclairage s'avèrera particulièrement rassurant pour ceux qui souhaitent ardemment dormir sans médicaments.

Si vous vous contentiez de survoler cette première partie, vous entameriez vos chances de résoudre vos troubles du sommeil, parce que pour comprendre ce qui vous empêche de traverser la nuit d'une traite, il va falloir apprendre un « nouveau langage ». L'acquisition de ce vocabulaire permet de lever toute ambiguïté quant à la réelle possibilité d'un traitement.

Ce langage, c'est la thérapie dynamique du sommeil. L'apprentissage de n'importe quelle langue exige du temps, de l'intérêt et un esprit ouvert. Saurez-vous trouver le temps de mettre vos problèmes de sommeil... en sommeil ?

Il en faudra nettement moins que toutes les heures de sommeil que vous avez déjà perdues dans la seule année en cours.

CHAPITRE PREMIER

La nouvelle médecine du sommeil

Les laissés-pour-compte du sommeil

Il y a sommeil et sommeil.

Il y a le bon sommeil, celui qui nous emporte d'une traite jusqu'au bout de la nuit, nuit après nuit, et nous laisse au matin en parfaite condition, rempli d'assez d'énergie pour la journée entière… et puis il y a tout le reste.

Le bon sommeil est une bénédiction pour la santé et l'humanité de ses bénéficiaires. Ceux-là sont pourtant étonnamment peu nombreux ; plus rares encore sont ceux qui apprécient pleinement la chance que cela représente, et plus encore ceux qui saisissent réellement le sens et l'expérience d'un sommeil utile.

Les dormeurs difficiles n'ont généralement pas conscience qu'ils aspirent en fin de compte au vrai sommeil. Comment en serait-il autrement, puisque pour la plupart, ils sont incapables de nommer le mal qui les afflige ? Beaucoup reconnaissent la présence d'un problème, de plaintes répétées, d'une préoccupation, de perturbations ou d'un trouble. Pourtant, chez certaines de ces âmes en peine, le sommeil s'est tellement fragmenté qu'elles en ont perdu la capacité à s'en rendre compte. Quel que soit le tableau qu'elles dressent du problème, elles ne perçoivent que trop rarement la vraie nature du sommeil et la nécessité de le rechercher.

On évalue généralement son sommeil à l'aune du nombre d'heures dormies, on le mesure dans sa dimension temporelle. Si vous voulez trouver un bon sommeil, il faudra apprendre à le jauger selon des critères plus divers et plus profonds, parce qu'une heure de sommeil médiocre ou fragmenté n'est pas égale à une heure de bon sommeil. En vérité, une heure de mauvais sommeil ne vaut qu'à peine trente minutes de bon sommeil.

La thérapie dynamique du sommeil postule qu'« il y a sommeil et sommeil » parce que cette vérité nous invite à nous focaliser sur la question primordiale qui se pose à celui qui veut accéder toutes les nuits au bon sommeil :

Quelle est la cause de votre difficulté à dormir ?

Ne vous épuisez pas ici à décrire vos troubles du sommeil. Quels que soient les problèmes que vous rencontrez ou les plaintes que vous souhaitez émettre, ce sont des détails qui peuvent attendre. Mais, sincèrement, pour ce que vous pouvez vraiment en savoir :

Qu'est-ce qui fait que vous n'obtenez pas le sommeil dont vous avez besoin ?

Qu'est-ce qui vous empêche de bien dormir, ou de dormir d'une traite, nuit après nuit, et de vous réveiller comme un charme, assez rempli d'énergie pour toute la journée ? La question fait jaillir chez chacun d'innombrables réponses, au point qu'on s'y perd généralement un peu, et qu'on finit par déclarer à son praticien : « Hé, c'est vous le médecin du sommeil, c'est à vous de me le dire ! »

Avoir le corps à l'esprit

Réduisons la question à l'insomnie, un terme qui désigne un sommeil de pauvre qualité ou qui manque de survenir alors qu'on le voudrait (éveil non désiré). L'insomnie comporte souvent les deux phénomènes – le sommeil est mauvais, et il ne vient pas quand on le désire. Dans le présent ouvrage, j'userai indistinctement des locutions « insomnie » ou « éveil non désiré », « dormeur difficile » ou « insomniaque », parce que les individus qui souffrent de problèmes du sommeil se reconnaîtront inévitablement dans l'une ou plusieurs d'entre elles, voire toutes.

Voici une question plus précise concernant les « causes » : l'imperfection de votre sommeil est-elle due à quelque chose de mental (dans l'esprit) ou de physique (dans le corps) ?

La plupart des insomniaques accordent la prééminence à l'un (mental) ou l'autre (physique) facteur. Pour ma part, quand j'entends un patient me demander : « À votre avis, mon problème est-il plutôt d'ordre physique ou mental ? », je réponds avec candeur : « Oui. »

Votre problème de sommeil provient à la fois du corps et de l'esprit. Pourtant, la plupart des victimes de ce mal s'entêtent à ne l'attribuer qu'au corps ou à l'esprit. Cette approche du tout l'un ou tout l'autre ne conduit qu'à une demi-vérité. Il est indispensable pour progresser de dépasser ce mythe du « corps ou de l'esprit » – un mythe si trompeur qu'il peut conduire celui qui y croit à vainement combattre ses problèmes pour n'aboutir que très rarement à bien dormir.

À présent, prenez à nouveau un moment – un moment de réflexion sincère – pour reconsidérer votre première idée : qu'est-ce qui ressort quand vous songez à vos problèmes de sommeil ? Les facteurs psychologiques, mentaux, ou les facteurs physiologiques, physiques ?

Les meilleures solutions sont celles qui traitent aussi bien le corps que l'esprit. La thérapie dynamique du sommeil nécessite que vous intégriez au plus vite ce principe de base.

La qualité, pas la quantité

En partant du principe corps/esprit de la thérapie dynamique du sommeil, on s'aperçoit que la question du nombre d'heures dormies ne pèse pas grand-chose face au véritable monstre : *la mauvaise qualité du sommeil.*

La mauvaise qualité gagne le sommeil de façon quasiment invisible, nuit après nuit, année après année, de sorte qu'il est difficile d'en déceler l'effet sur le sommeil ou sur la santé physique et mentale. Le sommeil de mauvaise qualité est le contraire du bon sommeil. Quand on souffre d'un sommeil de mauvaise qualité :

- on dort mal, ou pas jusqu'au matin, nuit après nuit ;
- on n'est pas en forme au réveil ;
- on n'a pas assez d'énergie pour le reste de la journée ;
- on n'obtient pas le sommeil nécessaire.

La mauvaise qualité du sommeil est la première cause de vos troubles du sommeil, elle détermine le nombre d'heures que vous dormez à chacune de vos nuits, que ce soit trop ou trop peu. Réglez le problème de la qualité, et vous finirez par obtenir le nombre d'heures nécessaires quasiment chaque jour. On comprend donc que la qualité du sommeil ne se détermine pas à sa durée, de même que la qualité de l'air ne se mesure pas avec un thermomètre.

Il arrive certains soirs qu'on dorme huit heures, mais si le sommeil a connu des perturbations tout au long de la nuit (sans qu'on le sache), ces huit heures n'en valent que quatre, cinq ou six – on est loin des huit heures qu'on croyait avoir emmagasinées.

Si vous étiez conscient de n'avoir réellement dormi que quatre heures la nuit dernière, que ressentiriez-vous ? Pas du tout la même chose qu'après huit heures pleines, dormies d'une traite.

La mauvaise qualité du sommeil induit d'importants écarts entre le nombre d'heures que l'on croit obtenir (à l'horloge) et le nombre d'heures que l'on obtient réellement de bon sommeil (heures substantielles). Certains cachets qu'on prend pour dormir ajoutent des heures d'horloge sans beaucoup apporter d'heures substantielles.

« Heures substantielles de sommeil » est une autre façon de dire « bon sommeil ».

Une fois retrouvée la qualité du sommeil, que l'on dorme trop ou trop peu, le nombre d'heures à l'horloge peut croître, diminuer, ou ne pas changer par rapport à l'ancien mode de sommeil. Au bout du processus, le nombre d'heures *à l'horloge* devrait en venir à égaler celui des heures *substantielles*.

Le programme de la thérapie dynamique du sommeil n'ignore pas que la plupart des dormeurs difficiles voudraient sincèrement dormir plus d'heures. Il les oriente doucement vers la quête d'un plus grand nombre d'heures substantielles.

Se rapprocher du sommeil

Le monstre du sommeil imparfait possède un allié particulièrement fourbe qui se manifeste le jour, ce sont les problèmes dits « de clôture » : l'impossibilité de mettre son moteur en veille quand on cherche à s'endormir ou à se rendormir. Ordinairement, la clôture survient au terme d'une période d'éveil à peu près satisfaisante précédant le sommeil. L'esprit et le corps se sont livrés à suffisamment d'activité mentale, émotionnelle, physique et spirituelle pour atteindre un degré de satisfaction autorisant la clôture de la journée. Or, chez beaucoup de dormeurs difficiles, des problèmes se posent dans au moins l'un de ces domaines.

Concernant les facteurs mentaux, le meilleur exemple est celui de la pensée involontaire, comme les pensées accélérées ou la rumination au moment du coucher, ou quand on se réveille pendant la nuit. Cette incapacité à faire basculer son esprit du mode actif au mode réceptif est la cause d'insomnie qui revient le plus souvent dans la bouche des patients. Au lieu de procéder à la réduction progressive de la verbalisation silencieuse des pensées, du discours intérieur ou du vagabondage mental, le dormeur difficile se tracasse, s'inquiète, planifie la journée à venir ou revit celle qui vient de passer. Ce bavardage est souvent de nature chaotique, mais il peut aussi être dû à l'imminence d'événements positifs.

Concernant les facteurs émotionnels, le meilleur exemple est celui des sentiments d'angoisse ou de peur qui vous prennent au moment du coucher ou quand vous vous réveillez pendant la nuit. Le défaut de clôture émotionnelle est souvent le principal obstacle au sommeil, parce que beaucoup de dormeurs difficiles ne savent pas identifier ni gérer leurs émotions dans la journée. L'anxiété est la plus commune des émotions qu'affronte le dormeur difficile au coucher, mais il ne se rend peut-être pas compte de sa présence, ou ne l'identifie pas comme telle. L'agitation, l'énervement, la tension ou l'instabilité comptent aussi parmi les sensations qui empêchent le sommeil.

Concernant les facteurs physiques, le meilleur exemple est celui de la gêne ou des troubles respiratoires, au coucher ou pendant la nuit. Ce défaut de clôture est le plus trompeur, parce que à moins d'avoir mal, très peu de dormeurs difficiles abordent l'aspect physique de leur problème. Pourtant, on trouve fréquemment chez eux, y compris quand ils sont atteints de troubles mentaux, certains dysfonctionnements physiques, dans le domaine de la respiration ou des mouvements pendant le sommeil, qu'il est parfaitement possible de diagnostiquer.

Concernant les facteurs spirituels, le meilleur exemple est celui du manque de foi, d'espoir ou de confiance dans le sens de la vie. Au moment du coucher, ou au beau milieu de la nuit, on se sent seul ou isolé, et il n'y a plus moyen de dormir. L'identification et le traitement de ce défaut de clôture prennent parfois des années. Les personnes qui ont survécu à d'horribles événements racontent que cette expérience a dépossédé leur âme du sens de la vie. Or, dans le vide s'engouffrent le désespoir, l'isolement et l'aliénation. Si chacun de ces sentiments peut naître d'un phénomène de santé mentale, comme la dépression ou les troubles du stress post-traumatique, de tels événements marquants conduisent parfois celui qui les a vécus à réévaluer l'ensemble de son existence, qu'il y ait trouble mental ou pas. Le choc s'avère parfois bénéfique, parce qu'il apporte à la vie une orientation nouvelle et riche de sens, mais il laisse beaucoup de dormeurs difficiles dans une impasse, en proie à un sentiment de vacuité. Au coucher, ces sentiments peuvent faire mal au point d'amener certains de ces survivants à des pensées suicidaires, et la mauvaise qualité du sommeil ne fait alors que dramatiser les choses.

Appels à la clôture

Les problèmes de clôture sont très visibles quand ils font obstacle à l'endormissement ou qu'ils provoquent l'éveil, mais ils se manifestent de façon beaucoup plus subtile quand ils nuisent à la qualité du sommeil sans l'interrompre. Un sommeil médiocre ne fait qu'entamer un peu plus la capacité de l'esprit et du corps à passer du mode « actif » à celui de « veille » – à accomplir le processus de clôture. Une fois que les problèmes de clôture s'installent au quotidien, ils aggravent les problèmes de qualité du sommeil, qui compliquent à leur tour ceux de clôture et ainsi de suite, de façon à constituer un cercle vicieux.

La plupart des dormeurs difficiles sont capables de discerner certains domaines dont le défaut de clôture affecte leur sommeil, mais très peu savent :

- comment ces facteurs provoquent des perturbations du sommeil ;
- pourquoi ces facteurs se développent ;
- ce qu'il faut faire pour acquérir la capacité de clôture.

Notre rapport au temps nous fournit le plus bel exemple de problème de clôture. Les dormeurs difficiles ne cessent de porter atteinte à leur propre sommeil par des comportements de surveillance horaire :

- en vérifiant l'heure au moment de se coucher ;
- en vérifiant l'heure en pleine nuit ;
- en comptant les heures déjà passées quand ils se réveillent la nuit ;
- en se préoccupant du nombre d'heures qu'il leur reste quand ils se réveillent la nuit ;
- en se préoccupant du total des heures de sommeil accumulées ;
- en éprouvant de la frustration, de la colère ou de l'inquiétude à propos du temps passé à ne pas dormir ;
- en vérifiant constamment l'heure pendant la journée ;
- en ayant souvent le sentiment que « l'horloge tourne » ;
- en se demandant combien de temps il leur reste à la Grande Horloge.

Ah ! si vous touchiez dix centimes pour chaque occasion où cela vous est arrivé…

La question du temps est inextricablement liée au mauvais sommeil et à l'usage de somnifères, c'est pourquoi la première étape de la thérapie dynamique du sommeil pour aider le dormeur difficile à reprendre le dessus sur les problèmes de clôture consiste à tenter d'abattre la barrière du temps. La quasi-totalité des insomniaques chroniques et la plupart des dormeurs difficiles améliorent leur sommeil en brisant l'emprise que le temps exerce dessus. D'ailleurs, seule exception à la recommandation formulée plus haut, s'il vous faut soigner vos insomnies de toute urgence et que vous êtes de ceux qui surveillent constamment l'horloge, lisez les chapitres VII à X dès que vous aurez fini celui-ci.

Apprendre à dormir d'un sommeil imparfait

La plupart des dormeurs difficiles qui luttent contre le temps ne le font pas seulement à cause d'une affaire complexe de clôture, mais aussi parce que la surveillance de l'horloge acquiert une existence autonome et devient un comportement d'échec acquis, porteur de mauvaises habitudes de sommeil. Ce comportement naît de l'intention louable d'observer le trouble du sommeil qu'on éprouve, mais à chaque fois qu'on réfléchit à l'heure qui tourne, on alimente le monstre en se tracassant au sujet du temps et du sommeil. Ces soucis aggravent le problème de clôture, parce que au lieu de dormir, on se met à penser au temps et au sommeil perdus. La surveillance de l'horloge devient un comportement chronique acquis, qui nuit à la qualité du sommeil.

Les comportements acquis d'échec contribuent à nourrir le cycle de l'insomnie, pendant que, par un jeu de facteurs physiques et mentaux, la mauvaise qualité du sommeil s'ajoute au défaut de clôture pour faire du patient un piètre dormeur, sans qu'il ait jamais eu conscience de cet apprentissage.

Le plus sûr moyen de résoudre les troubles du sommeil est de viser ces trois composantes essentielles :

- Le sommeil de mauvaise qualité.
- Les problèmes de clôture.
- Les comportements acquis d'échec.

Le mythe du stress et du sommeil léger

Par dizaines de millions, les dormeurs difficiles attribuent leurs insomnies ou leur mauvais sommeil au stress (phénomène supposé mental) ou au sommeil léger (phénomène supposé physique). Ils disent « c'est parce que je suis stressé, » ou bien « moi, j'ai le sommeil léger ».

Cette impression est sans doute sincère, mais elle n'offre qu'une explication partielle, parce que le stress et le sommeil léger ne suffisent que rarement, voire jamais, à provoquer de troubles du sommeil chez qui que ce soit.

Qu'on m'amène un insomniaque convaincu qu'il doit son

mal au stress, et la thérapie dynamique du sommeil révèlera au moins cinq facteurs mentaux et physiques prééminents dans ses éveils non désirés. Qu'on m'amène un dormeur difficile certain que son problème tient à la légèreté de son sommeil, et la thérapie dynamique du sommeil révèlera cinq facteurs mentaux et physiques prééminents dans la ténuité de son sommeil.

Le stress et le sommeil léger méritent l'un comme l'autre qu'on s'y intéresse, mais ce sont aussi des notions qui agissent comme un leurre pour vous détourner de l'approche corps/esprit que requiert la résolution de 95 % des troubles du sommeil. Il n'est pas rare que le mauvais dormeur se cache derrière ces expressions pour éviter la question d'ensemble. La thérapie dynamique du sommeil resitue le stress et le sommeil léger dans un cadre plus général, mieux à même d'expliquer les problèmes que vous rencontrez.

Repartir comme neuf

Bien que la science ait abondamment prouvé toute l'importance du sommeil dans la santé humaine et que sa mauvaise qualité a pour effet de détériorer et d'user prématurément le corps, l'esprit et finalement le moral, médecins et thérapeutes demeurent fondamentalement ignorants des apports du bon sommeil à la santé mentale et physique. Pis, bon nombre de professionnels de la santé habités des meilleures intentions ne savent pas reconnaître le cercle vicieux que composent le sommeil imparfait, les défauts de clôture et les mauvaises habitudes acquises. Beaucoup choisissent d'ignorer ou de minimiser ces problèmes chez leurs patients. Un pourcentage élevé continue d'associer les troubles du sommeil au nombre d'heures dormies, ce qui explique leur recours aux thérapies partielles que sont les traitements à base de médicaments, sur ordonnance ou pas, ou aux astuces simplistes. La plupart des praticiens n'ayant jamais reçu de formation théorique ni pratique sur les désordres du sommeil et étant dépourvus de toute expérience dans ce domaine pourtant en plein essor, ils prescrivent des traitements voués à n'obtenir que des résultats médiocres, peu durables, et parfois dangereux.

Mon propos ici n'est pas de porter atteinte à l'image des professionnels de la santé, ni de douter de leurs intentions, la plupart travaillent dur et sont sincèrement dévoués à leurs patients. Et je présente d'avance mes excuses à ceux qui interpréteraient autrement ma pensée. La médecine du sommeil est un champ nouveau pour la majorité d'entre eux, et les plaintes de troubles du sommeil passent habituellement sous leur radar, c'est ce qui donne lieu à un diagnostic et à un traitement incomplets.

Mon objectif est d'avertir le lecteur de l'influence des traitements qu'il a précédemment suivis, parce qu'ils risquent de brouiller son assimilation de l'approche corps/esprit de la médecine du sommeil. Dans quelle prédisposition êtes-vous aujourd'hui si vous avez déjà consulté un médecin qui n'a pas pris au sérieux vos plaintes concernant le sommeil ? Et si vous avez déjà sollicité l'assistance d'un professionnel de la santé mentale qui a estimé que le traitement de vos troubles du sommeil passait d'abord par celui de votre problème psychiatrique ? Ou si vous avez suivi les recommandations imprécises d'un médecin ou d'un thérapeute et qu'elles vous ont paru relativement inutiles ou inefficaces ?

Ce sont là des épisodes courants. Au-delà du fait qu'ils témoignent d'un manque de considération pour les troubles du sommeil, ils suscitent la contrariété, la frustration, et peut-être la colère, l'embarras ou la honte chez celui qui cherche des réponses à un problème de santé bien réel. Fatalement, beaucoup de dormeurs difficiles se tourneront vers des alternatives superficielles glanées dans des articles de presse et qui ne résolvent que rarement les problèmes de sommeil de quiconque, tandis que d'autres renoncent à chercher secours, persuadés que rien ne saura les aider. Certains consomment alors des somnifères ou d'autres substances, qui s'avèrent aussi satisfaisants qu'une douche qu'on prend tout habillé.

Quels qu'aient été ces épisodes préalables, il faut déterminer s'ils ont semé en vous l'incertitude ou le scepticisme à l'égard de tout traitement des problèmes de sommeil, et s'ils vous ont mal prédisposé à la démarche corps/esprit. Le temps d'une nouvelle approche est venu.

Le grand fossé

Qu'évoque pour vous l'association entre le corps et l'esprit ? L'acharnement que met aujourd'hui la médecine à séparer les facteurs physiques et mentaux au lieu de les associer (médecine corps/esprit) est profondément enraciné dans notre histoire, notre culture et, malheureusement, nos sciences. C'est une tendance qui naît de l'étrange croyance que le corps et l'esprit seraient des choses distinctes, agissant en totale indépendance, comme si le texte d'une chanson n'avait rien à voir avec sa mélodie. Libre à chacun de porter sur sa propre santé un regard aussi manichéen (le mental ou le physique), mais le corps et l'esprit sont indissociables, ils agissent toujours de concert. En matière de santé, pareille approche ne s'apprécie pleinement qu'avec le temps, mais on n'insistera jamais assez en sa défense.

Vous avez le droit de penser que le stress ou les problèmes de santé mentale sont la seule explication à vos troubles du sommeil. Parmi les quelques milliers de dormeurs difficiles de cette catégorie qui frappent à la porte de nos centres de traitement, la plupart ont essayé tout type de réduction de stress, de psychothérapie, et consommé tout type de somnifères, de tranquillisants, d'antidépresseurs ou de stabilisateurs de l'humeur, sans jamais vraiment parvenir à reconquérir leur sommeil. En revanche, quand nous avons traité la composante physique de leur insomnie, ils ont fait des progrès déterminants, et certains sont totalement guéris.

Nos centres du sommeil ont aussi travaillé avec des milliers de dormeurs difficiles convaincus que leur problème était entièrement dû à la légèreté de leur sommeil et à des facteurs physiques. La plupart avaient essayé tout type de traitement physique, d'appareils pour les pathologies de la respiration du sommeil, ou de médicaments pour le syndrome des jambes sans repos, mais eux non plus n'avaient pas obtenu les résultats espérés. En revanche, quand on a traité la composante mentale de leur problème, ils ont fait des progrès déterminants, et certains ont totalement guéri.

Dissocier le corps et l'esprit n'apporte que rarement des solutions à long terme ; mais si l'on tient compte de leur union sacrée, on obtient toujours une amélioration sensible du sommeil, voire une guérison totale.

Des solutions dynamiques

Chaque soir, votre esprit et votre corps ont besoin de se mettre en retrait du monde ; cette trêve, vous la méritez. En intervenant sur le détail comme dans les grandes lignes, la thérapie dynamique du sommeil vous enseigne en fait à reconquérir *le reste de votre vie*.

Évidemment, en cas de tumeur au cerveau ou de problème cardiaque, il ne fait aucun doute qu'une visite chez le neurochirurgien ou chez le cardiologue s'impose, mais rares sont nos confrères de la santé médicale et mentale qui ont le réflexe de renvoyer leur patient auprès d'un spécialiste du sommeil. Plus rares encore sont ceux qui reconnaissent la nécessité d'appliquer aux troubles du sommeil une approche corps/esprit.

Avec tout cela, vous aurez largement compris que la thérapie dynamique du sommeil ne vous propose pas de résoudre vos problèmes de sommeil par un paquet d'astuces, de raccourcis ou de bricolages ; ce n'est pas « le sommeil pour les nuls », parce que le patient atteint de troubles du sommeil possède en général une intelligence très au-dessus de la moyenne. Ce n'est pas non plus un ouvrage destiné à ceux qui voudraient apprendre à lire la poésie en diagonale. Lire la poésie, comme lire vos troubles du sommeil, réclame du temps et un esprit ouvert qui permette qu'on pense, ressente et voie les choses sous un nouveau jour. La thérapie dynamique du sommeil va apporter un éclairage unique sur vos troubles du sommeil, pour qu'aussitôt la lumière éteinte vous trouviez, jusqu'au bout de la nuit, le bon sommeil dont vous avez réellement besoin.

Au fil des cinq prochains chapitres, vous allez entamer votre processus de transformation en découvrant de quelle façon le corps et l'esprit sont imbriqués l'un dans l'autre. Fort de ce savoir, vous travaillerez sur les causes mentales des troubles du sommeil, et vous constaterez simultanément l'amélioration de certains aspects physiques. Inversement, en travaillant sur les causes physiques, vous améliorerez aussi les aspects mentaux.

Le voyage commence

La thérapie dynamique du sommeil exige de l'ouverture d'esprit, et notamment qu'on veuille bien se prêter aux suggestions et instructions qui vont suivre. Soyez assuré que vous allez trouver dans ce nouveau traitement du sommeil de nombreuses réponses à vos propres problèmes de sommeil.

Si quelques doutes subsistent, ou si vous manquez encore de motivation, songez à l'histoire de la femme qui chaque matin se levait en brûlant d'envie de savourer une belle omelette aux délicieux légumes et aux herbes aromatiques. Malheureusement, à chaque fois qu'elle s'y essayait, elle n'obtenait qu'une bouillie peu ragoûtante et son appétit s'envolait. Son sort était scellé par le mauvais choix des ingrédients et de la recette, parce que personne n'avait jamais pris la peine de lui dire ce qu'il fallait mettre dans la poêle et comment le faire cuire.

Hors de la médecine du sommeil, rares sont les praticiens qui connaissent les ingrédients du bon sommeil. Plus rares encore sont ceux qui savent élaborer une recette susceptible de soigner les troubles du sommeil. Pour cela, il faut connaître les facteurs mentaux et physiques (les bons ingrédients) propices au bon sommeil. Et définir une stratégie de traitement globale (la bonne recette) conduisant à l'obtention régulière d'un bon sommeil et d'un esprit sain, frais et dispos chaque matin.

C'est précisément ce que vous allez apprendre.

Programme d'évaluation « La nuit porte conseil »

Il est rare qu'on assimile les connaissances en les déversant dans sa tête comme s'il s'agissait d'un récipient vide. À l'abord de l'apprentissage, la plupart d'entre nous se présentent avec un réservoir déjà rempli d'idées établies au sujet de ce qu'ils s'apprêtent à apprendre. C'est là tout le paradoxe de l'apprentissage en matière de troubles du sommeil. Vous avez beau fortement désirer du secours, vous n'en avez pas moins des idées déterminées sur vos troubles, dont certaines altèrent votre aptitude à en acquérir de nouvelles.

Déverser de grandes quantités d'informations dans un récipient plein ne provoque que des éclaboussures. Il est plus sage de mélanger les choses nouvelles aux anciennes par petite dose. Dans quelque domaine de connaissances que ce soit, ou presque, le meilleur mélange s'obtient quand on pose des questions qui bousculent les connaissances sur un mode amical, stimulant et empreint de curiosité. Cette méthode invite à penser les choses et à les repenser jusqu'à digestion totale des nouvelles données.

À la fin de chaque chapitre, une question vous sera posée pour stimuler votre curiosité et attiser votre envie :

- d'en apprendre davantage sur les troubles du sommeil ;
- de développer les techniques facilitant le franchissement des diverses étapes du traitement ;
- de suivre des instructions pratiques pour régler vos troubles du sommeil.

À chaque fois, cette question sera suivie d'un commentaire et d'une « perle ».

LA NUIT PORTE CONSEIL

Le lien corps/esprit

QUESTION : Imaginez une tarte, et divisez-la en deux. La première part représente l'aspect mental de votre problème de sommeil, l'autre son aspect physique. « À toi-même sois fidèle », cette maxime de Shakespeare est particulièrement pertinente en matière de lutte contre les troubles du sommeil, alors autant entamer sa thérapie en mettant toute sa bonne foi à s'interroger sur ces proportions, qui pourront évoluer par la suite. Procédons au moyen de pourcentages (75 % mental et 25 % physique, par exemple, ou 50-50, ou 10-90).

Merci de bien vouloir noter vos propres pourcentages ci-dessous :

Mental	=	%
Physique	=	%
Total	=	100 %

COMMENTAIRE : La plupart des dormeurs difficiles, notamment s'ils souffrent aussi d'affections de la santé mentale comme l'anxiété, la dépression ou le stress post-traumatique, attribuent leur mal à des facteurs mentaux et marquent 90 % dans la catégorie mentale, contre seulement 10 % dans la catégorie physique. La plupart tiennent spécifiquement le stress pour la première ou l'unique cause de leur mal. Et très peu sont amenés à entendre un discours contredisant cette prédisposition mentale.

Attendez-vous à devoir reconsidérer tout cela – parce que l'idée d'une prédominance mentale dans les troubles du sommeil est un mythe qu'il faut poliment balayer au plus vite – pour naturellement en venir à considérer que la proportion entre facteurs de sommeil psychologiques et physiologiques est de 50-50.

Peut-être avez-vous déjà soupçonné que des facteurs physiques se cachaient derrière les composantes mentales évidentes de vos problèmes de sommeil. Le moment est venu d'éprouver vos théories.

LA PERLE

Consulter l'horloge est un mauvais remède

Toutes ces idées méritent incontestablement que vous passiez la nuit dessus, et rien ne vous y engagera plus vite que de reconnaître les effets positifs ou négatifs du rapport psychologique que vous entretenez avec le temps concernant l'aspect physiologique de votre sommeil. Laissez le temps s'écouler, qu'il ne ronge pas la qualité de votre sommeil. Vous l'apprendrez dans la deuxième partie de ce livre – celle des chapitres VII à X, première phase du traitement –, en matière de sommeil, le temps n'est jamais l'important !

CHAPITRE II

Cerveau et qualité de sommeil

Le cerveau est roi

C'est en comprenant l'activité du cerveau pendant le repos ou le sommeil qu'on trouve la confiance qu'il faut pour admettre qu'en matière de mauvais sommeil, le corps et l'esprit sont à parité.

Considérons le repos. On installe son corps dans une position confortable qui n'exige aucun effort. On s'efforce de ralentir ou d'interrompre certaines activités physiques ou mentales. Les membres et le torse se détendent au point de mettre la plupart des muscles en fonctionnement minimal. L'esprit s'apaise en s'abandonnant à la rêverie ou à la contemplation d'une émission de télévision relaxante. À ce stade, vous pensez avoir atteint l'état de repos.

Mauvaise pioche. Pour que le repos survienne, il faut davantage de changements physiologiques. Les rythmes cardiaque et respiratoire doivent baisser, de même en général que la température, parce que le sang afflue aux mains et aux pieds, ce qui libère davantage de chaleur à travers la peau. Ces altérations physiques sont indispensables pour que le repos soit reposant. Chez certains patients atteints d'insomnie, leur absence rend compte de l'échec des techniques de relaxation. Le rythme cardiaque, la profondeur du souffle ou la température ne subissent pas les changements désirés, et, comme pour ajouter l'insulte à l'injure, l'insomniaque tout éveillé dans son lit n'est pas seulement en train de ne pas dormir, il n'est même pas en train de se reposer.

L'inactivité ne constitue pas le repos. Il faut aussi que réagissent les fonctions physiologiques du corps, et c'est le cerveau qui leur permet ou les empêche de le faire.

Le sommeil requiert le même genre d'altérations. Le cerveau commande au corps de trouver une position confortable de moindre effort, et restreint toute activité mentale et physique superflue. Il arrive que pendant le sommeil, le cerveau profite du spectacle de l'imagination – les rêves – pour récapituler ou réévaluer certains épisodes préalables de l'éveil ou pour répéter certaines situations à venir, le tout sans qu'on ait à lever le petit doigt, ne serait-ce que pour zapper. Là encore, le cerveau doit adopter la configuration physiologique du sommeil et déclencher des modifications du rythme cardiaque et respiratoire et du flux sanguin pour produire un sommeil réparateur. Sans ces altérations, le sommeil n'est pas réparateur.

Ces changements n'apparaissent nulle part aussi nettement que dans les ondes cérébrales : si ces dernières ne révèlent pas de baisse d'activité, les fonctions physiologiques ne bougeront pas davantage.

Les griffonnages de la qualité

Ce qu'il y a de formidable avec l'approche corps/esprit, c'est qu'elle permet de mesurer l'activité physiologique d'un individu pour déterminer la qualité de son sommeil ou de son repos. Dans un laboratoire du sommeil, on mesure les ondes cérébrales par l'électroencéphalogramme, ou EEG, en posant des électrodes sur le cuir chevelu. Les signaux nerveux ainsi captés sont convertis en courbes griffonnées sur le papier ou l'écran d'ordinateur. Ces ondes cérébrales composent une séquence continue, comme une succession de pics et de creux qu'aurait tracée une main tremblotante sans jamais lever la pointe du stylo – imaginez le gribouillis d'un médecin, mais en plus lisible *(figure 1)*.

On peut voir à l'œil nu si les ondes cérébrales accélèrent ou ralentissent. Évidemment, les cycles sont plus rapides pendant l'éveil, ce qui correspond à une activité accrue, aussi bien mentale que physique. Quand ils s'espacent, c'est qu'on se repose, qu'on médite ou qu'on dort. Pendant le sommeil,

Figure 1. Stades fondamentaux du sommeil
chez le dormeur normal

A. Éveil

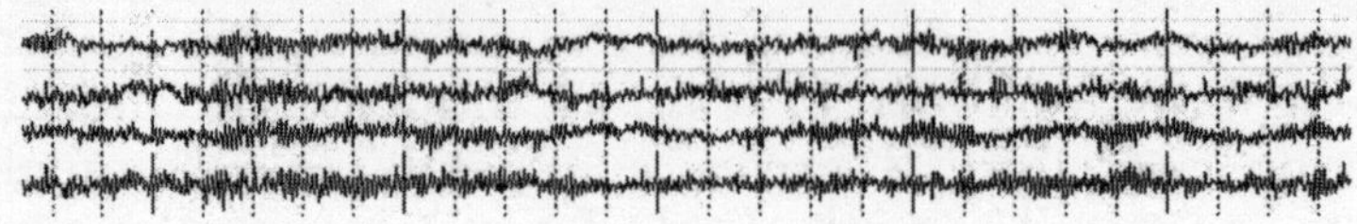

B. Stade 2 non-REM

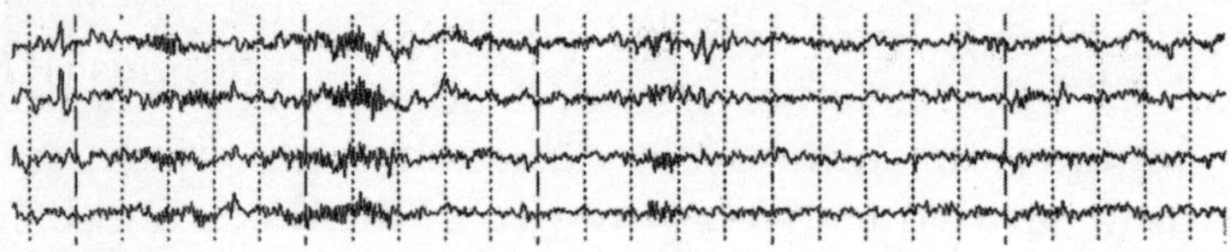

C. Sommeil delta

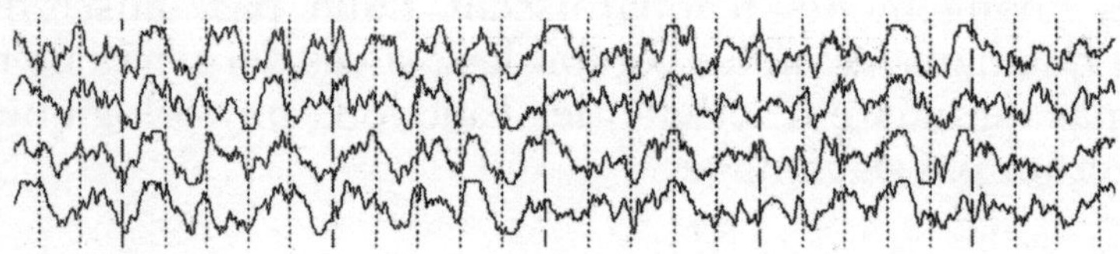

D. Sommeil REM

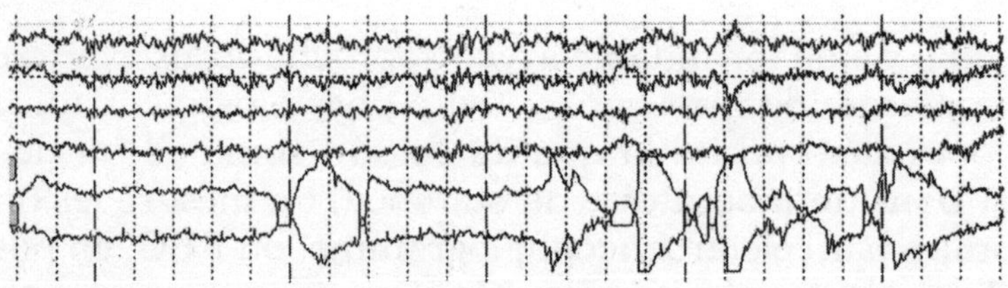

Chacun de ces graphiques représente une durée de trente secondes, et les quatre premières courbes représentent les ondes cérébrales (EEG) détectées par des capteurs fixés sur la tête. (A) Les ondes cérébrales de la vigilance sont plus rapides que celles du sommeil, elles paraissent donc plus denses. (B) Le stade 2 non-REM est la plus commune des phases du sommeil, puisqu'elle en occupe jusqu'à 50 %. Si l'amplitude (hauteur) de l'onde est semblable à celle des ondes de l'éveil, on constate que sa fréquence plus faible produit un graphique plus aéré. (C) Le sommeil delta est l'étape la plus réparatrice du sommeil, ses ondes sont les plus lentes et les moins amples. L'adulte consacre en moyenne 10 à 15 % de sa nuit au sommeil delta. (D) Le sommeil dit REM, ainsi nommé pour les mouvements rapides qu'accomplit le globe oculaire dans toutes les directions, apparaît dans les deux courbes oculaires affichées sous les ondes cérébrales. À certains égards, les ondes cérébrales de l'éveil et du stade 2 non-REM se ressemblent. Si les rêves surviennent dans toutes les phases du sommeil, on est généralement plus conscient de ceux qui peuplent la phase REM.

on observe une certaine amplitude de l'activité des ondes cérébrales, généralement constituée de trois grandes catégories de sommeil. Ces catégories composent les cinq stades biologiques du sommeil :

- Le sommeil lent profond, ou « delta », correspond aux mouvements oculaires lents (ou « non-REM » – *Rapid eye movement*) des stades 3 et 4 du sommeil.
- Le sommeil dit léger correspond aux stades 1 et 2 du sommeil non-REM.
- Le sommeil dit paradoxal correspond au sommeil accompagné de mouvements oculaires rapides (REM).

Le sommeil profond génère l'activité cérébrale la plus lente : le griffonnage à l'écran monte et descend moins vite et apparaît moins dense. Des espaces se font entre les crêtes, et chaque pic est séparé du suivant par une demi-seconde ou une seconde. Ce relief à la fois plus accidenté et plus espacé correspond aux ondes delta, c'est le stade le plus réparateur du sommeil.

Le sommeil léger est bienfaisant, mais le stade 2 non-REM engendre des ondes plus rapides, et donc plus courtes, plus serrées, atteignant jusqu'à une quinzaine d'oscillations par seconde. Ce type de sommeil paraît plus agité que les autres, mais il demeure reposant parce que ses phases légères produisent une activité cérébrale plus lente que la vigilance. Néanmoins, on ne saurait comparer ce qu'éprouve le dormeur bien servi en stade 3 ou 4 non-REM à ce que ressent celui pourvu en stade 2 non-REM. Plus la phase est profonde, plus elle revigore, et tout dormeur connaît parfaitement la différence.

Réfléchissons un instant à ce qui vient d'être dit de l'activité cérébrale du système nerveux et de l'apparence du sommeil. Bien que les griffonnages représentent l'activité de millions de cellules nerveuses produisant des milliards d'impulsions, l'EEG offre une image approximative mais utile du déroulement du sommeil, et une mesure relativement cohérente de sa qualité. Pour simplifier, quand le cerveau accélère, la qualité du sommeil diminue. Des ondes cérébrales cadencées, stabilisées à un rythme lent, cohérent avec chaque stade du sommeil, témoignent au contraire d'une qualité accrue.

EEG lent = sommeil de bonne qualité.
EEG rapide = sommeil de qualité médiocre.

Dans la démarche que vous avez entreprise contre vos troubles du sommeil, gardez ces ondes à l'esprit.

Le cerveau en action

La forme des ondes de l'EEG naît sans doute de facteurs mentaux, mais on ne saurait nier qu'une composante physique intervient également. Si l'on parvient à ralentir les ondes cérébrales, on ralentit une bonne part de la physiologie aussi, et la qualité du sommeil augmente.

Le sommeil REM est dit paradoxal en ce sens que son schéma combine des ondes dont la fréquence fluctue au-dessus ou au-dessous de celle des stades de sommeil plus léger. Les ondes cérébrales du REM se font alternativement plus rapides ou plus lentes que celles du sommeil non-REM. Mais, quand il est entier, le sommeil REM n'est pas moins réparateur.

L'intégrité de chaque stade du sommeil se mesure à la durée de chaque phase d'ondes cérébrales ininterrompue par des influences extérieures. Si vous passez des nuits agitées, et que vous vous retournez beaucoup, chacun de vos mouvements provoque une accélération du cerveau qui interrompt le flux rythmique des ondes. Concrètement, vous vous excitez, vous en venez même à vous réveiller, et cela nuit à l'intégrité de votre sommeil. Nombreux sont les dormeurs difficiles qui remuent beaucoup, et la plupart attribuent ce mouvement au stress, aux soucis ou à d'autres facteurs mentaux. Certains se disent juste incapables de trouver leur position, un fait qu'ils associent à un processus mental de type pensée accélérée.

Je vous l'accorde, rien de cela n'est absurde, mais il n'en reste pas moins que le corps remue ! Et qu'à chacun de ces mouvements, les ondes cérébrales varient, vous chassant du bon vers le mauvais sommeil. Le mauvais sommeil est donc un problème incontestablement physique, mesurable et réparable. Et la médiocrité du sommeil n'est jamais plus apparente que dans un laboratoire, où elle prend souvent la forme d'une durée excessive de la phase 1 du sommeil non-REM. De façon très remarquable, cette phase, celle du sommeil le plus léger, n'est que rarement d'un seul tenant ; elle offre souvent l'apparence d'un sommeil fragmenté, où les cycles de vigilance et de sommeil se succèdent.

Sommeil fragmenté

Quand nous enregistrons des ondes cérébrales dans un laboratoire du sommeil, c'est pour y déceler tout ce qui fait interférence avec la stabilité naturelle du sommeil *(figure 2)*. Nous cherchons littéralement à mesurer la fragmentation du sommeil.

Ces interruptions, incompatibles avec un sommeil de qualité, prennent généralement la forme :

- d'éveils de 15 secondes ou plus ;
- d'éveils de 3 à 15 secondes ;
- de micro-éveils de 1,5 à 3 secondes ;
- de va-et-vient entre l'éveil et le sommeil ;
- d'un excès général de sommeil léger, de la phase 1 non-REM ;
- de périodes de sommeil delta ou REM courtes et fragmentées ;
- de mouvements physiques excessifs de divers muscles (dans le menton ou les jambes, par exemple).

Chacun de ces tracés est trop rapide ou trop actif pour permettre la consolidation d'un sommeil plus profond ou de meilleure qualité. Le bon sommeil paraît comparativement plus lent, plus calme, et plus stable parce que les fragmentations décrites ci-dessus sont absentes ; le mauvais sommeil apparaît plus rapide, bruyant et fragmenté. Dans le jargon des laboratoires du sommeil, cette distinction se résume à deux termes que nous avons déjà employés auparavant :

- Intégrité = témoigne d'une bonne qualité de sommeil.
- Fragmentation = témoigne d'une mauvaise qualité de sommeil.

Même à la phase REM, où le cerveau est plus actif (avec des ondes cérébrales potentiellement plus rapides), l'EEG

Figure 2. Fragmentation du sommeil

A. Micro-éveil

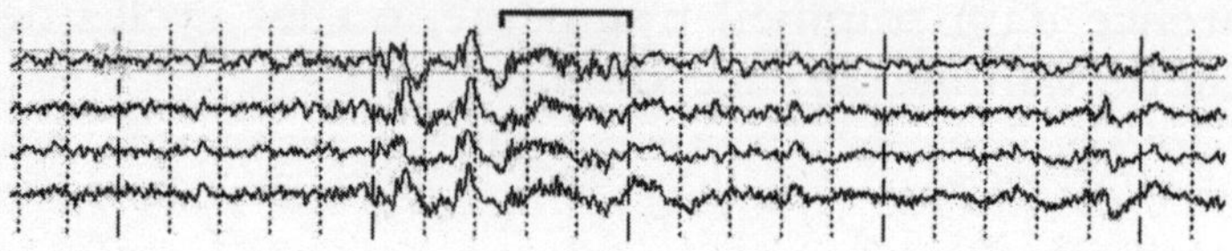

B. Éveil court

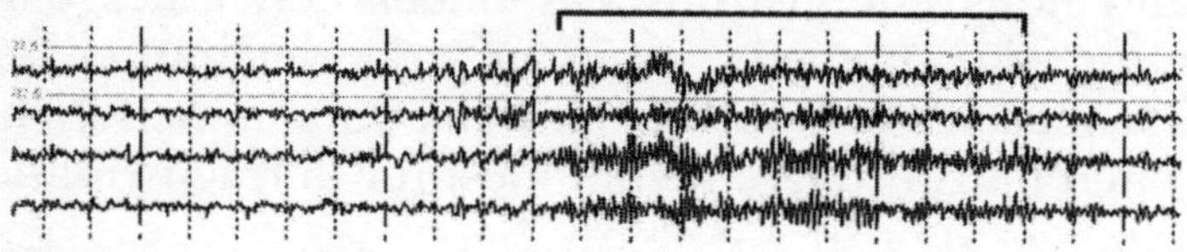

C. Éveil long

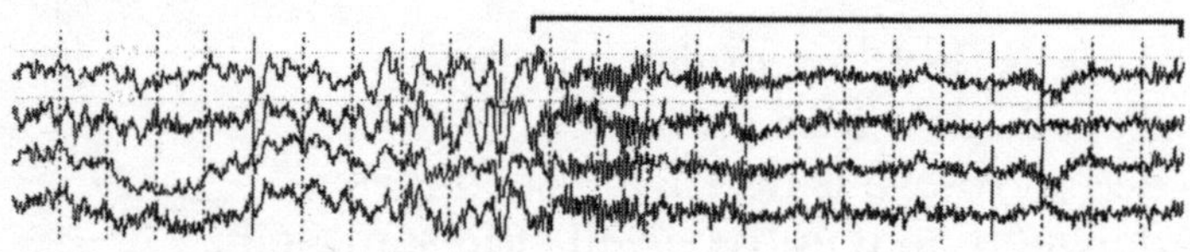

D. Stade 1 non-REM

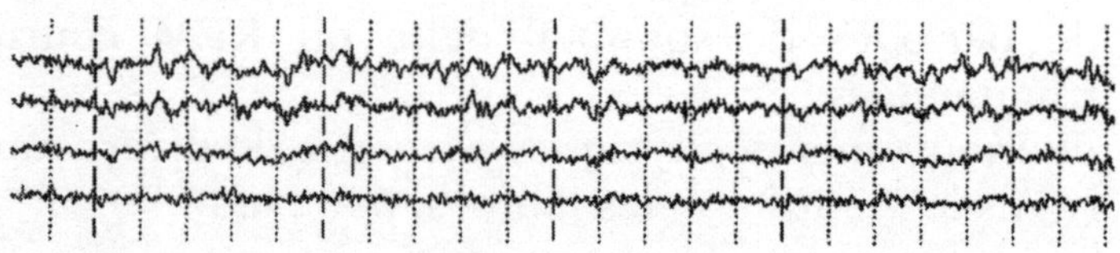

Chaque graphique s'étend sur trente secondes, et les quatre courbes représentent les ondes cérébrales (EEG) relevées par des capteurs posés sur la tête. Au début de chacun des trois premiers graphiques, l'EEG montre le sommeil, puis les ondes s'agitent (zone entre crochets), produisant un schéma plus dense, plus sombre. Ces tracés plus denses sont le reflet d'un état de quasi-éveil ou d'éveil complet, processus d'agitation qui, survenant en plein sommeil, détruit son intégrité. Il en résulte une fragmentation du sommeil. (A) Micro-éveil. C'est la plus petite forme mesurable d'éveil, elle dure entre 1,5 et 3 secondes. (B) Éveil court. C'est la forme la plus observée chez les patients souffrant d'une fragmentation importante du sommeil. Elle dure de 3 à 15 secondes. (C) Éveil long. Les schémas ressemblent à ceux des éveils courts, mais ils durent plus de 15 secondes. Le sujet se rendort facilement après quelques minutes ou plus. Le terme d'éveil ne convient pas tout à fait, parce que rares sont les dormeurs qui conservent le souvenir de cette phase à moins qu'elle n'ait duré plus de cinq minutes. (D) Stade 1 de sommeil non-REM. Nous le verrons, ce stade, celui du sommeil le plus léger, est un élément essentiel de la fragmentation du sommeil. Lorsque le sommeil est fragmenté, il alterne fréquemment entre éveil et premier stade de sommeil.

présente une meilleure intégrité lorsque le sommeil est bon. Il reste que c'est chez le dormeur difficile que les ondes cérébrales du sommeil REM montrent les pires formes de fragmentation.

La cause de tant de fragmentation est l'un des principaux sujets de controverse de la médecine du sommeil. Certains travaux étayent l'idée que le sommeil léger des insomniaques chroniques répondrait à une fragmentation innée du sommeil due à de fréquents « éveils spontanés » qui voient les ondes cérébrales accélérer sans raison apparente. Ma propre équipe de chercheurs soutient depuis longtemps que ces éveils ne sont peut-être pas si spontanés que ça, et qu'ils naissent peut-être de facteurs physiques tels que les troubles respiratoires ou du mouvement. S'il est une chose dont tout le monde convient, c'est que la fragmentation du sommeil, quelle qu'en soit la cause, nuit à la qualité du sommeil et qu'on en sous-estime généralement les effets sur la santé.

Un sommeil fragmenté n'est jamais bénin

Lorsque les schémas de fragmentation du sommeil se perpétuent sur des années ou des décennies, d'autres systèmes physiologiques requérant du repos se fragmentent ou se dégradent à leur tour. Certains types de fragmentation du sommeil s'accompagnent d'une élévation du rythme cardiaque et de la tension ; en outre, la fragmentation issue de problèmes respiratoires est incontestablement associée à des pathologies cardio-vasculaires comme l'infarctus, l'accident vasculaire cérébral, l'arythmie, l'insuffisance cardiaque ou les douleurs thoraciques de type cardiaque. Plus récemment, on a découvert que le sommeil fragmenté dérègle le dosage du sucre dans le sang.

À court terme, les conséquences de la fragmentation du sommeil sont tout aussi dramatiques, puisqu'on y associe de nombreux symptômes de la santé mentale et physique, aussi invraisemblable que cela puisse parfois paraître. Avant de parcourir la liste de ces fâcheux effets, songez d'abord au propos ultime du sommeil, cela devrait vous permettre de mieux apprécier le véritable coup de masse que nous portent ces petites irrégularités de la courbe des ondes cérébrales.

Les dividendes du sommeil

La quête du sommeil sain est l'un des placements de santé les plus sûrs et durables qui soient. Non seulement les dépôts nocturnes que vous effectuez sur votre compte à la banque du sommeil durent à jamais, mais ils ont clairement de quoi accroître votre espérance de vie. Plus simplement, l'aptitude du cerveau à ralentir (le sommeil) sert à restaurer, régénérer et revitaliser le corps et l'esprit pendant la nuit ; sans sommeil, l'un et l'autre dégénèrent. Et l'expérimentation sur les rats a montré que la privation totale de sommeil aboutit à la mort.

Le sommeil favorise aussi la plupart des processus de guérison et prévient tout type de mal susceptible de frapper la santé mentale et physique parce qu'il renforce le système immunitaire et répare d'autres systèmes corporels. Nuit après nuit, le bon sommeil vous sauve la vie ; nuit après nuit, le mauvais sommeil vous tue, lentement mais sûrement.

Les personnes qui jouissent d'un bon sommeil connaissent moins d'infections et d'accidents, présentent moins de risques d'affections mentales comme la dépression et de maladies physiques comme l'infarctus. En outre, ceux qui souffrent de l'une de ces pathologies se rétablissent plus vite, ou obtiennent en tout cas de meilleurs résultats si leur convalescence s'accompagne régulièrement d'un bon sommeil.

Le bon sommeil est très profitable au cœur et à l'ensemble du système cardio-vasculaire, parce qu'il réduit la tension et le rythme cardiaque pendant la nuit. Bien dormir fait aussi baisser le niveau de stress accumulé dans la journée et procure davantage d'énergie pour gérer celui du lendemain. La bonne qualité du sommeil affûte les fonctions mentales et accroît la mémoire ; elle favorise l'apprentissage – elle vous rend vraiment plus intelligent ; et, chose qui ne manquera pas d'intéresser les dormeurs difficiles qui rencontrent des problèmes de clôture émotionnelle, la bonne qualité du sommeil accroît notre capacité à « traiter » toute la gamme des sentiments, ce qui bénéficie à la santé mentale. Le bon sommeil est aussi une source de plaisir, tous ceux qui ont la chance d'en jouir ne manquent pas de le signaler. Dans l'ensemble, le sommeil est nutritif, il nourrit et répare le corps et l'esprit, processus qui laisse une impression de satisfaction.

Au fond, le bon sommeil présente beaucoup de points communs avec l'alimentation équilibrée. Son absence prive littéralement le corps et l'esprit des nutriments permettant de bien réfléchir, bien ressentir, bien voir et de fonctionner. Pis, quand il dure des années ou des décennies, le mal inflige à la santé physique et mentale des blessures profondes et parfois irréversibles – des pathologies du cœur et du cerveau, au moins aussi graves que celles liées à la cigarette ou à l'abus d'alcool.

Le sommeil est vraiment une affaire sérieuse, parce que la mauvaise qualité du sommeil nuit à la santé, en même temps que le sommeil utile procure au corps et à l'esprit des bénéfices incalculables.

Il y a sommeil et sommeil… et les ondes cérébrales en fournissent la preuve éclatante.

À la croisée des chemins

Parmi les dormeurs difficiles, on a du mal à croire que le sommeil puisse détenir tant de pouvoir sur la santé physique et mentale. La plupart auront tendance à évacuer l'information, parce qu'elle ne trouve pas de place dans leur tête. Comment le sommeil aurait-il tant d'importance ?

Pour ma part, j'aurais plutôt tendance à demander : « Comment n'en aurait-il *pas* ? »

Le corps et l'esprit de l'homme composent un système à la fois incroyablement complexe et hautement fonctionnel qui lui permet d'accomplir des choses aussi extraordinaires que peindre, dessiner, chanter, parler ou écrire. Nous savons courir, danser, sauter, bondir, et même sauter à cloche-pied. Nous sommes capables d'actes procurant un plaisir intense, comme faire l'amour ou jouer de la musique, rire, lire ou chanter. Nous pouvons mouvoir bras et jambes de façon à frapper une balle de golf ou de tennis, lancer une balle de base-ball ou de football américain, donner un coup de pied dans un ballon de foot et, chose particulièrement remarquable, traverser une étendue d'eau à la nage sans couler. Nous savons bâtir des choses, inventer des choses, créer des choses, travailler sur des choses, aimer des choses et perpétuer notre espèce par la procréation. À la fin de la journée, nous avons même la possibilité de revivre tout cela à travers nos pensées, nos sentiments et notre imagination.

Et l'on voudrait qu'une machine capable d'actions aussi sophistiquées ne requière *pas* un système incroyablement complexe, ingénieux et efficace pour se régénérer ? Comment peut-on croire que le métabolisme finit toujours par trouver un arrangement, que notre système d'exploitation immensément complexe se répare de lui-même en plein vol (chose qu'il fait d'ailleurs constamment aussi), et qu'il n'a jamais besoin de repos ou de restauration ? Qu'on me nomme un système organique offrant une complexité comparable, même de loin, à celle des humains et qui fonctionne sans dormir !

Il n'y en a pas. Et malgré toute la complexité de notre système, le quart ou le tiers de la journée suffisent à sa maintenance.

Peut-être ne croyez-vous pas encore au sommeil, mais je vous garantis que le sommeil croit en vous, et qu'il sait qu'il en va non seulement de votre survie, mais de l'équilibre et de la prospérité de votre existence.

Quitte à se répéter, le sommeil est vraiment une affaire sérieuse : il produit sur la santé des effets équivalents ou supérieurs à ceux de tout autre système essentiel de l'organisme humain.

Par conséquent, la mauvaise qualité du sommeil n'est rien de moins qu'une bombe à très, très long retardement, capable de porter des atteintes parfois irréversibles au système cardio-vasculaire et nerveux ainsi qu'à de multiples facettes de notre santé mentale et physique. Négliger de traiter ses troubles du sommeil peut avoir de graves conséquences sur la santé, c'est pourquoi la thérapie dynamique du sommeil vous apprend à les prendre au sérieux.

D'abord, il faut reconnaître que les problèmes de qualité de sommeil produisant des ondes cérébrales fragmentées sont à la source de la plupart des troubles du sommeil. La qualité du sommeil est donc la clé de leur résolution.

Toutes ces révélations ont pour but de vous éveiller à ce qu'est réellement le mauvais sommeil. Le meilleur moyen de vous inciter à réagir avec la plus grande énergie est de faire le lien entre vos troubles du sommeil et d'autres problèmes de votre santé quotidienne. Et pour cela, il n'y a pas mieux que de vous soumettre à l'indice des maux du sommeil.

Indice des maux du sommeil

	Fréquence			
	Jamais	**Parfois**	**Souvent**	**Toujours**
Aptitudes mentales/cognitives				
Défauts d'attention	☐	☐	☐	☐
Défauts de concentration	☐	☐	☐	☐
Problèmes de mémoire	☐	☐	☐	☐
Erreurs simples	☐	☐	☐	☐
Égarer des choses	☐	☐	☐	☐
Oublier l'emplacement des choses	☐	☐	☐	☐
États émotionnels/humeur				
Sentiment d'anxiété	☐	☐	☐	☐
Irritabilité	☐	☐	☐	☐
Sentiments dépressifs	☐	☐	☐	☐
Sentiments hostiles ou colériques	☐	☐	☐	☐
Frustration facile	☐	☐	☐	☐
Perte d'appétit ou de plaisir sexuel	☐	☐	☐	☐
Énergie/capacité d'investissement				
Niveau d'activité réduit	☐	☐	☐	☐
Baisse d'énergie	☐	☐	☐	☐
Somnolence diurne	☐	☐	☐	☐
Épuisement chronique	☐	☐	☐	☐
Fatigue diurne	☐	☐	☐	☐
Tout réclame un effort	☐	☐	☐	☐
Manque d'intérêt pour les choses	☐	☐	☐	☐
Sentiment d'être au ralenti	☐	☐	☐	☐
Sentiment d'improductivité	☐	☐	☐	☐

LA NUIT PORTE CONSEIL

Indice des maux du sommeil

QUESTION : Quels résultats avez-vous obtenu à l'indice des maux du sommeil ?

COMMENTAIRE : Constatez que les symptômes affectent vos idées sur le monde, les sentiments qu'il vous inspire, la vision que vous en avez et, par conséquent, le fonctionnement quotidien de votre cerveau.

La première rubrique concerne les déficiences cognitives et mentales. Prenons le cas d'une personne qui égare ses clés. Il faut qu'au moment de les poser, elle se concentre et qu'elle prête attention. Puis qu'elle stocke l'épisode dans sa mémoire pour pouvoir l'en ressortir. Et enfin qu'elle rappelle cette information au moment où elle a de nouveau besoin des clés. À quelle fréquence vous arrive-t-il de ne pas retrouver vos clés ?

Vous serez étonné de découvrir à quel point ce type ordinaire de fonctionnement, ou de dysfonctionnement, est lié à la qualité du sommeil. Lorsque vos ondes cérébrales nocturnes sont frénétiques, qu'elles vous empêchent de restaurer vos aptitudes cognitives, vous êtes voué à connaître des défaillances de l'attention, de la concentration ou de la mémoire. Du coup, votre vie quotidienne est jalonnée d'oublis et d'erreurs élémentaires.

La deuxième rubrique concerne la gestion des émotions et de l'humeur. Toutes les émotions s'agglomèrent pour constituer des soucis ou carrément des troubles de la santé mentale, et leur bonne évaluation est extrêmement importante pour la force et la stabilité de l'esprit. Or, quand, à la suite d'une activité cérébrale nocturne excessive, on est somnolent, fatigué ou épuisé, beaucoup de nos émotions sont faussées.

Lorsque vous cédez facilement à la frustration ou la colère, combien de fois vous arrive-t-il de vous dire que c'est parce que vous êtes fatigué, épuisé ou somnolent ? La plupart des gens ne font pas le rapprochement. Ils ont oublié, ou jamais appris, qu'un esprit fatigué produit des solutions hâtives et inutiles. Il est bien trop facile d'inscrire le problème au chapitre de la colère, ou d'une tension excessive découlant d'un état de frustration perpétuelle. Cela peut sans doute se révéler exact, mais vous a-t-on déjà demandé si vos emportements ne seraient pas dus à l'épuisement découlant d'un sommeil de mauvaise qualité ?

Le troisième domaine est celui de la gestion de l'énergie et de l'activité. Il comporte la triade classique de la somnolence, de la fatigue et de l'épuisement ainsi que nombre d'éléments concernant le fonctionnement quotidien. Quand l'intérêt s'évanouit et que tout relève de l'effort, on se sent tourner au ralenti et devenir improductif, et la première idée qui vient à l'esprit de chacun, ou de son médecin, est celle de la dépression. Ou alors on le met sur le compte de l'ennui, à tort.

La plupart des dormeurs difficiles ne font pas immédiatement le lien entre ces bouquets de symptômes et la mauvaise qualité du sommeil. Beaucoup traversent l'existence comme des somnambules, et ne sont plus habités que de perspectives réduites, pessimistes, où l'horizon ne comporte que rarement la possibilité de changement. La plupart croient ces symptômes normaux, dus au vieillissement, d'autres se tournent vers les médicaments, de type antidépresseurs. Plus que l'apparence, l'odeur, le toucher et même le goût de la dépression, les désordres du sommeil en présentent des symptômes et une intensité quasi identiques.

LA PERLE

L'évaluation de la qualité du sommeil
est la voie d'accès rapide à la guérison

Associer directement ces symptômes à un problème de sommeil vous inciterait vivement à traiter le problème. Le lien est-il si difficile à faire ? Peut-être cela vous semblera-t-il encore incroyable, mais l'indice des maux du sommeil nous indique qu'on peut évaluer la qualité du sommeil de façon fiable à partir de ces symptômes. Même si vous n'êtes pas encore pleinement convaincu, vous pouvez au moins commencer par observer leur présence en vous et tenter de les associer à la façon dont vous dormez.

Plus de 90 % des lecteurs de ces lignes ne sont pas encore disposés à correctement évaluer la qualité de leur propre sommeil, mais j'espère que leur résistance cède à grands pas.

CHAPITRE III

L'anti-marchand de sable

Ôtez vos œillères

Si vous êtes prêt à procéder à l'évaluation de la qualité de votre sommeil, passez directement au chapitre V. Toutefois, la plupart des dormeurs difficiles rencontrent communément plusieurs obstacles qui distordent ou amenuisent leur aptitude à évaluer leur propre sommeil. Ces mêmes obstacles les empêchent de faire le rapprochement entre la fragmentation du sommeil et ses diverses conséquences sur la santé, ce qui dégrade un peu plus leur état. Si vous ne parvenez pas immédiatement à les franchir, commencez par les repérer et vous serez déjà sur la bonne voie.

Ce qui suit est dur. Vous allez vous contempler dans un miroir impitoyable, mais au terme de cette autoanalyse, vous serez bien mieux en mesure d'évaluer la qualité de votre sommeil, étape déterminante de notre démarche.

Premier obstacle : loin des yeux, loin de l'esprit

Franchir le premier obstacle exige que vous compreniez et admettiez sans plus attendre les faits suivants :

- Quand on dort, on n'est pas « présent ».
- Quand on dort, on ne s'observe pas.

- Quand on dort, on ne surveille ni ne mesure quoi que ce soit.
- Quand on dort, on ne s'écoute pas.
- Surtout, on ne peut pas revenir en arrière et se souvenir de ce qui s'est passé pendant qu'on dormait – contrairement à ce qui s'est passé dans la nuit pendant qu'on ne dormait pas – précisément parce qu'on dormait, et qu'on n'en conserve quasiment aucun souvenir, à l'exception des rêves.

Cette « amnésie » fait du dormeur la personne la moins indiquée pour décrire son sommeil.

Comment évaluer toutes les composantes physiques et mentales de la qualité de son sommeil alors qu'on n'y est pas pour s'observer dormir ? Comment savoir ce qui nous réveille en pleine nuit ? Avant de se réveiller, on dormait, alors comment savoir ?

C'est impossible, alors de grâce, ne cherchez plus à définir la nature de votre problème avant de posséder suffisamment d'informations et d'indices crédibles.

Ce premier obstacle n'en est un que si l'on persiste à se croire capable d'analyser la qualité de son propre sommeil. Quand on comprend qu'il existe, dans la journée, de multiples manières d'évaluer la qualité de son sommeil, on se détourne immédiatement du petit jeu des devinettes autour de ce qui nous arrive pendant la nuit.

LE SOMMEIL FRAGMENTÉ, REVU ET CORRIGÉ

Si vous continuez à émettre des hypothèses sur votre sommeil sans disposer des outils appropriés, vous risquez fort de ne jamais percevoir la fragmentation de votre sommeil. Il est très rare qu'un dormeur difficile ne présente que des signes minimes de fragmentation du sommeil, alors vous ferez bien de partir du principe que vous en souffrez aussi – pendant la nuit, votre sommeil se décompose en morceaux, petits ou gros. La simple acceptation de cette possibilité est libératrice à trois égards :

1. Vous cessez de vous ruer sur des solutions rapides qui s'avèreront inefficaces, parce que vous percevez qu'il

n'y a pas de raccourci pour réparer un sommeil fragmenté.

2. Vous êtes moins inquiet du nombre d'heures dormies, parce que vous savez que le vrai problème réside dans la fragmentation du sommeil, qui en provoque la brièveté.
3. Vous cessez d'avoir les idées confuses sur la nature de vos troubles, parce que vous pouvez vous focaliser sur votre sommeil fragmenté et sa réparation.

L'admission sincère qu'on souffre d'un sommeil fragmenté est un pas important pour s'ouvrir à des options de traitement plus efficaces, elle aide à franchir l'obstacle « loin des yeux, loin de l'esprit ».

Deuxième obstacle :
c'est quoi, un sommeil normal ?

On ne peut pas dire que notre société ait atteint le degré de conscience où les masses accepteraient pleinement les troubles du sommeil comme un fait ordinaire requérant traitement. On les minore ou les ignore carrément, ce qui signifie qu'à chaque fois que la question se présente – et l'on entend couramment les gens dire qu'il leur faudrait plus de sommeil ou se déclarer fatigués dans la journée –, cela ne produit pas un effet instructif mais banalisant.

Ainsi, on considère généralement qu'il est acceptable de :

- boire chaque jour plusieurs boissons contenant de la caféine ;
- avoir du mal à sortir du lit le matin ;
- trop peu dormir ;
- se sentir fatigué à plusieurs moments de la journée ;
- se sentir à la traîne sur l'emploi du temps de la journée.

Pourquoi cela serait-il admissible ? Parce que la plupart des gens qui font état de troubles du sommeil – en évitant scrupuleusement de les associer aux comportements de fatigue et de somnolence décrits ci-dessus – trouvent qu'il est moins menaçant de gérer cette information en se disant que tout cela est normal.

Les gens qui souffrent de troubles du sommeil sont sans doute nombreux, mais cela ne rend pas leur problème normal pour autant !

Que penseriez-vous d'un représentant du corps médical qui affirmerait que les deux tiers des adultes souffrent de troubles cardiaques, d'hypertension ou de diabète, et qu'il faut donc considérer ces maladies comme une fatalité liée à l'âge ne réclamant aucun traitement ?

Je n'ai pas choisi ces trois maladies au hasard. On l'a vu, le lien est clairement établi entre ces pathologies mortelles et la fragmentation associée à divers troubles du sommeil. Mais avez-vous jamais entendu votre médecin ou votre thérapeute déclarer qu'il était temps de procéder à votre bilan annuel du sommeil ?

GÉNÉRATEUR D'ÉNERGIE HUMAINE

Dans notre société, faire état de son épuisement ou de sa torpeur n'est pas bien vu. Ceux qui le font donnent d'eux-mêmes une image improductive, et leur plainte ne leur attire aucune faveur ni compassion. Au contraire, ils ont tendance à se sentir ridicules, gênés ou même honteux. Ce genre d'épisode conduit beaucoup de dormeurs difficiles, tant adultes qu'adolescents, à ne pas prêter l'oreille à la fatigue et à la somnolence, ou à rechercher un moyen expéditif de les faire « disparaître ».

Les gros consommateurs de café, de thé ou de boissons gazeuses sucrées nous fournissent un exemple dangereux de ce type d'« escamotage ». Une fois qu'un individu recourt régulièrement à ces méthodes pour atténuer son manque de tonus, voire l'éliminer, il est à peu près impossible de le détourner de ce comportement pour considérer les causes réelles du problème. Mais si la somnolence ou la fatigue disparaissent ponctuellement comme par enchantement, la fragmentation chronique du sommeil persiste. La situation devient alors dangereuse, parce que les troubles du sommeil guettent dans l'ombre, avec leurs sérieux symptômes d'épuisement et de somnolence, qui exposent le sujet à toute une gamme de malheurs, comme l'usage ou l'abus de médicaments, de drogues et d'alcool, l'accident de voiture, la dépression, le suicide et une foule de pathologies médicales.

Rares sont les dormeurs difficiles qui associent leur consommation de café au besoin occasionnel d'un petit coup de fouet. Rares sont ceux qui voient quoi que ce soit d'anormal à leur usage excessif de la caféine.

La question mérite donc d'être posée : pourquoi nous est-il si difficile d'assembler les pièces du puzzle ? Pourquoi avons-nous tant de mal à constater le dysfonctionnement de notre générateur d'énergie humaine – le dispositif physiologique dont l'homme est doté pour naturellement fabriquer de l'énergie, le sommeil ?

Si l'on veut correctement évaluer la qualité de son sommeil, il faut cesser de banaliser ces symptômes.

Troisième obstacle : il faut dormir pour le croire

Si vous n'avez jamais fait l'expérience du vrai sommeil, vous ne savez pas ce que vous avez manqué, et peut-être êtes-vous d'ailleurs totalement incapable d'imaginer une vie dépourvue de fatigue et de torpeur diurnes. Il est sans doute fort difficile de relier ses symptômes à la qualité de son sommeil tant qu'on n'a pas commencé à résoudre le problème et vraiment éprouvé la différence. C'est lorsque la qualité du sommeil s'améliore, et que disparaissent la fatigue et la torpeur, qu'on prend la mesure de l'espace qu'occupait le problème dans sa vie. Cette optique « il faut dormir pour le croire » est à peu près indispensable pour tous ceux qui souffrent de troubles du sommeil, parce qu'il n'y a pas d'autre moyen de sonder la profondeur des eaux.

Le sommeil médiocre n'est pas un mal qu'on attrape du jour au lendemain ; c'est une maladie chronique qui se répète chaque nuit. Elle pose progressivement un voile sur vos sens, et vous conduit malgré vous à banaliser la somnolence et la fatigue. La preuve la plus précise et la plus fiable qu'on puisse avoir de l'amélioration de la qualité de son sommeil est la sensation de ne pas être fatigué ni somnolent pendant la journée, et cette sensation n'est perceptible qu'en étant réveillé.

Le médecin avisé, celui qui n'hésite pas à orienter ses patients vers un centre du sommeil, est souvent appelé à rencontrer des cas de progrès sidérants. Parents et amis se félicitent du changement radical qu'ils ont observé chez le patient, qui leur revient comme neuf, revitalisé, l'air rajeuni et en meilleure santé, plus opérationnel et plus clair dans sa communication parce qu'il a vaincu ses démons et radicalement réduit la fatigue et la torpeur qui l'habitaient. Les centres du sommeil ont beau multiplier les exemples de ce genre, l'immense majorité des dormeurs difficiles continue de croire qu'il s'agit de magasins de literie.

Quatrième obstacle : l'ultime manipulation psychologique

Notre devise « à sommeil sain, esprit sain », malgré l'accumulation des indices, n'est pas celle de la majorité des professionnels de la santé. L'humanité attendait peut-être le XXIe siècle pour quitter ses couches, se mettre à marcher et entrer au jardin d'enfants, mais pour l'instant elle n'a toujours pas pleinement saisi le rapport à double sens qu'entretiennent le sommeil et la santé mentale. On connaît mieux ce qui relie le sommeil au stress, bien que cela fasse encore l'objet de certaines erreurs. Parmi ces erreurs, la surestimation de l'effet de la santé mentale ou du stress sur le sommeil et la sous-estimation de celui du sommeil sur la santé mentale et le stress constituent le plus délicat des obstacles qui empêchent le patient de consulter, puis d'accepter les soins requis.

Pour beaucoup de victimes de troubles du sommeil et de la santé mentale, la devise serait plutôt : « Aide ta santé mentale, le sommeil s'aidera lui-même. »

Cette invocation constante de la santé mentale dans les troubles du sommeil correspond à une vision psychiatrique ou psychologique simpliste et dépassée, qui ne peut donner lieu qu'au traitement inadapté ou incomplet des troubles du sommeil. Malheureusement, tout semble indiquer que l'intégration de la médecine du sommeil dans nos systèmes de santé publique ne se fera qu'au prix de la multiplication des cas de faute médicale. Les spécialistes du sommeil ne comptent plus les patients chez qui l'on a diagnostiqué à tort des troubles de santé mentale (le plus souvent la dépression) qui étaient en fait des troubles du sommeil, ou, en présence des deux, dont on n'a perçu que les premiers mais pas les seconds. Ils entendent couramment le témoignage accablant de patients privés pendant des années, des décennies, du recours à une simple thérapie du sommeil dans un centre spécialisé parce que leur médecin ou leur thérapeute ne voyait dans leurs troubles du sommeil qu'un symptôme de désordre mental.

Trouble du sommeil et de la santé mentale sont souvent les deux faces d'une seule pièce. Aussi déplorable cela soit-il, il est fort possible que chacun de vos médecins et thérapeutes n'en voie qu'une. Dans l'idéal, spécialistes du sommeil et professionnels de la santé mentale chercheraient à établir des passerelles entre leurs domaines respectifs, ce qui permettrait à leurs patients de passer d'une spécialité à l'autre pour obtenir la meilleure réponse thérapeutique possible.

Ces passerelles ne se tendront pas du jour au lendemain. Le dormeur difficile ne doit donc pas compter sur la collaboration des spécialistes du sommeil et de la santé mentale, qui pourtant ouvrirait de nouvelles perspectives sur les troubles du sommeil des personnes atteintes de troubles mentaux – le tribut est lourd.

Si, au cours des dix dernières années, vous avez souffert de dépression, de stress post-traumatique ou de crises d'angoisse, et que cela s'est accompagné de troubles du sommeil, ces derniers vous ont très probablement été expliqués dans une perspective psychiatrique. On vous a sans doute traité au moyen de thérapies et de médicaments adaptés à des soucis de santé mentale ou psychologiques, et le sommeil n'a été que peu abordé spécifiquement. Et vous n'avez probablement pas reçu d'explication satisfaisante et complète sur le fait que vous ne dormiez plus.

Si votre psychiatre ou votre thérapeute ne s'intéresse pas à vos problèmes du sommeil, qu'il ne vous les explique pas plus qu'il ne les traite, qu'est-ce qui pourrait vous persuader de leur importance ?

Si votre expérience de traitement du sommeil vous a doté de ce genre d'œillères, votre propre vision du sommeil s'est constituée dans un cadre mental qu'on vous a amplement imposé. Au fil du temps, vous avez appris à interpréter le sommeil à travers un prisme qui fractionne la lumière en plusieurs couleurs, dont il réduit le nombre jusqu'à ne plus laisser qu'un trou noir, celui où la communauté des soignants de la santé mentale jette trop souvent les troubles du sommeil.

On observe le même scénario chez les patients dont l'insomnie ne se double pas de troubles de la santé mentale mais qui l'attribuent au stress. On leur recommande de se détendre et de prendre des leçons de réduction de stress, conçues pour éliminer les troubles du sommeil, ce qui est parfois vrai dans les cas légers. Il demeure que cette approche relègue la question du sommeil au rang de préoccupation secondaire et élève à tort la chose mentale, en l'occurrence le stress, à celui de priorité.

Que votre problème tienne au stress, aux troubles de santé mentale ou à leurs symptômes, l'attitude psycho-psychiatrique périmée qui consiste à classer distinctement les problèmes de sommeil derrière les facteurs de santé mentale est lourde de conséquences pour votre santé.

MIEUX DORMIR, MIEUX SE SENTIR

Voici la grande vérité qu'expriment au sujet de la santé mentale et du sommeil d'innombrables malades du sommeil passés à travers les mailles détectrices des médecins, des psychiatres, des psychologues et des thérapeutes en tout genre :

« Vous savez, si je pouvais seulement mieux dormir, je crois que je ne me sentirais pas si mal. »

« Je crois que si je n'étais pas aussi fatigué, je me sentirais moins stressé, moins déprimé. »

« Si je dormais plus ou mieux, j'aurais moins de mal à gérer mon anxiété ou ma dépression. »

Et voilà la réponse que font, avec les meilleures intentions du monde, beaucoup de soignants : « Traitons l'anxiété ou la dépression, nous verrons bien si le sommeil s'améliore. »

Techniquement, le médecin ou thérapeute désigne la dépression comme le premier problème, ou le plus important, et relègue vos plaintes concernant le sommeil au rang de problème secondaire, ou de symptôme du premier. La dépression est *forcément* plus importante que les troubles du sommeil. Même s'il prescrit des somnifères, il tient l'insomnie ou le mauvais sommeil pour un symptôme, pas pour le problème lui-même ; les somnifères n'ont pourtant que rarement, voire jamais, pleinement et nettement soigné les problèmes *chroniques* de sommeil de qui que ce soit.

La plupart des gens sont pourtant intuitivement conscients d'une vérité bien plus profonde sur la relation entre sommeil et santé mentale, et cette vérité va vous servir de guide dans votre quête du sommeil sain : « Si je dormais mieux, je me sentirais mieux. »

Quand on s'autorise à porter un nouveau regard sur le sommeil des patients également atteints de troubles mentaux, on constate qu'il mérite bien plus souvent qu'on ne l'imagine la place de premier suspect, ou en tout cas de figurer parmi les premiers.

Ce qui sous-entend que lorsqu'on traite les troubles du sommeil comme le mal premier ou essentiel au lieu de ne s'y intéresser *qu'après* les problèmes de santé mentale, on a des chances d'obtenir une amélioration plus rapide et plus complète non seulement du sommeil, mais aussi de l'anxiété, de la dépression ou des symptômes du stress post-traumatique. Chose remarquable, chez certains patients, une fois que revient le sommeil réparateur, nuit après nuit, les problèmes de santé mentale disparaissent.

L'inverse est également vrai. En ne traitant pas ses troubles du sommeil, on risque d'aggraver ou de voir surgir un problème de santé mentale tel que la dépression ou le stress post-traumatique. Diverses études nous ont conduit à observer qu'un cas récalcitrant d'anxiété, de dépression ou de stress post-traumatique peut cacher un trouble du sommeil sous-jacent jamais traité.

« À sommeil sain, esprit sain » n'est pas une hypothèse, une croyance, un vœu ou un rêve, c'est le reflet d'un authentique savoir émergeant de la masse croissante des preuves scientifiques de la relation entre le sommeil et la santé mentale.

Cinquième obstacle : le déficit cognitif

Le sommeil de mauvaise qualité peut finir par nuire aux facultés intellectuelles. Ne trouver nuit après nuit qu'un sommeil fragmenté ou de mauvaise qualité vous rend moins malin que vous ne l'êtes réellement, et même parfois carrément stupide. En régénérant l'esprit, le sommeil accroît votre aptitude à l'acquisition de connaissances, consolide votre mémoire et améliore votre humeur – tout cela n'est que bénéfice pour le cerveau. Mais le sommeil de mauvaise qualité, le contraire du sommeil sain, ne lui apporte que ce qu'on appelle le déficit cognitif.

On parle de déficit cognitif quand l'esprit ne tourne pas sur sa cylindrée complète. Les plus courants sont les défaillances de la mémoire, de la concentration et de l'attention. La plupart des dormeurs difficiles, notamment parmi les enfants et les adolescents, souffrent de déficit cognitif léger, modéré ou grave. Lorsque la qualité du sommeil est atteinte, il perd son intégrité et ses effets profonds, réparateurs, laissant place à une fragmentation qui mène à une forme de traumatisme cérébral.

Oui, un traumatisme cérébral !

Plus précisément, la mémoire, la concentration et la capacité d'attention ne fonctionnent plus à plein régime. Certains déficits, lorsqu'ils correspondent à une fragmentation trop importante du sommeil ou à de fortes chutes du taux d'oxygène pendant la nuit, sont irréversibles. D'autres, engendrés par la fatigue et la somnolence, peuvent se soigner par un traitement adapté. Bon nombre de ces déficits passent pour des troubles de l'âge ou pour des maladies médicales ou mentales. Chez les enfants et les adolescents, ils donnent lieu à des résultats scolaires médiocres ou à un comportement inattentif qui nous pressent de les gaver de médicaments.

Le plus insolite à propos du déficit cognitif, c'est qu'on ne parvient pas à déceler ce qu'on a ! – ainsi, nous allons le voir, de tous les obstacles qui nous privent du vrai sommeil, le déficit cognitif est le plus sournois.

SONGEZ-Y

Le mal qui vous ronge handicape justement votre aptitude à voir le mal qui vous ronge et vous empêche de prendre la mesure du tort qu'il vous porte.

De quelle façon ? Le plus simplement du monde, parce

qu'on s'adapte toujours aux outils dont on dispose. On fait avec ce qu'on a.

Au moment où on les acquiert, ces outils sont neufs et affûtés, mais ils vieillissent et s'émoussent au fil du temps, de façon très progressive, si bien qu'il est facile de ne pas s'en apercevoir. Il est très courant qu'on se croie doté de bons outils alors qu'ils ne fonctionnent plus correctement. Il est toujours plus simple, plus naturel, de croire que rien n'a changé que de remettre ses capacités en question.

La mémoire, la concentration et l'attention sont les outils déterminants des processus de prise de décision et de jugement qui permettent de mener une existence équilibrée et prospère et favorisent la clôture en fin de journée. Lorsque ces facultés mentales commencent à s'user, on perd sa capacité à produire un jugement solide, à prendre une décision saine et à percevoir les choses telles qu'elles sont, comme, par exemple, l'aptitude à distinguer entre les effets naturels de l'âge et ceux du mauvais sommeil. De même, on perd l'aptitude à distinguer entre les troubles de la santé mentale et les effets du sommeil fragmenté sur la santé mentale.

À mesure que s'installe le déficit cognitif, il accentue la tendance naturelle des humains à parcourir les autoroutes de la vie en mode de pilotage automatique, à la façon d'un somnambule. Ce genre de fonctionnement nous condamne à emprunter la même route, encore et encore, sans jamais faire attention aux nids-de-poule ou, pis, au fossé qui la longe. Et comme il est dans la nature humaine de parfois se laisser aller à végéter, quand les roues se remettent à tourner, elles ont du mal à trouver prise pour extirper notre esprit du bourbier.

TOURNER EN BOURRIQUE

Pour prolonger l'analogie, considérons ce qu'il advient dans les embouteillages, circonstance qui conduit facilement à la frustration et à l'énervement. Fatigués, peut-être même somnolents, beaucoup de dormeurs difficiles en arrivent à se plaindre, à exprimer des sentiments négatifs et à s'en prendre à autrui, ce qu'aucune loi n'interdit tant qu'on ne dépasse pas certaines limites. Pour légale qu'elle soit, cette expression grinçante d'émotion n'en est pas moins d'une efficacité discutable. Les auteurs de ce genre de comportement ne font que renforcer l'énervement, la frustration et les autres sentiments déplaisants qu'ils traîneront toute la journée. Tout porte aujourd'hui à croire que ces épisodes émotionnels quotidiens nuisent à l'esprit, à l'organisme et enfin au sommeil.

Peut-être êtes-vous de ceux qui balancent ce genre de considération par la fenêtre de la voiture, ou peut-être en connaissez-vous autour de vous. Tout prétexte est bon, à peine coincé dans les embouteillages, on s'en prend aux autres, ou alors on écume dans son coin. Très remarquablement, on passe des mois, des années, des décennies à reproduire ce comportement inefficace et autodestructeur. Qu'importe qu'on ait souvent reçu conseil de prendre les choses autrement, on persiste dans son attitude pas seulement parce qu'on le veut, mais parce que dans les bouchons, la pensée, les sensations et la vision sont littéralement dans l'ornière.

Changer de comportement exige de l'attention pour s'apercevoir qu'on fait fausse route, de la mémoire pour se souvenir du nouvel itinéraire à prendre, et de la concentration pour voir venir les premiers changements avant d'avoir totalement établi un nouveau comportement – qui consistera par exemple à régler la radio sur une station de vieux tubes grâce auxquels on se tirera de la situation en chantant.

Nul changement n'est possible sans le plein usage de l'attention, de la mémoire ou de la concentration.

Ce qui souligne bien le dilemme que rencontrent nombre de dormeurs difficiles. Ils ont perdu, ou abîmé, les outils indispensables qui leur permettraient d'identifier leur déficit, et ils mettent parfois des années à admettre combien le mauvais sommeil leur empoisonne l'existence. Comme le saphir sur un microsillon, ils agissent à la façon d'un disque rayé, et ne peuvent constater les effets néfastes d'un sommeil de mauvaise qualité.

Beaucoup refuseront catégoriquement d'admettre que ces situations s'appliquent à leur cas, et cette attitude les condamne à ne jamais repérer ce comportement en eux-mêmes. Beaucoup dans leur entourage constatent les effets dévastateurs du mauvais sommeil sur leur jugement et sur les décisions qui en découlent, mais eux-mêmes y sont aveugles, parce qu'ils sont privés des outils qui leur permettraient précisément de le constater – l'attention, la mémoire et la concentration.

Sixième obstacle : contrôler le contrôleur

De tous les obstacles, celui qui touche au contrôle est le plus difficile à vaincre parce que le sommeil est un comportement humain incontrôlable, qui conserve une bonne part de son mystère. On peut choisir de ne plus boire ou manger pendant un temps étonnamment long, mais pas de ne plus respirer ni dormir. Comme lorsqu'on retient sa respiration, plus on essaye de ne pas dormir, moins on y parvient. La plupart de ceux qui font une nuit blanche ne tiennent pas vingt-quatre heures complètes ; ils finissent tôt ou tard par piquer du nez, ne serait-ce que quelques minutes, malgré toute leur volonté, et même si par la suite ils ne se souviennent pas avoir dormi !

Tout aussi mystérieux, le fait que certains se portent à merveille après avoir dormi cinq ou six heures et d'autres, quel que soit le nombre d'heures de sommeil, ne se sentent jamais reposés. Cette énigme – l'une des plus intrigantes pour les dormeurs difficiles – ne trouve pas de réponse tant qu'on n'a pas compris qu'il y a sommeil et sommeil.

Il y a encore le mystère de ces gens qui travaillent du matin au soir dans des conditions de stress intense et dorment comme des loirs, quand d'autres passent la nuit à ruminer le moindre accroc rencontré dans la journée.

Il n'est donc pas étonnant que les dormeurs difficiles se sentent dépourvus de contrôle sur le sommeil. Mais ce sentiment est à mettre en parallèle avec un fait amplement négligé malgré son extrême importance : nul ne contrôle son propre sommeil, pas même les dormeurs sains ! Le sommeil est une fonction naturelle du corps et de l'esprit, censée s'autogérer. On se couche, on s'endort, on reste endormi le temps qu'il faut, et voilà.

Si votre existence est parsemée d'horreur, de tragédie, de peur, d'anxiété, de dépression, de frustration, de colère, de souci ou de stress, il est probable que vous soyez en train de chercher à maîtriser votre sommeil plutôt que les trois choses qui arrangeraient vos problèmes de sommeil :

- la qualité du sommeil ;
- la clôture ;
- les comportements d'échec acquis.

S'il est impossible de contrôler le sommeil proprement dit, on peut parfaitement intervenir sur sa qualité, sur les questions de clôture et sur les habitudes de sommeil qui vont à l'encontre du but recherché. Il est possible d'obtenir une maîtrise totale ou quasi totale de la qualité de son sommeil en un temps raisonnable – de quelques semaines à quelques mois pour la plupart des dormeurs difficiles. La seule maîtrise de la qualité du sommeil élimine d'emblée beaucoup de questions de clôture et de comportements acquis.

Si cela vous paraît fantaisiste, laissons-nous aller à un peu de rêverie.

Mettons que vous cherchiez conseil pour une semaine de vacances au Nouveau-Mexique. Puisque j'y habite, je peux moi-même émettre des suggestions visant à améliorer la qualité de votre séjour, puis, à partir d'une sélection de mes conseils et d'autres, vous vous programmerez sans mal un voyage rempli d'épisodes que vous aurez choisis. Dans le processus, vous n'aurez probablement qu'une faible maîtrise du calendrier, voire pas du tout : ce sera une semaine en été, par exemple, que vous prévoirez longtemps à l'avance. Autrement dit, ce que vous vivrez pendant vos vacances sera plus déterminant pour leur qualité que la période choisie.

Notre objectif est de tracer l'itinéraire qui vous mènera à une meilleure maîtrise du contenu ou de la qualité de votre sommeil. Pour pleinement profiter de l'analogie, gardez à l'esprit que la plupart d'entre nous – mais pas tous – dorment mieux pendant les vacances, parce qu'il est plus facile de procéder à la clôture de ses journées et à la modification de ses habitudes quand on est en voyage de détente.

LAISSER SURVENIR LE SOMMEIL

Notre absence d'emprise sur le sommeil ne dissuade pas la plupart des dormeurs difficiles et des insomniaques chroniques de tout faire pour le maîtriser, alors pourtant que les comportements que cette démarche induit ne font généralement qu'aggraver les choses.

Les somnifères et l'alcool sont d'excellents exemples de ce paradoxe. Beaucoup de mauvais dormeurs apprennent à trouver le sommeil à travers ces substances. Il n'empêche qu'une consommation quotidienne de sédatifs (notamment les types plus anciens) ou d'alcool qui s'installe pendant des mois ou des années pour induire ou maintenir le sommeil ne fait qu'en appauvrir la qualité. Beaucoup de ceux qui s'essaient aux somnifères déclarent que cela ne suffit pas à les faire dormir toute la nuit, de même que ceux qui consomment de l'alcool avant de se coucher se réveillent souvent pendant la seconde moitié de la nuit.

Le recours à un médicament ou à une substance quelconque pour maîtriser le sommeil entretient presque toujours une certaine confusion quant à la fonction réelle du sommeil ; il nous incite à porter bien trop d'attention au nombre d'heures dormies. Certains cachets, certaines substances, provoquent une dépendance physique qui rend impossible le sommeil en leur absence et n'améliore même pas la qualité du sommeil. Cette dernière finit d'ailleurs par se dégrader à son tour, faute de traitement plus global.

Pour conquérir la maîtrise de leur sommeil, la plupart des dormeurs difficiles s'essaient à d'autres méthodes aux effets pervers. La plus courante consiste à passer plus de temps au lit dans l'espoir d'accroître le nombre d'heures de sommeil. À travers ce comportement acquis, qui est un classique de la méthode contreproductive, le mauvais dormeur espère trouver davantage de contrôle sur son sommeil par le raisonnement : « Plus de temps au lit égale plus de temps dormi. »

Ça paraît logique, non ? Cela doit sans doute fonctionner... tous les trente-six du mois ! Cette stratégie n'a en vérité aucun effet dans la durée parce qu'elle ne vous permet pas de *laisser survenir le sommeil*. Pis, une fois cloué à votre matelas, vous apprenez à rester au lit *sans y dormir*, ce qui est peut-être la plus mauvaise habitude qu'on puisse adopter en matière de sommeil. Et ce n'est qu'un début. Pendant que vous êtes dans votre lit sans dormir, des sentiments énervants et frustrants jaillissent, qui sabordent vos efforts de clôture mentale et émotionnelle de fin de journée. Et voilà que vous dormez moins d'heures encore, tandis que les périodes passées au lit s'allongent. Aussi exaspérant soit-il d'être alité sans dormir, on est impressionné par la quantité de dormeurs difficiles qu'un tel comportement fascine, alors qu'il ne leur rend pourtant que rarement le sommeil.

L'attraction qu'exerce la notion de maîtrise sur la plupart des mauvais dormeurs s'explique par le fait qu'étant généralement plutôt intelligents, ils espèrent s'en sortir par la réflexion. Mais plus ils passent de temps à réfléchir à leur sommeil, notamment au lit, plus la mauvaise habitude s'installe, la clôture s'évanouit, la qualité du sommeil s'appauvrit, le nombre d'heures diminue et le raisonnement s'inverse : « Plus égale moins. »

Les comportements de prise de contrôle du sommeil sont le plus souvent voués à l'échec, parce qu'ils naissent d'une optique erronée, amplement inefficace et inviable en termes de clôture quotidienne. Libre à vous de boire de la bière ou du vin, de prendre un antihistaminique (ne jamais associer à l'alcool), un somnifère ou de rester allongé à attendre le sommeil, et d'y voir une façon raisonnable de clore la journée. Mais tôt ou tard, ces expédients vous détourneront du sommeil sain et vous conduiront à subir le sort de l'ouvrier qui s'accule dans un coin de la pièce dont il repeint le sol.

LA NUIT PORTE CONSEIL

À ton sommeil sois fidèle

QUESTION : Veuillez évaluer la bonne foi que vous mettez vous-même à apprécier vos troubles du sommeil :

1. Je suis très honnête avec moi-même quant à la gravité de mes troubles du sommeil.
2. J'essaye de faire preuve de bonne foi, mais je ne suis pas vraiment sûr de la gravité de mes troubles du sommeil.
3. J'ai tendance à chasser toute pensée ou sentiment relatifs à la gravité de mes troubles du sommeil en m'occupant ou en consommant de la caféine pour aller de l'avant.
4. On me dit que j'ai un problème de sommeil, mais je demande à être convaincu.

COMMENTAIRE : Le fait que tant de gens souffrent de troubles du sommeil et que si peu veuillent bien l'admettre, en parler ou y porter le moindre intérêt est franchement remarquable. Beaucoup, pour mieux éviter le débat et les questions, répètent à l'envi « je suis stressé » ou « j'ai le sommeil léger ». Je dois avouer que je ne vois là rien de surprenant. J'ai moi-même mis des années à me confronter à mon problème et à identifier ses effets négatifs sur le cours de ma vie, sur mon bien-être mental et physique. C'est parce que je l'ai traité que j'ai pu écrire ce livre.

Les troubles du sommeil concernent la santé, et quiconque se voit étiqueté d'une maladie préfère généralement fuir à toutes jambes dans l'autre direction. C'est d'autant plus vrai des troubles du sommeil qu'ils évoquent généralement la maladie mentale. Le sommeil est lourdement connoté puisqu'on l'associe à la paresse, la flemme, la simulation, au manque de discipline, d'ambition, au fait d'être un fainéant, un être fragile, faible, en mauvaise condition physique et tout ce qui s'ensuit. Ironie du sort, les troubles graves du sommeil provoquent précisément ces effets chez beaucoup de monde, le lien existe donc, mais pas dans le sens qu'on imagine communément.

Nous ne cessons de croiser dans nos cliniques des patients sous-performants – des individus qui, vingt ans plus tôt, ont lâché le cap initial parce que l'épuisement les a détournés de leurs ambitions profondes. Au travail, dans les rapports avec autrui, les loisirs, les activités sociales et même dans le domaine spirituel, ces individus n'ont pas eu le moyen de participer ou de lutter au niveau qu'ils imaginaient encore possible avant l'apparition de difficultés dans leur sommeil. On voit souvent des enfants et des adolescents obtenir ainsi des résultats décevants à l'école et ailleurs.

Curieusement, on rencontre aussi dans nos cliniques du sommeil beaucoup de bourreaux de travail, notamment des gens qui ont eu pendant des années ou des décennies un mode de vie hyperactif où le sommeil était banalisé, voire méprisé. À travers le surcroît d'activité ou la consommation de caféine (généralement les deux) ou encore les drogues illicites, ces dormeurs difficiles cherchaient une compensation pour éviter les questions dérangeantes que posent les problèmes de sommeil, de manque de tonus et les déficits mentaux associés au sommeil de mauvaise qualité.

Curieux, non ? Le même problème provoque chez des sujets différents une réaction inverse. Pourtant, dans les deux cas, l'individu éprouve de profondes difficultés à reconnaître ou à correctement évaluer la gravité de ses troubles du sommeil.

LA PERLE

Ce que vous ignorez de votre sommeil vous réveillera

La difficulté de cette évaluation tient au simple fait que vous êtes privé depuis si longtemps du sommeil dont vous avez besoin que vous n'êtes plus en mesure de vraiment savoir ce que cela fait de bien dormir. Même la personne qui partage votre couche n'est pas un témoin fiable de la qualité de votre sommeil, parce qu'elle passe l'essentiel de la nuit à dormir, pas à vous observer. Pour progresser à grands pas, il est capital de comprendre que votre partenaire et vous ne disposez pas des outils permettant de déterminer à coup sûr la cause de vos troubles du sommeil. Reconnaître avec honnêteté la réalité de la mauvaise passe dans laquelle on est englué permet d'en sortir bien plus vite que si on l'ignore ou la nie.

CHAPITRE IV

Sommeil en flacon

Comment en êtes-vous arrivé là ?

L'idée qu'on puisse trouver du « sommeil en flacon » paraît crédible. Mais les cachets qu'on prend pour dormir ne rétablissent pas la qualité du sommeil de façon consistante, et ne résolvent certainement pas les troubles du sommeil.

On commence souvent par un usage hebdomadaire. Puis, si rien n'est fait pour traiter les questions sous-jacentes de la qualité du sommeil et des problèmes de clôture, on recourt de plus en plus souvent au « sommeil en flacon », jusqu'à le faire chaque soir, et ça devient une habitude acquise.

On dira : « Ça marche, alors pourquoi changer ? »

Cela marche-t-il vraiment ?

Votre système naturel de sommeil n'est manifestement pas fonctionnel, puisque vous avez appris à dépendre d'une aide au détriment de votre dispositif physiologique, qui laisse survenir le sommeil. C'est quasiment invariable, l'EEG continue de s'agiter au moment du coucher ou pendant la nuit, mais personne ne cherche à obtenir le ralentissement de vos ondes cérébrales autrement que par les médicaments.

Pour l'instant, vous n'êtes pas tenu de renoncer à votre « sommeil en flacon ». Employez-vous plutôt à découvrir la ou les raisons qui vous ont conduit à choisir ce système. Était-ce l'un ou plusieurs des six obstacles décrits au chapitre précédent, ou l'un des quatre qui suivent, propres aux usagers de somnifères ? Une fois ces réponses obtenues, il sera beaucoup moins intimidant de modifier ou de rejeter ce traitement incomplet.

AVERTISSEMENT

Ne pas interrompre sans avis médical un traitement lié au sommeil

Le renoncement aux médicaments est souvent une sage mesure pour améliorer la qualité du sommeil. Mais tout est question de timing, et la thérapie dynamique du sommeil ne suggère ni ne recommande à personne de changer quoi que ce soit à son traitement sans consultation préalable du médecin traitant. Certains dormeurs difficiles s'estiment mieux pourvus avec divers types de médicaments, et le seul fait d'envisager autre chose peut s'avérer douloureux ou contreproductif. Toutefois, la plupart des autres sont plutôt impatients d'en finir avec les cachets. Si ce qui suit vous motive à modifier votre usage des médicaments, nous vous recommandons vivement de commencer par évoquer tout changement avec votre médecin traitant. La modification sans surveillance d'un traitement peut avoir de graves effets secondaires susceptibles de vous amener à l'hôpital ou pis, et l'abandon d'un recours habituel à d'autres substances peut également avoir de graves effets secondaires.

Septième obstacle : le barrage émotionnel

Ce qui amène le dormeur difficile au « sommeil en flacon », ce sont souvent les émotions fortes. Beaucoup de ces individus souffrent de remous émotionnels qu'ils n'ont jamais appris à gérer de façon saine. D'autres savent traiter la plupart de leurs émotions, mais connaissent de fortes réactions émotionnelles au fait même de ne pas dormir. Dans un cas comme dans l'autre, on n'arrive pas à trouver le sommeil ou à le conserver de façon naturelle, et on a le sentiment d'être en faute, ce qui déclenche ou intensifie de puissantes émotions. Il est alors tentant, voire rationnel, de chercher à éviter ou à supprimer ces réactions et de recourir à l'expédient d'un produit, en vente libre ou pas, trouvé en pharmacie, dans les magasins diététiques ou au rayon alcool du supermarché.

Malheureusement, les sentiments négatifs liés aux troubles

du sommeil ne s'évaporent que rarement sans confrontation. Les expédients médicaux ne font souvent au contraire qu'intensifier les réactions et relever les barrières émotionnelles. Dans la quatrième partie de ce livre, vous apprendrez des techniques spécifiques permettant d'identifier et de surmonter les barrages émotionnels qui se dressent sur le chemin du sommeil bénéfique, par de meilleures méthodes que les médicaments.

Huitième obstacle : le mystère irrésolu de la clôture

Les blocages émotionnels provoquent incontestablement des problèmes de clôture émotionnelle, ce qui conduit beaucoup de praticiens à considérer cette dernière comme relevant strictement de la santé mentale et les somnifères comme le meilleur recours possible. Toutefois, pour peu qu'on y regarde de plus près, on décèle souvent une autre panoplie d'états qui nous privent du sentiment de journée accomplie – c'est la triade classique du mauvais dormeur, somnolence, fatigue et épuisement.

On sait qu'une journée insatisfaisante aboutit à une mauvaise clôture, et l'on comprend aisément que des troubles émotionnels soient susceptibles de rendre une journée insatisfaisante. Mais vous êtes-vous jamais interrogé sur ce qui cause réellement cette insatisfaction ? Chez le dormeur difficile, on a de grandes chances de constater que le manque de tonus éprouvé dans la journée est à l'origine d'une bonne part du problème. Pourtant, rares sont les professionnels de la santé qui prêtent attention au rôle de la triade du mauvais dormeur.

Songez-y : la fatigue, l'épuisement chronique et la somnolence diurne handicapent quasiment toute activité lors de l'éveil. Ces symptômes pernicieux influencent notre façon de penser, de ressentir et de voir les choses ; ils entravent aussi bien notre perception de ce qui compte réellement que notre aptitude à trouver du sens dans les actes quotidiens. Ils peuvent aussi nous amener à trop manger, ou à manger des choses malsaines, ils éteignent notre vie sexuelle et nous rendent inefficace au travail, autant d'éléments qui vont à l'encontre de nos aspirations. Au minimum, ces symptômes associés au manque de tonus bouleversent l'ordre de nos priorités quotidiennes, ce qui, au terme de la journée, génère une moindre satisfaction.

Comment procéder à la clôture de la journée… quand on n'a pas l'impression de l'avoir vraiment vécue ?

Le plus souvent, rien n'est fait pour aider le patient qui connaît à la fois des troubles du sommeil et de la santé mentale à expliquer ses difficultés de clôture par son état de fatigue diurne. On lui dit plutôt que l'épuisement provient forcément du souci de santé mentale, origine supposée des troubles du sommeil.

En ignorant cette perspective, on se dispose à se laisser prescrire un sédatif ou un antidépresseur par son médecin. Et puis, on risque de se tourner vers des recours moins académiques, comme l'alcool ou le cannabis, au lieu de solliciter l'aide d'un spécialiste du sommeil. Au fil du temps, la plupart des recettes impliquant le « sommeil en flacon » deviennent inopérantes, et les problèmes de défaut de clôture ou de qualité du sommeil ressurgissent, parfois de façon fatale.

Neuvième obstacle : perdre le sommeil à propos du sommeil perdu

Perdre le sommeil à propos du sommeil qu'on perd n'est pas seulement le parfait ennemi du sommeil, c'est un comportement acquis aux singulières capacités de nuisance, qui peut conduire certains dormeurs difficiles au suicide. Quand la dégradation atteint le point où l'on redoute de se coucher, la préoccupation prend chez le dormeur une ampleur ou une gravité supérieures à celles du trouble du sommeil proprement dit. Lorsqu'à cette situation s'ajoute l'échec d'une méthode reposant sur le « sommeil en flacon », l'insomnie échappe à tout contrôle. La détérioration du sommeil gagne alors tous ses aspects :

- on met plus de temps à s'endormir ;
- on se réveille plus souvent et on se rendort moins facilement ;
- la qualité du sommeil se dégrade encore.

Et la spirale débouche sur le souci de clôture par excellence : la crainte de ne plus jamais retrouver le sommeil !

Lorsque cette préoccupation s'installe, on est sûr de perdre le sommeil à propos du sommeil qu'on perd. Aussi absurde que paraisse cette angoisse, celui qui l'éprouve ne peut s'empêcher de ruminer sur le fait qu'il ne dort pas, rumination qui empêche à son tour le cerveau de se mettre au ralenti... et en sommeil. Chez certains individus, la dégradation des facultés émotionnelles et mentales est telle qu'ils atteignent un point de rupture requérant une hospitalisation ou une sédation particulièrement puissante. Psychiatres et psychologues sont formés à reconnaître ces crises et leur caractère d'urgence. Si la prise de médicaments s'avère utile à court terme, notamment pour répondre au risque de suicide, la plupart des patients ont surtout besoin d'une nouvelle approche qui leur permette de cibler directement les questions de clôture et de qualité sans y recourir. La preuve en est qu'une part significative des millions d'individus traités aux antidépresseurs, aux tranquillisants et aux sédatifs continue de se plaindre de pensées accélérées ou d'anxiété au coucher ainsi que d'insomnie ou de sommeil médiocre.

Beaucoup continuent de perdre le sommeil à propos du sommeil qu'ils perdent, et s'estiment fautifs de l'inefficacité du médicament. Ce qui m'arrive est sans doute plus grave que ce qu'a vu le médecin, alors il n'y a qu'à prendre plus de médicaments. Des millions de dormeurs difficiles ont testé plusieurs substances et continuent de ne pas bien dormir, de voir leurs pensées s'emballer, d'éprouver peur et angoisses, et de ne pas parvenir à se débarrasser du souci de la perte de sommeil à propos de la perte de sommeil. Ironie du sort, pris séparément ou associés, bon nombre de ces médicaments ont pour effet ultime de détériorer votre sommeil.

Pourquoi toute cette publicité autour des sédatifs si tant d'usagers continuent de se réveiller en pleine nuit ou ne font état que d'infimes progrès de la qualité du sommeil malgré des nuits remplies ?

Dixième obstacle : quand plus égale beaucoup moins

La réponse à ce paradoxe est que leur sommeil souffre d'autre chose, que les médicaments n'atteignent pas. Soit le médicament ne les empêche pas de se réveiller dans la nuit, parce qu'il ne supprime pas la cause de ces éveils, soit il n'améliore pas la qualité du sommeil, parce qu'il ne peut rien contre sa médiocrité. Ce qui soulève la question intéressante de savoir si au moins les somnifères ou les antidépresseurs apportent plus de sommeil, et conduit à une réponse déjà ancienne... il y a sommeil et sommeil.

La quasi-totalité des familles anciennes de sédatifs provoque incontestablement une dégradation du sommeil en réduisant le stade delta et en prolongeant le stade 2 non-REM. Il semble que certaines substances plus récentes soient parfois susceptibles d'améliorer la qualité du sommeil, mais on y gagne moins qu'à travers la compréhension et le traitement des facteurs mentaux et physiques qui sont à l'origine de votre mauvais sommeil.

Si les sédatifs n'améliorent pas la qualité du sommeil, ou pas assez, comment se fait-il qu'ils vous fassent « dormir » plus ?

Pour répondre rapidement, les somnifères sont capables d'accroître le nombre d'heures d'horloge sans provoquer de changement, ou presque, en termes d'heures substantielles. La plupart affectent aussi la mémoire, alors ils tendent à faire oublier qu'on s'est souvent réveillé pendant la nuit, et donnent l'impression qu'on a dormi davantage. Plus que tout, il est de notoriété publique que la plupart des somnifères, et beaucoup de prescriptions de psychiatrie, provoquent des accélérations momentanées des ondes cérébrales et réduisent la durée du sommeil REM. L'effet de ces actions sur la qualité du sommeil ne fait pourtant que rarement l'objet de recherches.

Tout cela soulève les questions suivantes : si certains cachets procurent davantage d'heures de sommeil sans clairement en améliorer la qualité, le patient y gagne-t-il réellement plus de sommeil ? Et si c'était une pilule qui détériorait la qualité du sommeil, cela équivaudrait-il à moins de sommeil ?

Si l'on vous donnait à choisir entre une once d'or et vingt-cinq onces d'argent, que feriez-vous ?

J'ose espérer que vous prendriez l'or, dont l'once vaut à peu près trois fois vingt-cinq onces d'argent. L'or est ici synonyme de bon sommeil, aux bienfaits plus palpables et précieux que ceux d'un sommeil plus étalé mais de plus faible qualité. À mesure que vous apprendrez à améliorer la qualité de votre sommeil, le gain de profondeur sera si flagrant, si plaisant et si salutaire que vous vous prendrez à rêver d'un sommeil de platine, qui vaut deux fois le prix de l'or.

Nouvelles perspectives

Ces obstacles nous renvoient à la question de la fragmentation du sommeil, ces accélérations des ondes cérébrales qui en compromettent la qualité. La fragmentation est-elle due à des facteurs mentaux, physiques, ou les deux ? Ou bien est-elle génétiquement programmée, ce qui condamne le patient à l'insomnie éternelle ?

Parmi les partisans de l'approche médicamenteuse, les plus nombreux sont ceux qui conçoivent le sommeil en termes de « déséquilibre chimique », dans la lignée de leurs confrères qui préconisent les antidépresseurs contre la dépression. En matière de sommeil, trois théories reviennent constamment :

1. Le dormeur difficile, notamment l'insomniaque, tend à pratiquer trop d'activités excitantes le jour et la nuit, ce qui le rend plus éveillé à toute heure et donc moins disposé à dormir.
   – Comparé au dormeur normal, son corps au repos présente une température plus élevée dans la journée et des ondes cérébrales plus rapides et plus actives (fragmentées) la nuit.
2. Le dormeur difficile souffre d'une altération de ses neurotransmetteurs ou de ses neurohormones – d'importants éléments biochimiques agissant naturellement dans le corps et l'esprit – qui cause l'insomnie en empêchant la survenue du sommeil ou sa consolidation.
   – Pour résoudre le problème, on vise des récepteurs spécifiques du cerveau reliés au système neurobiologique.

3. Le dormeur difficile n'a pas fabriqué ces problèmes d'excès d'activité excitante ou de déséquilibre neurobiochimique à partir de rien ; ils sont innés, ce qui signifie que le patient risque de souffrir d'insomnie toute sa vie.
– La constitution génétique du dormeur difficile est en cause, et la recherche sur le génome permettra un jour de le guérir.

Ces trois théories se chevauchent, et chacune présente des vertus scientifiques. La thérapie dynamique du sommeil ne manque pas d'en apprécier le sens en matière d'activité accélérée des ondes cérébrales ou de fragmentation du sommeil. Toutefois, à nos yeux, ces modèles utiles et bien conçus s'avèrent insuffisants dans le traitement des dormeurs difficiles. Rares sont les cas où ils suffisent à expliquer la vague de torpeur qui balaie l'existence du sujet. Plus important, la thérapie dynamique du sommeil prétend que l'approche corps/esprit offre des possibilités de changement nettement supérieures à ce que permettent ces théories étroites. En définitive, nous pensons que le jury manque d'éléments pour se prononcer sur la question.

Beaucoup de scientifiques estiment qu'on ne dispose pas d'assez d'éléments scientifiques pour soutenir l'usage à long terme de somnifères ; ils s'abstiennent pour la plupart de prescrire la prise de sédatifs ou d'antidépresseurs sur une trop longue durée. À mon sens, les récentes indications aux États-Unis, de la FDA (Food and Drug Administration) sur l'usage à long terme des nouveaux sédatifs sont le produit de mauvais conseils. Leurs conséquences risquent de dresser de nouveaux obstacles sur la voie des patients en quête d'une approche plus complète.

Dans nos centres du sommeil, la plupart des patients réclament des thérapies et des examens extensifs, et notamment l'observation nocturne qui permettra de déterminer les chances d'un traitement à base de « sommeil en flacon ». Dans le cadre de nos travaux, rares sont les patients dont l'insomnie réclame des médicaments. Nous sommes plutôt amenés à voir des patients, par centaines, qui cherchent à échapper à la logique du « sommeil en flacon ».

Quelle que soit la nature de ce que vous prenez pour

dormir, n'est-il pas temps d'explorer de nouvelles directions ? L'évaluation de la qualité de votre sommeil devrait vous aider à répondre à cette question.

LA NUIT PORTE CONSEIL

La tête ou les jambes ?

QUESTION : Les deux questions qui suivent concernent ce qui, au bout du compte, pousse les gens à recourir au « sommeil en flacon ». Votre réponse initiale sera peut-être parlante.

1. Quand vous vous sentez somnolent, où le ressentez-vous ?
2. Quand vous vous sentez épuisé ou fatigué, où le ressentez-vous ?

COMMENTAIRE : On croit généralement que ces questions concernent les lieux géographiques ou les situations où l'on se sent fatigué, alors qu'il s'agit en fait de savoir si l'on éprouve ces sensations dans la tête ou dans le corps.

La somnolence est proche de la sensation de sommeil, c'est la vague plaisante qui nous prend avant l'endormissement. Un état somnolent donne envie de s'allonger. L'épuisement ou la fatigue peuvent être plaisants, mais pas toujours ; ils peuvent découler de diverses situations : à la suite d'une activité ou d'un exercice physique intense, lorsqu'on n'a plus beaucoup d'énergie mais qu'on n'éprouve pas pour autant le besoin de dormir, ou quand l'esprit souffre d'ennui ou de dépression. L'épuisement et la fatigue donneraient plutôt envie de s'asseoir.

Par conséquent, la somnolence est localisée dans la tête ou l'esprit, tandis que l'épuisement ou la fatigue se font davantage sentir dans le corps. La somnolence rend difficile le maintien de la tête, qui se met littéralement à tomber et se relever au gré des efforts qu'on produit pour rester réveillé. Les paupières s'alourdissent, on a du mal à maintenir les yeux ouverts. L'esprit s'évade et perd toute focalisation, il s'abandonne à l'échappée salutaire et naturelle du sommeil, pour peu qu'on lui en donne l'occasion. La somnolence est censée induire des sensations plaisantes, notamment si les circonstances permettent qu'on s'endorme, mais elle peut aussi produire de la frustration ou de l'angoisse, voire de la douleur si l'on est au volant ou qu'on est censé tenir un délai.

La fatigue et l'épuisement résident davantage dans le corps que dans la tête ou l'esprit. Les muscles sont douloureux ou courbaturés. Le corps n'a pas assez de jus pour accomplir quelque tâche particulière que ce soit, c'est un peu comme si on lui avait volé toute son énergie. Si l'on se force à faire quelque chose alors qu'on est fatigué, le corps risque d'éprouver des sensations douloureuses ou frustrantes.

Beaucoup de victimes de troubles du sommeil ont tendance à ne plus vraiment distinguer parmi les sensations de ce type, dont ils font un gros amalgame, ce qui est spécialement problématique pour les insomniaques, parce qu'ils cherchent à s'endormir alors qu'ils sont fatigués mais n'ont pas sommeil. Pis, en lisant la phrase qui précède, certains d'entre eux seront tentés de demander : « Y a-t-il vraiment une telle différence entre la fatigue et l'envie de dormir ? » C'est parce qu'ils ont perdu la faculté de répondre à cette question qu'ils ont recours au « sommeil en flacon ».

Vous découvrirez dans les sections consacrées aux traitements que si vous n'éprouvez pas que la somnolence se situe essentiellement dans l'esprit et que la fatigue et l'épuisement se situent essentiellement dans le corps, la bonne réussite du programme exige que vous vous atteliez à l'exploration de ces perceptions. Ces chapitres vous montreront comment exploiter cette distinction pour régler vos problèmes de sommeil.

Sauriez-vous faire la différence entre somnolence et fatigue ? Pouvez-vous distinguer la somnolence de la fatigue et de l'épuisement que vous éprouvez au quotidien ? Percevez-vous qu'on puisse être tenté de recourir aux somnifères si l'on ne se sent pas somnolent au moment du coucher ou pendant la nuit ?

LA PERLE

Votre somnolence naturelle
est le plus puissant des somnifères

En mesurant ces sentiments, veuillez noter que :

- La fatigue désigne une sensation récente éprouvée un jour donné ou après un événement particulier.
- L'épuisement est plus généralement le terme qu'on emploie pour désigner la fatigue chronique.
- La somnolence est distincte des deux états précédents.

Cette distinction est un élément déterminant de la réussite de la thérapie dynamique du sommeil. Si vous savez clairement la faire, chaque étape de votre traitement sera plus fluide, *parce que tout être humain possède une aptitude naturelle à produire ou à trouver la somnolence juste avant de s'endormir.*

Cette *vague du sommeil* est le ticket ultime pour le vrai sommeil.

CHAPITRE V

Le casse-tête de la qualité du sommeil

Maîtrise de la qualité

Voici venu le moment d'affronter la mauvaise qualité du sommeil… le monstre lui-même.

L'indice des maux du sommeil vous a permis d'évaluer un certain nombre de symptômes souvent associés au mauvais sommeil. Abordons à présent une phase plus intime et relions ces symptômes à ce que vous éprouvez et à votre fonctionnement au quotidien, pour une mesure plus précise de votre cas. S'il vous arrive de buter sur l'une des étapes qui vont suivre, n'hésitez pas à relire certains passages traitant des obstacles.

Par souci de simplicité, dans cette dernière autoévaluation, une seule notion réclame votre attention : l'énergie !

Dans chacun des trois cas suivants, notez que l'énergie que vous éprouvez en dit long sur vos troubles du sommeil :

1. Le matin, au lever, à quel point jugez-vous votre sommeil réparateur ou non réparateur ?
2. Votre routine matinale est-elle parsemée d'exclamations du style « allez, remue-toi ! » ?
3. À quelle fréquence vous arrive-t-il d'éprouver de la torpeur, de la fatigue ou de l'épuisement l'après-midi ou en soirée ?

Les petits veinards

Les réponses que font les dormeurs normaux à ces questions sont édifiantes, parce qu'ils :

- trouvent leur sommeil très réparateur ;
- se sentent très bien au réveil ;
- sautent parfois du lit en chantant « quelle belle matinée ! » et n'entament que rarement leur journée avec l'aide de la caféine ;
- ne ressentent que peu, voire pas, de somnolence, de fatigue ni d'épuisement dans la journée et se trouvent mentalement affûtés la plupart du temps ;
- n'ont que rarement recours à la caféine l'après-midi ou le soir ;
- ne remodèlent pas leur mode de vie de façon à maquiller ou à fuir la somnolence, la fatigue ou l'épuisement ;
- disposent le plus souvent d'un tonus élevé et constant qui répond aux exigences de leur mode de vie, et notamment d'une forte aptitude à fournir le niveau d'activité physique qu'ils désirent ;
- ne souffrent pas de problèmes de clôture en fin de journée et n'ont pas adopté de comportement acquis qui fasse interférence avec leur aptitude à bien dormir d'un bout à l'autre de la nuit.

Ces individus ne se soucient guère de savoir quelle durée de sommeil ils obtiennent chaque nuit, et quel que soit le nombre des heures d'horloge, il coïncide à peu près avec celui des heures substantielles. Parce qu'ils ont la chance de jouir d'une excellente qualité de sommeil, le nombre d'heures qu'il leur faut chaque nuit est remarquablement constant. Pourtant, s'il leur arrive de temps à autre de manquer une heure de sommeil, cela ne leur pose pas de problème.

Alors, les réponses des dormeurs sains ont-elles tendance à vous déprimer, ou à vous faire entrevoir les merveilles que vous pouvez espérer ?

Les malchanceux

La plupart des dormeurs difficiles et des insomniaques disent de leur sommeil qu'il est peu réparateur, aussi bien sur le plan physique que mental. « Peu réparateur » signifie qu'on ne se sent pas frais au moment du réveil. Le fait est extrêmement important, parce que la plupart des individus dont le sommeil n'est pas réparateur montrent une nette fragmentation en laboratoire. Par conséquent, le « sommeil peu réparateur » est un indicateur fiable de la présence de troubles du sommeil, souvent associés à des composantes physiques de type respiratoire ou désordres du mouvement.

Constater la nature peu réparatrice de votre sommeil, c'est déjà établir que nuit après nuit, vous ne rechargez pas vos batteries. Cela suffit à faire progresser votre analyse de vos troubles du sommeil, parce que vous en faites le constat vous-même, sans que personne n'ait à vous en décrire les effets. Malheureusement, beaucoup de dormeurs difficiles qui reconnaissent sincèrement leur problème déclarent quand même trouver leur sommeil réparateur, peut-être parce que certaines nuits sont meilleures que d'autres. La thérapie dynamique du sommeil admet que vos nuits puissent être partiellement réparatrices, mais cela ne signifie-t-il pas qu'elles sont aussi partiellement non réparatrices ?

Certains dormeurs difficiles déclarent : « J'ai un bon sommeil, c'est juste qu'il m'en faut plus. » Dans l'ensemble, c'est une façon de focaliser ses angoisses et son attention sur le nombre d'heures dormies chaque nuit, même si certains en nécessitent réellement davantage. Parmi les patients venus nous voir pour leurs troubles du sommeil, toute affirmation signifiant « je dors bien, mais pas assez » cache également le plus souvent un problème de qualité.

Si vous jugez votre sommeil peu ou pas réparateur, vous êtes en avance sur notre tableau de marche. Dans le cas contraire, peut-être avez-vous raison, car chaque individu est unique. Il demeure toutefois assez probable que votre emploi du terme « réparateur » ne correspond pas vraiment à votre sommeil. Nous tenterons en chemin de vous amener à un emploi plus précis des termes « réparateur » ou « non réparateur », pour mieux vous faire sentir à quel point tous les sommeils ne se valent pas.

Gueule de bois

Puisque le sommeil vous répare chaque nuit, vous devriez vous sentir comme un charme au matin, n'est-ce pas ? Ou alors, prenons les choses à l'envers : si le sommeil vous répare, que peut bien signifier le fait que certaines des scènes suivantes s'appliquent à vous, au réveil ou juste après ?

- Désir de rester plus longtemps au lit.
- Obligation d'arrêter plusieurs fois la sonnerie du réveil avant de se lever.
- Désir de dormir plus.
- Sentiment de ne pas avoir assez dormi.
- Sensations de torpeur, de fatigue ou d'épuisement.
- Besoin, ou habitude, de consommer de la caféine ou d'autres stimulants pour attaquer la journée.
- Conviction qu'on « n'est pas du matin ».
- Attitude grincheuse ou irritable.
- Idées confuses, difficulté à se concentrer.
- Sentiment de malaise, de tension ou généralement déplaisant à la perspective de la journée qui démarre.

Si vous souffrez d'insomnie, vous aurez probablement tendance à vous demander : « N'est-il pas possible que toutes ces attitudes, ces convictions et ces sentiments découlent d'un sommeil insuffisant ? » Pour un insomniaque, moins on dort, plus on souffre ; mais redisons-le, c'est la mauvaise qualité de son sommeil qui a commencé par en réduire le nombre d'heures.

Mettons que vous dormiez généralement cinq ou six heures, mais qu'un soir, vous en dormiez huit. Si vous avez le souvenir de ce genre d'épisode, répondez à ces questions :

1. Qu'est-ce qui vous a fait dormir plus longtemps cette nuit-là ?
2. Pourquoi vous êtes-vous mieux senti le lendemain de cette nuit-là ?
3. Qu'est-ce qui vous empêche de renouveler l'expérience, avec les mêmes résultats positifs, nuit après nuit ?

La plupart des insomniaques répondent « je ne sais pas » aux questions numéro un et trois, et « j'ai dormi plus longtemps » à la deuxième. La thérapie dynamique du sommeil apporte aux trois questions une réponse plus significative et plus utile :

1. Ce qui vous a fait dormir plus longtemps, c'est un sommeil de meilleure qualité.
2. Ce qui vous a permis de mieux vous sentir, c'est un sommeil de meilleure qualité.
3. Le fait que, nuit après nuit, vous ne trouviez pas un sommeil de meilleure qualité.

Vous n'avez pas amélioré la qualité de votre sommeil en dormant davantage, vous avez dormi plus longtemps parce que quelque chose ce soir-là a amélioré la qualité de votre sommeil. Après une telle nuit, les symptômes de gueule de bois matinale ont sans doute été moins forts, parce que vous aviez atteint une qualité de sommeil sensiblement supérieure.

Reliez les points entre eux

À présent que vous êtes informé de l'effet du sommeil non réparateur sur la gueule de bois matinale, la dernière étape consiste à évaluer votre niveau d'énergie et son influence sur votre fonctionnement tout au long de la journée. La somnolence, la fatigue ou l'épuisement sont les baisses d'énergie les plus flagrantes de la journée, mais vous êtes désormais en mesure de répondre à des questions plus générales, élaborées à partir de l'indice des maux du sommeil :

- Si le sommeil régénère votre énergie mentale et physique, quel lien voyez-vous entre n'importe quelle nuit donnée de sommeil et le niveau d'énergie que vous avez déployé le lendemain ?
- Faites-vous naturellement le rapprochement entre un coup de fatigue ou un manque de concentration et une nuit agitée ?
- Lorsque vous vous sentez las, fatigué ou stressé, est-ce parce que vous vous faites vieux ou parce que vous dormez mal ?
- Sur quoi établissez-vous la distinction si vous ignorez que la science démontre que le mauvais sommeil accélère le vieillissement ?

- Si votre mémoire décline, dans quelle mesure l'attribuez-vous au vieillissement, et dans quelle mesure l'attribuez-vous au sommeil de mauvaise qualité ?
- Sachant que le mauvais sommeil provoque de sérieux problèmes de mémoire, réversibles toutefois par une thérapie du sommeil, persistez-vous à expliquer vos pertes de mémoire par le vieillissement ?
- Quand vous vous sentez déprimé, comment déterminez-vous s'il s'agit de dépression biologique ou de symptômes dépressifs associés à un désordre du sommeil, ou les deux ?
- Quand vous êtes anxieux, irritable, tendu ou stressé, estimez-vous que ces symptômes témoignent d'anxiété ou d'excès de stress, ou qu'ils sont dus à des années de fragmentation imperceptible du sommeil, état souvent confondu avec un problème de santé mentale ?
- Comment déterminer si votre médecin ou thérapeute ne confond pas vos problèmes de sommeil avec des troubles de la santé mentale ?

Quelques points supplémentaires à relier

La liste suivante est du même tonneau. Ces états ou comportements sont si courants dans la vie quotidienne que tout le monde les juge normaux – « humains » – au lieu d'y voir le signe d'un sommeil de mauvaise qualité :

- Épisodes indésirables ou trop longs de rêverie.
- Sentiment de « déphasage ».
- Perte de concentration.
- Oubli ou perte de choses.
- On laisse tomber des choses, notamment les petits objets.
- Maladresse générale avec les objets.
- On se cogne dans les choses.
- On perd l'équilibre.
- On commet des erreurs élémentaires ou idiotes.
- Autres défaillances mentales.

Vous noterez que l'ensemble de ces faits relèvent d'un manque de concentration physique ou mentale, comme si le corps et l'esprit perdaient leur coordination. Ces comportements sont incontestablement d'excellents indicateurs de la présence de problèmes de qualité du sommeil sous-jacents.

Chez certains, les épisodes de micro-sommeil – de très brèves séquences de vrai sommeil – envahissent la conscience et effacent temporairement la concentration, ce qui peut provoquer de graves accidents, sur la route ou ailleurs. La plupart n'imaginent même pas que ces incidents soient indicateurs d'un problème, même lorsqu'ils ont eu un accident de voiture ou ont été à deux doigts d'en avoir un !

La fragmentation du sommeil (c'est-à-dire sa mauvaise qualité) contribue pendant la nuit à tous ces dysfonctionnements de jour. La plupart des dormeurs difficiles ne font pas le rapprochement, alors ils cherchent à compenser.

Actions de compensation

Le verbe « compenser » signifie « combler le manque d'une chose par une autre ». La compensation ne résout pas un problème ; elle le contourne. Les béquilles sont une excellente compensation de la jambe cassée, mais une fois la jambe guérie, on préfère se passer de leur aide.

Comment compensez-vous le manque d'énergie ? Voici les réponses les plus courantes :

- Vous identifiez votre fatigue et votre torpeur diurnes, et vous les traitez à l'aide de petites siestes opportunes, de caféine, d'autres stimulants, et en restreignant précisément ce qu'il vous est possible d'accomplir dans la vie.
- Vous ignorez la fatigue et la somnolence et allez de l'avant tant bien que mal par la volonté, la caféine, les coups d'adrénaline ou peut-être l'anxiété.
- Que vous ignoriez votre fatigue et votre somnolence *ou pas*, vous adoptez un mode de vie extrême de type « marche ou crève » qui vous autorise rarement à vous poser, à demeurer immobile ou silencieux plus de cinq minutes d'affilée (conscient que vous risqueriez de vous assoupir si vous le faisiez).
- Vous jetez l'éponge, mais savez que quelque chose n'est pas normal dans votre niveau d'énergie ; cherchant

quand même à colmater la fuite, vous naviguez entre la résignation, la dépression, la frustration et la colère.
- Vous tracez péniblement votre chemin dans l'existence, sans même savoir que vous traînez un fardeau supplémentaire, quasiment invisible, chaque jour.

Malgré la diversité de ces réponses, notez que la plupart des gens ne cherchent pas à savoir si leurs états somnolents, leur fatigue ou leur épuisement possèdent des causes définissables. Contre le manque d'énergie, ils pensent le plus souvent qu'il n'y a pas d'autre solution que la compensation.

La volonté de se porter comme une fleur

Pourquoi une telle variabilité des réponses parmi les dormeurs difficiles ?

Il semblerait que l'installation d'un mode de vie compensateur soit souvent déterminée par l'ambition.

Les individus peu ambitieux, lorsqu'ils sont en proie à de graves problèmes de sommeil, revoient souvent leurs objectifs de vie à la baisse. Ils ne soupçonnent pas l'influence que produit le mauvais sommeil sur leurs aspirations, qu'ils ne reconnaissent peut-être même pas avoir rabaissées. Ils mènent tout simplement une vie de peu d'ambition.

En revanche, les personnages plus ambitieux qui souffrent de troubles aigus du sommeil continuent un certain temps d'aller de l'avant dans au moins quelques-uns des domaines de l'existence (rarement tous). Ils puisent dans leur volonté, dans la caféine, dans les montées d'adrénaline, l'anxiété et l'hyperactivité. Leur combat permanent contre le coup de pompe crée un profond déséquilibre. Quand une personne est obligée de mettre le paquet pour accomplir quoi que ce soit, elle en paie le prix, parce qu'elle consacre trop d'énergie à un domaine et n'en laisse plus assez pour les autres. Il y a ceux qui investissent toute leur ambition dans le travail et se laissent dangereusement aller dans la vie familiale ou sociale. Le soir venu, ils se jettent sur le canapé et n'ont plus la force de faire autre chose que regarder la télévision. Il y a aussi ceux qui consacrent l'essentiel de leur énergie à la vie sociale ou familiale, et négligent le travail.

Vous avez vu autour de vous beaucoup de gens mener une existence plus ou moins ambitieuse, sans jamais associer leur comportement à d'éventuels problèmes de sommeil. Évidemment, la culture, la société et la personnalité exercent une influence qui les pousse dans tout type de direction, mais les troubles du sommeil jouent aussi un rôle dans leur mode de vie.

La thérapie dynamique du sommeil apprécie le fait qu'il soit normal de rechercher des moyens ingénieux, imaginatifs et créatifs de compenser et de se mettre en marche forcée quand les réserves sont trop basses. À moins de renoncer, il faut bien parfois trouver de l'énergie quelque part. Il est profondément humain pour un dormeur difficile de nourrir de hautes ambitions et de mettre au point un mélange unique de caféine, de volonté, d'adrénaline et d'anxiété pour les satisfaire.

Résoudre sa crise énergétique personnelle

Régler vos problèmes de sommeil résoudrait-il votre crise énergétique ?

Les plus ambitieux d'entre vous s'imaginent-ils maintenir leurs ambitions sans caféine, adrénaline ni anxiété et sans puiser jusqu'à la dernière goutte de volonté chaque jour de la semaine ? Quant aux moins ambitieux, peuvent-ils concevoir la possibilité d'une vie plus riche en énergie et aux aspirations plus élevées ? Dans un cas comme dans l'autre, pouvez-vous imaginer la possibilité concrète de traverser la journée sur un mode totalement neuf, notamment plus détendu, parce que l'énergie nécessaire à votre vie quotidienne est toujours présente, disponible, et prête à l'emploi ?

Essayez, rien qu'un instant, de vous projeter. Que diriez-vous de :

- vous réveiller comme une fleur et entamer la journée en état d'effervescence ?
- *ne pas* vous mettre à bâiller, ni éprouver le besoin de café ou d'une pause en milieu de matinée ?
- l'*absence totale* du moindre coup de pompe après le déjeuner ?

- *ne pas* avoir à combattre la fatigue ou l'assoupissement dans l'après-midi au cours d'une réunion assommante ?
- disposer encore d'assez d'énergie après dîner pour délaisser le lit ou la télé et préférer jouer avec les enfants, pratiquer votre violon d'Ingres ou voir des amis quand vous en avez envie ?
- posséder toute l'énergie nécessaire pour affronter chacune de vos journées surchargées jusqu'à son terme sans avoir à vous traîner du matin au soir ?

Et ce ne sont là que les bienfaits physiques. Que dites-vous des apports mentaux et émotionnels ?

- Imaginez d'avoir l'esprit plus clair dès le matin et pendant toute la journée.
- Imaginez une meilleure concentration et une mémoire plus fiable.
- Un regain d'énergie vous aiderait-il à surmonter le stress que vous endurez ?
- Vous serait-il plus facile de surmonter les frustrations et les irritations quotidiennes si vous aviez de l'énergie à revendre ?
- Avec tant d'énergie, seriez-vous aussi prompt à vous emporter ?
- Êtes-vous capable d'imaginer une vie où l'on surmonte mieux les angoisses et les coups de déprime parce que l'énergie dont on dispose procure la volonté de régler leur sort aux émotions handicapantes ?

Alléchant, n'est-ce pas ?

Sauriez-vous prédire les effets d'une qualité de sommeil retrouvée sur votre fatigue et votre somnolence diurnes, votre santé mentale et physique, et sur l'*ensemble* de votre vie ?

LA NUIT PORTE CONSEIL

Évaluez la qualité de votre sommeil

QUESTION : Le moment est venu d'avancer une supposition raisonnée quant à la qualité de votre sommeil. Choisissez l'une des options suivantes pour compléter la phrase : « La nuit, mon sommeil est le plus souvent… »

- de très bonne qualité ;
- de bonne qualité ;
- de qualité moyenne ;
- de mauvaise qualité ;
- de très mauvaise qualité.

COMMENTAIRE : On peut aussi évaluer la qualité de son sommeil en comparant les sensations éprouvées au lendemain d'une bonne et d'une mauvaise nuit. Après une nuit d'excellent sommeil, soyez à l'écoute de vos sensations. Puis faites de même après une mauvaise nuit. Et comparez.

La méthode paraît évidente, mais en discernez-vous la faille ? Pour que la comparaison soit valable, il faut faire l'expérience du sommeil de qualité, or, si vous êtes un dormeur difficile, comment savoir si votre sommeil a été de bonne qualité ?

Pour ceux qui ont répondu « qualité moyenne » ou au-dessous, vous savez sans doute, depuis quelque temps ou depuis peu, que la question de la qualité est au cœur de vos troubles du sommeil. Si votre estimation est exacte, ce qui suit devrait vous sembler vrai :

- Une personne dont le sommeil est de très mauvaise qualité souffre probablement d'un très grave problème de qualité du sommeil.
- Celle dont le sommeil est de mauvaise qualité souffre sans doute d'un problème moyen ou grave de qualité de sommeil.
- Celle dont le sommeil est de qualité moyenne souffre sans doute d'un problème léger ou modéré de qualité de sommeil.

L'énoncé de ces éventualités vous sera peut-être utile au fil du temps, parce que votre idée de ce que signifie le bon sommeil évolue à mesure que la qualité du vôtre s'améliore.

Certains auront peut-être répondu que leur sommeil est de bonne ou de très bonne qualité, et cela me rappelle l'histoire du pauvre homme qui vivait dans une cabane meublée d'un poêle à trois pieds. Il faisait avec récurrence le rêve d'un trésor enfoui sous un pont situé à des centaines de kilomètres vers le sud. Il a entrepris le voyage jusqu'au pont, et alors qu'il se mettait à chercher, un garde est venu lui demander ce qu'il était en train de faire. Le pauvre homme lui a raconté son rêve, et le garde a éclaté de rire : « Eh bien, si je devais croire à chacun de mes rêves, je ferais des centaines de kilomètres vers le nord jusqu'à un petit village où je trouverais un pauvre homme vivant dans une cabane avec un poêle à trois pieds, sous lequel je creuserais pour trouver un trésor. » Le pauvre homme est rentré chez lui, il a trouvé le trésor caché depuis toujours sous ses pieds, et a vécu heureux à jamais.

LA PERLE

Le traitement d'urgence du sommeil se focalise sur la qualité du sommeil

Certains dormeurs difficiles persistent à vouloir associer la qualité du sommeil à sa quantité, parce qu'ils se sentent toujours mieux après avoir dormi huit heures plutôt que six. Vous seriez toutefois surpris du nombre d'insomniaques ou de dormeurs difficiles qui font état du contraire. Étant donné qu'ils se sentent moins bien après avoir dormi longtemps, leur stratégie consiste à dormir moins. Une immense proportion des dormeurs difficiles – des millions d'individus rien qu'aux États-Unis – adoptent cette méthode en toute conscience, ou l'acquièrent au fil du temps, par adaptation.

La méthode du sommeil écourté n'apaise leurs troubles du sommeil que jusqu'à un certain point, parce qu'il se peut que la plus mauvaise qualité de leur sommeil coïncide avec la dernière heure dormie. Supprimer la dernière heure en se réveillant plus tôt peut alors améliorer le sommeil. Raccourcir la durée du sommeil tend aussi à en diminuer la fragmentation et en augmenter la consolidation. Enfin, cela tend aussi à vous rendre plus fatigué au coucher la nuit suivante, ce qui permet de surmonter les problèmes de clôture et d'éviter les comportements contreproductifs acquis de fin de journée.

Après des années d'un tel traitement, ces dormeurs difficiles ont oublié comment le processus s'est enclenché. Ils ne se considèrent plus comme sujets aux troubles du sommeil. Aussi bien à court qu'à long terme, l'approche « moins égale plus » présente des avantages et des bienfaits pour certains. Toutefois, la thérapie dynamique du sommeil ne préconise pas le raccourcissement de la durée du sommeil comme traitement curatif, parce qu'il ne traite pas pleinement le problème sous-jacent de la qualité du sommeil. Il ne résout pas non plus toutes les questions de clôture ou de comportements contreproductifs. Enfin, si le sommeil écourté peut être un excellent bouche-trou, il provoque rapidement d'importantes privations de sommeil chez la plupart de ceux qui s'y risquent.

CHAPITRE VI

Compte à rebours pour le sommeil

Puisque c'est cassé, réparez

Lançons à présent le compte à rebours du départ formel de votre programme de thérapie dynamique du sommeil. Jusqu'ici, il vous a été demandé d'évaluer certaines notions et approches nouvelles concernant vos problèmes de sommeil, et je vous remercie d'avoir eu la patience de le faire. J'ai aussi sciemment évité les questions banales que vous avez probablement rencontrées ailleurs, comme :

- À quelle heure vous couchez-vous ?
- Combien de temps mettez-vous à vous endormir ?
- Combien de fois vous réveillez-vous dans la nuit ?
- À quelle heure vous levez-vous ?
- Combien d'heures dormez-vous chaque nuit ?

Ces questions sont parfois cruciales, notamment pour les personnes soumises à de gros impératifs horaires incompatibles avec toute tentative de trouver le sommeil. Les travailleurs postés (à horaires décalés), par exemple, y prêteront une attention accrue. Néanmoins, elles ne tiennent pas la comparaison avec ce que vous êtes en train d'apprendre de la qualité du sommeil, des problèmes de clôture et des comportements contreproductifs acquis, parce que ce sont justement les trois éléments fondamentaux qui déterminent :

- l'heure à laquelle vous vous couchez ;
- le temps que vous mettez à vous endormir ;

- le nombre de fois que vous vous réveillez dans la nuit ;
- l'heure à laquelle vous vous levez ;
- le total des heures que vous passez à dormir.

Peut-être avez-vous déjà consulté un professionnel de la santé ou un spécialiste du sommeil mal formé et inexpérimenté en matière d'insomnie, qui s'est focalisé sur ces questions en se désintéressant de la qualité de votre sommeil. Peut-être vous a-t-il alors proposé une série de consignes d'hygiène du sommeil. L'« hygiène du sommeil » désigne une panoplie de suggestions concernant vos habitudes, vos schémas et vos comportements relatifs au sommeil.

Instructions d'hygiène du sommeil

Essayez :

De n'aller au lit que si vous avez sommeil. Établissez des horaires de coucher et de lever réguliers, et respectez-les.

De connaître la quantité de sommeil qu'il vous faut pour bien vous régénérer.

De créer un environnement confortable, calme, propre et sombre pour dormir. La température de votre chambre et de votre lit doit être agréable.

D'établir une séquence régulière de comportements relaxants dix à soixante minutes avant le coucher.

De n'occuper la chambre et le lit que pour dormir ou faire l'amour*.

De faire régulièrement de l'exercice*.

D'entamer vos journées avec un peu de soleil.

Si possible, essayez de ne pas :

Faire de sieste dans la journée ou la soirée.

Manger ou boire abondamment avant le coucher.

Ressasser de pensées ou de sentiments trop intenses avant le coucher.

Passer de longues périodes éveillé au lit.

Permettre que le téléphone, les animaux de compagnie ou la famille dérangent votre sommeil.

Consommer de caféine, de nicotine, ni d'alcool : tous nuisent au sommeil.

* Le sexe et l'exercice physique ont des effets variables selon les individus. Pour trouver la juste dose de ces activités qui interfèrent sur le sommeil, laissez-vous guider par votre propre expérience en la matière.

Source : © Krakow & Smith, 1993.

Selon la façon dont on les présente, le crédit que vous leur accordez et le sérieux que vous mettez à les appliquer, ces mesures peuvent s'avérer utiles. Certaines sont très efficaces et permettent la réelle restauration de tronçons entiers de sommeil fragmenté. Si vous buvez de la caféine avant le coucher, par exemple, vous risquez d'aggraver vos problèmes de clôture et d'accroître la fragmentation du sommeil. Modifier ce comportement réduit les soucis de clôture et favorise la stabilisation du sommeil.

Avantages et inconvénients de l'hygiène du sommeil

Le gros point d'interrogation de l'hygiène du sommeil concerne votre aptitude à bien observer les consignes (par exemple, pas de caféine à partir de 14 heures) pour modifier le comportement. On peut avoir des raisons pratiques et productives de boire du café l'après-midi ou le soir (comme rentrer en voiture en toute sécurité). Il se peut aussi que la modification d'un tel comportement exige de votre part, au début, un trop important effort de volonté.

La thérapie dynamique du sommeil reconnaît toute l'utilité des consignes d'hygiène du sommeil, mais nous constatons qu'elles fonctionnent mieux et de façon plus durable une fois la réfection du sommeil engagée par des thérapies plus fortes. Dès que les problèmes de qualité du sommeil commencent à se résoudre, et que se lèvent les obstacles à la clôture, elles deviennent plus aisément applicables. Vous découvrirez après quelques avancées initiales que l'hygiène du sommeil permet de mieux se défaire des comportements d'échec.

L'hygiène du sommeil comporte un aspect paradoxal, dont le meilleur exemple est la recommandation de pratiquer de l'exercice régulièrement. Beaucoup de dormeurs difficiles ne font pas d'exercice, parce que la fatigue les prive de l'énergie nécessaire à l'adoption et à la pratique continue d'une discipline routinière. Ceux qui s'y essaient quand même finissent souvent épuisés, ou courent le risque de blessure ou d'accident.

L'effort physique peut-il vous aider à dormir ? Incontestablement, vingt ou trente minutes de marche ont des chances d'avoir un effet, mais ne vous étonnez pas de vous trouver plus épuisé après, et prenez bien garde à ne pas déraper dans un tournant ou à ne pas vous tordre la cheville. Le plus sage est donc de commencer par rétablir la qualité du sommeil, obtenir un regain substantiel d'énergie, avant de découvrir les joies de l'exercice et ses multiples bienfaits. C'est à la fois plus sûr et plus réaliste.

Demander à un insomniaque sévère de commencer par régler son problème avec l'hygiène du sommeil équivaut à demander à un diabétique d'amadouer son pancréas pour lui faire produire plus d'insuline. Les trois premières recommandations de la liste illustrent parfaitement ce point.

Établissez des horaires de coucher et de lever réguliers, et respectez-les chaque jour. Comment établir une telle routine si votre premier souci est de vous endormir au début de la nuit ? Cette instruction n'a aucun sens tant que vous n'aurez pas résolu le gros problème de clôture. Déterminer une heure précise pour le lever peut s'avérer utile, mais ceux qui se préoccupent encore du nombre d'heures dormies y voient surtout une réduction de leur temps de sommeil.

N'allez au lit que si vous avez sommeil. Soit, mais si vous avez un gros problème d'insomnie, vous n'avez sans doute jamais sommeil avant le coucher. Ce problème indique que vous éprouvez de profondes difficultés à distinguer la sensation de sommeil de la fatigue ou de l'épuisement. Vous ne pourrez appliquer cette recommandation qu'après avoir remédié à cela.

Connaissez la quantité de sommeil qu'il vous faut pour bien vous régénérer. Une fois cette quantité déterminée, dormez ce nombre-là d'heures. Pour certains, cette instruction pose un problème majeur, parce qu'elle part du principe que votre sommeil est déjà réparateur, et qu'il suffit de déterminer le nombre d'heures supposées réparatrices qu'il vous faut. Mais la plupart des lecteurs auront clairement compris que leur sommeil n'est pas réparateur, ce qui rend l'instruction inapplicable.

Les spécialistes sont nombreux à préconiser l'observation de ces consignes d'hygiène du sommeil. Toutefois, si vous perdez de vue le premier objectif – résoudre les questions de qualité du sommeil –, elles auront l'effet d'un sparadrap sur une fracture ouverte.

Relisez les consignes. Si vous en trouvez une qui corresponde spécifiquement à votre problème, essayez de la mettre en pratique. Mais ne choisissez en aucun cas une consigne d'hygiène isolée qui provoque en vous de la gêne ou de la frustration. Il n'y a pas assez à gagner pour l'heure avec l'hygiène du sommeil pour payer le prix d'une perturbation émotionnelle. Beaucoup se sont essayés à ces préceptes et les ont trouvés difficiles ou inutiles, généralement parce qu'ils n'étaient pas liés à la recherche d'une réponse au problème sous-jacent de la qualité du sommeil.

Si nous n'avons inclus ici que les consignes d'hygiène du sommeil, c'est uniquement parce qu'elles ne constituent pas un axe majeur de traitement dans le programme de la thérapie dynamique du sommeil.

Visez de plus en plus haut

La thérapie dynamique du sommeil propose beaucoup de techniques novatrices et sans médicaments pour répondre à la mauvaise qualité du sommeil, aux difficultés de clôture et aux comportements acquis d'échec. Ce sont des méthodes fondées sur de nombreuses références du passé, essentiellement les travaux des grands psychiatres de la fin du XIXe et du début du XXe siècle, ceux des psychologues de pointe des années 1940-1960, et ceux des pionniers de la recherche sur le sommeil, des années 1950-1980. Notre équipe de chercheurs y a ajouté quelques éléments, publiés dans les revues scientifiques, ainsi que certaines techniques élaborées au fil de nos travaux cliniques et de recherche. La thérapie dynamique du sommeil prétend intégrer l'ensemble de ces idées dans un programme complet.

Au moment de commencer le traitement, n'ayez à l'esprit que ceci : *vous ne pourrez pas apprécier l'ensemble des progrès possibles tant que vous n'aurez pas obtenu l'ensemble des progrès possibles*. Au moment où vous remarquerez que vous dormez un peu mieux, ne commettez pas l'erreur de croire que c'est le maximum de ce que vous pouvez obtenir. Le bon sommeil doit vous faire accomplir un bond prodigieux dans votre vie, à la suite duquel vous ne voudrez plus jamais revenir à votre ancien sommeil et à ses souffrances.

Ne vous contentez pas de regarder les étoiles ; cherchez à les atteindre.

La cavalerie du sommeil

Mon propos n'est pas de susciter de faux espoirs, parce que chacun réagit différemment au programme. Mais si vous avez le potentiel pour obtenir un sommeil sain à 80 %, je veux m'assurer que vous atteigniez bien ce niveau et pas un autre, inférieur, que vous risqueriez de prendre pour votre maximum.

Ce qui nous ramène au personnage principal de notre histoire, car vous, *cher dormeur*, êtes sur le point d'entrer dans un royaume tel que vous n'en aviez jamais rêvé.

Certains d'entre vous savent depuis longtemps que leur sommeil souffre de fragmentation ou de détérioration. Beaucoup sont conscients qu'il y a en lui quelque chose de détraqué, sans vraiment comprendre ce que cela signifie ni savoir quoi faire de cette information. Et puis il y a ceux qui ont renoncé en chemin, qui, au prix de mille résignations, se sont accommodés d'une vie d'insomnie ou de mauvais sommeil.

Si tout cela vous a valu beaucoup de frustration, de colère ou de désespoir, vous n'êtes pas le seul, et je vous promets qu'une issue est possible. Alors prêtez bien l'oreille :

Entendez-vous le son du clairon au loin ? Non, ce n'est pas le réveil militaire qui fend l'aube et vous arrache à votre sommeil fragmenté pour vous projeter dans une nouvelle journée aussi épuisante qu'asphyxiante, à traîner les pieds. C'est la cavalerie du sommeil, qui possède le savoir, les outils, l'énergie, la vision et surtout le devoir de vous sauver de l'affliction qui grève votre existence.

Les connaissances que vous allez acquérir par notre programme de thérapie dynamique du sommeil vont vous permettre de bien dormir, nuit après nuit, jusqu'à obtenir le sommeil dont vous avez besoin. Une nouvelle vie est à portée de main, elle n'attend plus que vous.

Pour certains, le sommeil deviendra surnaturel, ce qui peut s'avérer assez déroutant, parce que non seulement on dort toute la nuit, mais on gagne vraiment beaucoup d'énergie dans la journée. Franchement, cette clarté et cette précision nouvelles de la pensée peuvent provoquer en vous le choc d'un « accès temporaire de salubrité », car les progrès de votre jugement et de vos facultés de décision seront tels qu'ils vous amèneront même à vous demander si tout cela était vraiment nécessaire.

Vous risquez aussi d'être déstabilisé par l'effet extraordinairement relaxant du bon sommeil sur le corps et l'esprit. Le sommeil étant l'une des meilleures sources d'énergie du corps humain, il se peut que vous n'ayez plus besoin de recourir à certaines méthodes artificielles, comme l'hyperactivité ou la dépendance à la caféine. Vous n'allez pas tarder à découvrir la satisfaction de savoir que chaque soir, votre compte à la banque du sommeil reçoit les dépôts substantiels du marchand de sable ; et le montant des « intérêts composés » que rapportent ces placements risque fort de vous laisser bouche bée.

Ne vous y trompez pas : si vous parvenez à améliorer la qualité de votre sommeil, vous améliorerez aussi vos performances dans chacune de vos activités quotidiennes, ainsi que votre santé physique et mentale. Le résultat apporte souvent un changement total d'existence.

Le vieil adage ne manque pas de vérité : « La nuit porte conseil. » Mais il faut pour cela que le sommeil soit de très bonne qualité. La paix de l'esprit telle qu'on l'envisageait naguère est désormais réellement accessible grâce à cette approche moderne du sommeil.

Le bon sommeil et la régénérescence de l'esprit vous attendent.

LA NUIT PORTE CONSEIL

Les kilomètres qui vous séparent encore du sommeil

QUESTION : Sur quoi repose votre motivation ou votre manque de motivation ? Êtes-vous prêt à aller de l'avant ? Ou bien appréhendez-vous ce qui vous attend ? Votre désir de bon sommeil répond à de multiples facteurs, et il n'est pas inintéressant de savoir comment vous évaluez votre motivation à l'entame du programme :

- Je suis motivé et enthousiaste à l'idée de résoudre mes problèmes de sommeil.
- Je suis motivé, mais je me pose encore beaucoup de questions sur l'ensemble du processus.
- Je suis partagé à l'idée de traiter mes problèmes de sommeil.
- Ma motivation n'est pour l'instant pas très forte.
- Si je veux régler mes problèmes de sommeil, c'est pour faire plaisir à quelqu'un dans ma vie ou le satisfaire.

COMMENTAIRE : Quelle que soit votre réponse, le plus important est de vous montrer sincère. Si vous êtes très motivé, tant mieux, mais si vous ne l'êtes pas tant que ça, c'est en l'admettant que vous parviendrez le plus rapidement et le plus sûrement à trouver de nouvelles manières de le devenir.

De toute façon, puisqu'il reste encore quelques kilomètres à parcourir avant de trouver le sommeil, autant se mettre en route immédiatement. Dans vingt minutes ou moins, vous allez franchir la première borne. Quelques kilomètres plus loin, vous apercevrez déjà le bon sommeil devant vous. Le voyage prendra quelques semaines, quelques mois, peut-être davantage pour certains, mais ce sera peut-être le voyage de votre vie.

LA PERLE

Quand on s'engage avec le bon sommeil,
c'est pour la vie

N'attendez pas que « la nuit porte conseil » ; passez tout de suite à l'étape suivante.

DEUXIÈME PARTIE

Mettez votre esprit au repos

Pensées ensommeillées
pour dormir d’une traite

Ralentissez et dormez

Résumons à une seule idée tout ce que vous avez appris jusqu'ici : l'esprit, le corps et les ondes cérébrales « remuent » souvent trop vite pour qu'on dorme ou qu'on dorme bien. La thérapie dynamique du sommeil offre un moyen de ralentir tout cela pour obtenir le bon sommeil en nous apprenant à en améliorer la qualité, à clore la journée et à nous défaire des comportements d'échec acquis. Bien que nous procédions par petits pas, chacun de ceux-ci, notamment les « petits grands pas » abordés de la deuxième à la cinquième partie de ce livre, est susceptible de produire des résultats importants. Il faudra parfois quelques jours, voire une semaine ou plus, pour digérer ces étapes. La relecture de certains passages, notamment les « petits grands pas », peut s'avérer déterminante de votre aisance à suivre le processus et du résultat final. Le tout est d'apprendre à voler en SOLO.

En SOLO

La méthode SOLO peut vous permettre de trouver la bonne cadence tout au long du programme. C'est un instrument simple mais essentiel, à placer au-dessus de tous les autres dans votre boîte à outils pour la restauration du sommeil. Commencez par vous en munir avant chaque nouvelle étape. L'acronyme SOLO signifie :

S = Suspendez toute activité (de quelques secondes à quelques minutes).

O = Observez-vous ; sondez votre esprit.
L = Lâchez tout ; contentez-vous de respirer.
O = Observez-vous ; sondez votre corps.

La méthode SOLO permet de se positionner en retrait de la vie ordinaire ou au-delà. Pendant quelques secondes ou une minute, on change de perspective et l'on porte sur soi un regard neuf. À chaque fois qu'on agit de la sorte, on accroît ses chances de succès, parce qu'on se charge de conviction et qu'on observe avec davantage de candeur les changements qui surviennent en soi.

La méthode SOLO et le cerveau humain

Pour bien maîtriser la méthode SOLO, il faut un peu comprendre le fonctionnement du cerveau. Chaque être humain est doté d'une forte capacité à penser, ressentir et imaginer, trois actes qui donnent naissance à la plupart des comportements. Avant même de pouvoir manger, il faut avoir *pensé* à la nourriture, *ressenti* la faim, ou *imaginé* des aliments. Chacune de ces actions peut survenir avant, pendant ou après le repas, qu'on soit du genre à ne vivre que pour manger ou à ne manger que pour vivre.

Ces « Pensées, Sensations et Images » constituent le *système PSI*, et l'objet de la méthode SOLO est de vous permettre d'observer le flux des PSI qui vous traversent l'esprit et le corps.

Un flux normal de PSI comporte trois caractéristiques spécifiques :

1. On laisse beaucoup de PSI pénétrer la conscience.
2. On sait prélever dans chaque grappe de PSI les informations les plus précieuses ou les plus opportunes, selon ses désirs, ses besoins et les circonstances.
3. On parvient sans mal à laisser toutes les autres PSI « venir et repartir ».

Les chapitres qui suivent vont vous apprendre en quoi la méthode SOLO et le système PSI se complètent naturellement et peuvent vous servir de guide dans vos efforts pour surmonter les causes psychologiques et physiologiques de vos troubles du sommeil.

CHAPITRE VII

Une journée accomplie

Quand le sans-sommeil s'acharne

La thérapie dynamique du sommeil commence par une affirmation brutale, qui semble contraire à tout ce que vous avez jamais pensé, vu, ou entendu à propos de l'insomnie ou du mauvais sommeil. Si vous ne parvenez pas à dormir au coucher, si vous ne parvenez pas à vous rendormir au milieu de la nuit, ou si vous ne parvenez pas à obtenir un sommeil de bonne qualité, c'est parce que *vous n'avez pas envie de dormir* ! Sans rire !

Comment la thérapie dynamique du sommeil peut-elle avancer pareille affirmation ? « Vous n'avez pas envie de dormir » sent le reproche à plein nez. Comme si l'on pouvait contrôler son sommeil !

Pourtant, il n'y a pas dans cette théorie une once de reproche, car nous l'avons vu à plusieurs reprises :

- le dormeur ne contrôle pas son sommeil ;
- le sommeil survient naturellement ;
- le sommeil demande à ce qu'on le laisse venir.

Pourquoi alors une théorie si brutale ? Parce que vous n'avez vraiment pas envie de dormir !

Quand par exemple on se livre en pleine nuit au comportement assurément inutile qui consiste à surveiller l'horloge en comptant les heures perdues ou celles qui restent, non seulement on ne dort pas, mais on s'engage dans une activité exigeant l'éveil : la surveillance et le calcul du temps qui passe.

On dira tout ce qu'on voudra de sa quête de sommeil, il demeure qu'au cœur de la bataille, on observe un comportement actif seulement possible pendant l'éveil.

Se peut-il alors qu'on soit endormi et éveillé à la fois ? Tenons-nous en à la sagesse du plus grand Yogi du XXe siècle : « Comment voulez-vous frapper et réfléchir en même temps ? » Le receveur légendaire de l'équipe de baseball des New York Yankees, Yogi Berra, ne parlait probablement pas du sommeil, mais l'analogie demeure : il est impossible d'observer un comportement ou une habitude propre à l'éveil et s'attendre à dormir.

Considérons les problèmes de clôture. Mettons que vous ayez passé une sale journée, que ce soit au travail ou à la suite d'un conflit avec vos enfants. Si vous emportez ces dossiers inachevés au lit, il n'y a rien d'étonnant à ce que vous ayez du mal à vous endormir ou à le rester, n'est-ce pas ? Une partie de vous souhaiterait régler ces questions, et c'est elle qui se refuse à clore la journée. Le sommeil n'est alors plus le bienvenu dans ce qui devrait pourtant constituer son sanctuaire, la chambre, parce qu'une partie de vous tient à rester éveillée, à *ne pas dormir*, pour boucler les affaires en cours.

Considérons la qualité du sommeil. Lorsque le sommeil est fragmenté, le corps/esprit possède une certaine conscience du problème. Pourquoi alors voudriez-vous dormir ? Si le sommeil n'est pas censé constituer un épisode plaisant, satisfaisant, reposant, réparateur, ni positif, mais plutôt déplaisant, embêtant, épuisant, insatisfaisant ou négatif, pourquoi seriez-vous pressé de vous endormir ou de le rester ?

Plus souvent qu'on ne le croit, on ne tient vraiment pas à s'endormir !

Dénominateur commun

Dans la quasi-totalité des circonstances qui empêchent ou fragmentent le sommeil, la thérapie dynamique du sommeil dit : vous n'avez pas envie de dormir parce que *votre journée n'est pas accomplie* ! L'idée peut paraître simpliste, elle n'en est pas moins vraie et porteuse de multiples informations. Une fois les lumières éteintes, vous n'entendez jamais le clairon interpréter *Taps*, la version américaine de la sonnerie militaire de l'extinction des feux :

« Le jour tombe, le soleil s'est couché
Sur le lac, la colline, dans le ciel
Tout est bien, dormez serein
Dieu veille. »

Si vous n'avez jamais la chance de l'entendre, c'est qu'une foule d'éléments empêche votre journée de se clore, certains très évidents, et d'autres si profondément enfouis dans votre corps/esprit que la perception de leur influence destructrice peut réclamer des semaines ou plus.

Au coucher, si vous pouviez apprendre à imprégner votre esprit et votre corps du sentiment que la journée est close, le plus souvent, vous vous endormiriez et le resteriez pour l'essentiel de la nuit. Curieusement, la qualité de votre sommeil s'améliorerait aussi quelque peu.

En investissant dans l'idée de *journée accomplie*, vous reprenez possession de la nuit en parvenant à vous endormir ou à vous rendormir plus vite que ne le permettraient des somnifères, parce qu'une fois qu'on s'est imprégné de cette idée, l'instant d'après… une immense *vague de sommeil* déferle à tous les coups.

La force de cette vague est due au fait qu'elle constitue un élément physiologique naturel, issu de l'évolution, implanté dans notre corps/esprit pour nous contraindre à trouver ou retrouver le sommeil. Il est impossible de la confondre avec la sensation de fatigue ou d'épuisement. Du début à la fin de la nuit, elle bat nos rivages et nous berce jusqu'au sommeil.

Beaucoup de dormeurs difficiles comprendront sans mal ce qu'une journée non accomplie signifie, mais il se peut qu'ils aient du mal à admettre l'idée qu'ils « ne veulent pas » dormir. C'est vrai qu'il y a de quoi rendre perplexe, non ?

Cette notion pousse beaucoup de mauvais dormeurs à la révolte et au rejet en bloc. Il n'empêche que le corps/esprit et les ondes cérébrales entretiennent souvent leur propre programme, prêt à l'emploi, quand on se met au lit ou quand on se réveille dans la nuit, et que le premier point de ce programme est de… rester éveillé !

À force d'examiner ce programme, on finit par associer notre indésirable désir de rester éveillé à beaucoup des problèmes qu'on rencontre en matière de qualité de sommeil, de clôture et de comportements acquis. Ces rapprochements peuvent nous amener à percevoir ce qui est nécessaire en fin de journée pour enfin parvenir à croire, vraiment croire – aussi bien dans le corps que l'esprit – que la *journée est accomplie*.

Le pas peut sembler grand, alors transformons-le en petit grand pas.

Petit grand pas n° 1 : à chaque nuit suffit sa peine

Ce soir, après le dîner, ou quelques heures avant d'aller vous coucher, veuillez établir une petite liste des choses qui pourraient vous faire penser que votre journée est inachevée. Mettez-y aussi bien les affaires en cours concernant l'avenir que les pensées et sentiments dérangeants éprouvés dans le passé et qui font interférence avec le sommeil.

N'oubliez pas de commencer par observer un moment de technique SOLO :

S = Suspendez toute activité (de quelques secondes à quelques minutes).
O = Observez-vous ; sondez votre esprit.
L = Lâchez tout ; contentez-vous de respirer.
O = Observez-vous ; sondez votre corps.

Si vous omettez de le faire, votre esprit reste en proie à la distraction, et la liste sera plus longue à établir. La technique SOLO affûte votre attention en vous donnant immédiatement accès à vos meilleures facultés de concentration, ce qui rend la manœuvre plus aisée et plus rapide.

Si vous ne savez pas trop quoi mettre sur votre liste, voici quelques exemples possibles : les finances, le travail, les enfants, le mariage, les relations avec autrui, la maison, le voisinage, la ville, le pays, la planète. Et n'oubliez pas d'y inclure vos problèmes de sommeil. Dans votre formulation, soyez précis mais ne développez pas. Faites-le sur du papier brouillon, rien de trop formel, car vous pourrez le jeter après.

Si votre travail ou vos enfants vous causent des soucis spécifiques, ajoutez quelques phrases tournées de façon à clairement résumer ce qui vous asticote ou vous préoccupe.

Soyez concis et précis, il ne s'agit pas d'écrire une nouvelle ou un roman.

Cet exercice ne vise pas à vous apprendre à formuler vos soucis par écrit, car cela réclamerait un autre type de recommandations. À moins d'y être formé et de bénéficier de l'apport essentiel d'un commentaire extérieur, vouloir se « défaire de ses soucis en les écrivant » peut au contraire les aggraver si on s'y prend mal.

Une fois la liste établie, relisez-la en vous posant la question : « Y a-t-il un seul de ces problèmes que je puisse résoudre avant d'aller me coucher ? » Pour répondre en toute sincérité, la technique SOLO est déterminante, surtout à l'issue d'une journée stressante et difficile à digérer.

La plupart de vos soucis ont forcément pris corps au fil des jours, des semaines, des mois, si ce n'est des années, alors le plus souvent, la réponse qui s'impose est « non, je ne résoudrai pas ces problèmes avant d'aller me coucher ».

S'il en est un que vous pouvez résoudre, ne vous privez surtout pas de le faire, mais comme ils réclameront généralement plus de temps, de moyens et d'énergie, l'heure est venue de vous redemander si vous croyez ou pas que votre journée est accomplie, ou sur le point de l'être.

Le plus important dans la présente recommandation, pour l'instant, c'est que vous reconnaissiez la nature de ce gros problème de clôture qui est à l'origine de tous les autres, que vous perceviez que les affaires en suspens, y compris celles concernant le sommeil – perdre le sommeil à propos du sommeil qu'on perd –, vous mettent dans la position indésirable de ne pas vraiment vouloir dormir parce que la journée n'est pas accomplie.

Concevez-vous que les articles de votre liste puissent s'immiscer dans vos heures nocturnes pour empêcher votre cerveau de dormir ?

Clore la journée

La liste que vous avez établie vous prépare à la prochaine étape, qui intervient peu avant le coucher. Asseyez-vous au calme, en un lieu où l'on ne vous dérangera pas. Ne consacrez pas à cet exercice plus de cinq minutes, durée qui inclut la minute initiale consacrée à la technique SOLO. Tentez de vous persuader que la journée est vraiment finie. N'y mettez pas trop d'effort, mais essayez les approches suivantes :

- Persuadez-vous sur le plan logique, avec les pensées appropriées.
- Persuadez-vous sur le plan émotionnel, avec des sensations plaisantes.
- Persuadez-vous sur le plan visuel, en produisant de belles images.

(On trouvera d'autres précisions sur l'usage du système PSI à l'aide de la méthode SOLO dans la rubrique « La nuit porte conseil ».)

Si dans le courant de votre réflexion, l'idée vous vient d'accomplir quelque chose de simple, comme rédiger une petite note pense-bête pour le lendemain, faites-le, cela ne pourra que mieux vous persuader que la journée est close.

En cherchant à vous convaincre que la journée est finie, vous n'êtes pas en train de vous duper ou de vous mentir. Vous n'en seriez pas capable, même si vous le vouliez ! Faites votre possible pour offrir à votre corps/esprit une nouvelle perspective vous permettant de ressentir et finalement de croire que votre journée est accomplie.

Puis allez vous coucher.

Si vous constatez que vous n'accédez pas au sentiment de journée accomplie dès ce soir, ou si vous ne comprenez pas trop comment vous y prendre, vous avez quand même progressé plus que vous ne le croyez.

Comment cela ? Parce que vous disposez à présent d'une image plus nette de ce qui demande à être travaillé pour résoudre vos troubles du sommeil. Vous savez désormais qu'avant de parvenir à dormir, il vous faut apprendre la séquence de la journée accomplie.

Si ça marche un petit peu, essayez alors de retrouver ce sentiment à chaque fois que vous serez au lit *sans dormir*. Lorsque les choses pénètrent votre cerveau ou votre corps, revenez à la sensation de journée accomplie. À cet égard, la récitation d'un poème, d'une chanson ou d'une prière fait parfois des merveilles.

Vous ne risquez guère de vous y tromper, parce que quand

la journée est accomplie, on sent presque toujours la délicieuse vague du sommeil nous emporter vers le large.

Si votre journée n'était pas vraiment accomplie, vous vous sentiriez peut-être fatigué ou épuisé, mais pas somnolent. Si ce point n'est pas clair, relisez tout de suite la rubrique « La nuit porte conseil » de la fin du chapitre IV, sur la distinction entre somnolence, fatigue et épuisement. Pour les insomniaques profonds, cette distinction est déterminante au regard de la thérapie, parce qu'il va être question d'éviter d'occuper la chambre à coucher quand vous n'avez pas sommeil.

En attendant, si vous tournez vainement dans votre lit, envisagez de vous relever quelques minutes, voire un peu plus, pour vous interroger à nouveau : « Est-ce que je peux, ce soir, trouver moyen de boucler mes affaires en suspens ? » Si vous vous persuadez que les affaires peuvent bien demeurer en l'état, ou que les questions du passé peuvent bien attendre demain, peut-être que cela vous rassurera quant au fait que votre journée est vraiment close.

Si cette première étape vous pose des difficultés, ne vous inquiétez pas. La plupart des dormeurs difficiles ne perçoivent pas la profondeur de la notion de journée accomplie ou doutent de son efficacité. C'est en général qu'il manque quelque chose à leur optique ou dans leurs aptitudes individuelles, et que cela les empêche de clore convenablement la journée.

Ce facteur manquant est presque toujours une affaire d'équilibre.

LA NUIT PORTE CONSEIL

Gestes d'équilibre

La rubrique « La nuit porte conseil » comporte désormais deux parties : la première présente des questions et des commentaires sur votre usage du système PSI ; la seconde offre des « perles » spécifiques visant à traiter les problèmes de sommeil aussi vite que possible. Votre technique SOLO vous aide à développer votre système PSI et vous assiste dans ces étapes thérapeutiques.

QUESTION : Les PSI (pensées, sensations, images) pénètrent le champ de la conscience pour lui soumettre des idées et des informations à passer en revue. Au fil du processus, on retient toutes les pensées, sensations et images nécessaires à un bon fonctionnement, et on laisse filer les informations qui s'avèreront probablement dépourvues de sens, inutiles ou nocives. À mesure qu'on mûrit, on applique naturellement à ce passage en revue un genre de technique SOLO qui permet le bon équilibrage des PSI. La technique SOLO localise rapidement ce qui mérite attention et vous aide à laisser repartir le reste.
Beaucoup de dormeurs difficiles acquièrent des habitudes et des comportements qui contrarient l'équilibre naturel de leur système PSI. Ils apprennent à redouter ce passage en revue dont ils s'imaginent à tort qu'il les submergerait. Au fil du temps, ils se dotent de systèmes de contrôle rigides qui barrent l'accès aux informations nécessaires à ce qui serait une vie plus remplie et un meilleur sommeil. Pour corser le tout, la fragmentation du sommeil endommage notre capacité naturelle à soupeser les choses, parce qu'on est trop fatigué ou embrumé pour passer les PSI en revue. Sans équilibre, il est quasiment impossible de désapprendre des comportements acquis, de clore la journée et d'améliorer la qualité de son sommeil. Le bon sommeil continuera sans doute de vous échapper tant que vous n'aurez pas commencé à ramener l'équilibre dans votre système PSI. Cela réclame évidemment un certain temps, mais pas énormément chaque jour !
Consacrez une minute de SOLO à vous demander « Comment mon cerveau gère-t-il le système PSI ? », puis classez-en les trois types d'activité cérébrale dans l'ordre, de celle que vous pratiquez le plus fréquemment à celle que vous pratiquez le moins.

COMMENTAIRE : Chez la plupart des dormeurs difficiles, le déséquilibre des PSI penche en faveur de la pensée, qui provoque une accélération des ondes cérébrales. Ils possèdent une intelligence relativement élevée, et sont en quelque sorte trop malins pour trouver le sommeil. Ils cherchent une issue à leurs problèmes par la réflexion, sauf que trop réfléchir favorise l'apparition de comportements acquis et de problèmes de clôture susceptibles de faire durer les perturbations du sommeil pendant des années ou des décennies.

Pourquoi tant de dormeurs difficiles développent-ils ce genre de pensée excessive si ça ne règle pas leurs problèmes de sommeil et risque même de les aggraver ? La réponse rapide consiste à dire qu'ils éprouvent de la gêne ou de la crainte à l'égard des sensations de leur corps et des images de leur esprit, alors ils préfèrent se réfugier dans la réflexion. La réponse longue requiert du temps. Plus grande sera votre curiosité à ce sujet, plus vite vous viendra la réponse.

Lorsqu'un dormeur difficile cherche à sonder ses pensées, ses sensations et son imagination, le problème se pose immédiatement de savoir s'il comprend le sens précis de ces activités cérébrales. La réflexion revêt beaucoup de formes, et notamment celle de paroles, de discours intérieurs ou de phrases sans queue ni tête marmonnées au fil de la journée. Une bonne part de votre existence diurne est consacrée au travail, à la résolution de problèmes, à la prise de décisions, à la planification et à la réaction, il faut donc beaucoup réfléchir tous les jours pour atteindre ses objectifs. La réflexion se situe dans la tête, le cerveau, ou l'esprit.

Les sensations, elles, logent dans le corps, bien qu'elles réclament aussi une grande part de conscience. Leur gamme est très ample, puisqu'elle s'étend de choses qu'on remarque à peine, comme se vêtir ou se brosser les dents, aux plus intenses, comme se cogner le genou contre une chaise, la joie d'assister au spectacle de danse de la petite dernière, ou l'angoisse d'une prochaine réunion avec le patron. On emploie « sensations » pour désigner tout ce qu'on éprouve dans le corps, et « émotions » pour un groupe de sensations liées à des choses positives ou négatives. La douleur et le plaisir sont dans une catégorie à part, ce ne sont pas des émotions, mais elles sont liées à des épisodes émotionnels. Selon la façon dont on vous a enseigné à reconnaître les sensations et les émotions, elles seront imperceptibles, ou omniprésentes, ou quelque part entre les deux.

Les images se forment dans l'imagination, aussi bien pendant l'éveil que pendant le sommeil. On peut régulièrement y recourir, à condition d'y avoir été encouragé pendant l'enfance ou d'avoir appris à le faire à l'âge adulte. Si votre imagination n'a pas été très développée, vous y êtes probablement assez insensible. Les gens qu'on dit observateurs – qui *voient* les choses autour d'eux – sont sans doute dotés d'un système d'imagerie fonctionnel. Ceux qui ne sont pas sensibles aux indices visuels, qui ne voient pas ce qui se trouve sous leur nez, possèdent probablement un système d'imagerie – une imagination – plus faible.

LA PERLE

L'équilibre de l'esprit est le fondement du bon sommeil

Pour évaluer l'usage relatif que vous faites des trois processus cérébraux évoqués – votre système PSI –, ne cherchez pas à calculer la durée que vous consacrez à chacun. C'est impossible. Concentrez-vous plutôt sur la notion d'équilibre, qui signifie qu'on peut éprouver tous les éléments PSI sous forme de flux sain que l'on modère par une attitude consistant à laisser venir et repartir sans pression.

Si votre déséquilibre consiste à trop penser, faites-en le constat. Concernant les sensations et les images, le déséquilibre le plus courant est leur absence, mais certaines personnes les éprouvent à l'excès, et cela accélère aussi le cerveau. Veuillez utiliser la méthode SOLO pendant quelques minutes chaque jour pour observer ces trois activités cérébrales. Ressentez la façon dont opère votre corps/esprit et son degré d'équilibre.

Si vous n'avez jamais eu accès au manuel d'utilisation de cet ingénieux système, repérer les déséquilibres de PSI risque de s'avérer délicat. Sachez en tout cas que si votre esprit galope au-delà de la vitesse autorisée, c'est qu'à l'évidence vous pensez trop. En général, on est totalement inconscient du fait que ces pensées galopantes naissent du vide créé par l'absence des images de l'imagination ou par l'incapacité à éprouver les sensations corporelles. Les déséquilibres occasionnés par une absence plutôt que par un excès sont les plus coriaces, parce qu'il est plus difficile de voir quelque chose qui n'y est pas.

CHAPITRE VIII

Êtes-vous dans le mauvais fuseau horaire ?

Changer votre esprit

Votre aptitude personnelle au changement déterminera la rapidité avec laquelle vous accèderez au bon sommeil. Cette aptitude est directement liée à l'usage que vous faites de la méthode SOLO pour y voir clair (s'observer) et rééquilibrer votre système PSI. Le SOLO est l'un des outils les plus puissants du changement, mais beaucoup de dormeurs difficiles requièrent davantage d'assistance pour modifier leur comportement. Pour mieux vous orienter jusqu'au bout de ce programme, la thérapie dynamique du sommeil propose trois approches courantes du changement :

- L'approche comportementale vous fournit des instructions pour modifier le comportement, à vous de les suivre.
- L'approche cognitive-comportementale ajoute aux instructions des explications, qui mettent en lumière certains liens entre votre façon de penser et le comportement que vous désirez modifier.
- L'approche psychodynamique observe ces liens plus profondément et vous fournit des informations sur la façon dont vos pensées, vos émotions et vos images interviennent dans le comportement que vous souhaitez changer.

Le plus significatif dans le processus, c'est votre aptitude à suivre les instructions pour mener le changement à son terme. Serez-vous capable de vous éloigner de l'écueil du soir *(la journée n'est pas accomplie)* et de mettre le cap sur le port *(la journée est accomplie)* ? Saurez-vous laisser venir la vague jusqu'à votre corps/esprit et vous emporter vers le sommeil, où vous resterez autant que nécessaire ?

Les trois prochains chapitres vont vous faire travailler à ces objectifs par chacune de ces approches de changement. Commençons par quelque chose qui ne prend pas de temps du tout.

Suivez le chien

Vous a-t-on jamais parlé du chien de Pavlov ?

Il a appris à saliver comme si on lui offrait de la viande alors qu'il ne faisait que réagir au son d'une clochette. Pavlov a commencé par lui présenter de la viande, ce qui a naturellement fait saliver la bête. Puis, tout en lui donnant la viande, il a actionné une clochette, et, évidemment, l'eau est encore venue à la bouche de l'animal. Dans la dernière phase de l'expérience, il s'est contenté de faire tinter la cloche *sans lui offrir de viande*, mais le chien a encore salivé. En apprenant au chien à saliver au seul son de la clochette, Pavlov avait engendré un comportement acquis.

Un comportement acquis, ou « conditionnement », désigne une association ou un lien entre deux choses, selon lequel l'une déclenche l'autre, comme par réflexe. On remarque assez tôt dans la vie que le poêle émet une chaleur intense qui brûle, alors on s'en écarte dès qu'on éprouve de façon imprévue une chaleur intense. Soudainement exposé au feu, vous ne diriez pas « tiens, je ressens de fortes sensations de chaleur vive, alors je pense que je ferais bien de m'en écarter ». Dès que vous percevez le feu et sa chaleur, le besoin de soulager la sensation vous impose un mouvement de recul sans avoir à le formuler.

Beaucoup de gens acquièrent ce comportement en faisant l'expérience d'une brûlure légère, après quoi il fait partie intégrante du corps/esprit, et ne relève plus de son contrôle, ou très peu. On se livre chaque jour à une multitude de comportements acquis ; beaucoup sont positifs, mais les occasions ne manquent pas d'en acquérir certains qui empoisonnent l'existence. On apprend à trop manger et on devient obèse, à abuser de l'alcool et on devient alcoolique, à crier sur les enfants et on se prive des joies de la vie de famille.

Le plus nuisible de ces comportements acquis est celui qui nous conduit à croire qu'il n'y a rien à faire pour en changer, ce qui, évidemment, multiplie les chances d'aboutir précisément à cela – ne pas en changer !

Perdre le temps

La surveillance et le calcul du temps sont deux des comportements acquis les plus courants et les plus perturbants qu'on rencontre chez les dormeurs difficiles. Pas moins de 90 % des insomniaques alimentent leur mal en consacrant chacune de leurs nuits à leur obsession du temps, au moment du coucher et pendant la nuit. La perte de temps que constitue la surveillance ou le calcul alors qu'ils devraient dormir témoigne clairement du fait que leur journée n'est pas close.

Pour la plupart des dormeurs difficiles, le temps est un ennemi, pas un allié. S'imposer de rester au lit, éveillé, cloué au matelas, à guetter la moindre chance de s'endormir ou se rendormir, est un pari pour le moins incertain et rarement payant. Cela peut sembler curieux, parce que l'idée de passer plus de temps au lit pour dormir davantage paraît logique. Mais c'est elle qui pousse votre esprit sur la pente des calculs sans fin, à vous demander combien de temps il vous restera si vous parvenez à vous endormir dans trente minutes, puis une heure, deux, et ainsi de suite.

Dans la chambre à coucher, le temps devient le maître et vous l'esclave. Simples mortels, nous sommes tous les esclaves du temps, mais pas dans la chambre à coucher ; partager sa couche avec le temps finit par conduire au divorce du sommeil et de la chambre. L'ensommeillement et sa vague naturelle sont alors les premiers à s'évaporer. Et c'est l'insomnie chronique.

Petit grand pas n° 2 : battez l'horloge

Nous avons vu dans nos explications sur la quantité de sommeil la puissante association que certains établissent entre le sommeil et sa durée. Le moment est venu de mettre un terme à ce comportement contreproductif. Si vous avez déjà agi à ce sujet, c'est bien. Ce qui suit peut vous apporter de nouvelles façons de vous défaire d'autres comportements acquis perturbateurs.

Une seule nuit peut déjà faire beaucoup pour briser l'association sommeil-durée :

- Tournez le réveil de votre chambre à coucher face au mur, de façon à ne jamais pouvoir lire l'heure dans la nuit (tout en conservant la fonction réveil).
- Si vous vous réveillez dans la nuit, *ne faites pas la moindre tentative pour* :
  - déterminer l'heure qu'il peut être ;
  - calculer le nombre d'heures que vous avez dormi ;
  - calculer le nombre d'heures qu'il vous reste ;
  - calculer le temps qu'il vous faudra pour vous endormir ou vous rendormir.
- En résumé, éliminez tout comportement au coucher ou dans la nuit qui ait un quelconque rapport avec le passage du temps ou son calcul.

À présent accordez-vous une minute de SOLO et posez-vous les questions suivantes :

- Quelle a été votre première pensée à propos de ces instructions ?
- Quelles sensations vous ont-elles fait éprouver ?
- Vous êtes-vous imaginé au lit, privé d'horloge ?

Avant de retourner votre réveil, sachez que beaucoup d'insomniaques modérés et sévères refusent ces instructions comportementales. Il est fréquent que l'insomniaque ne puisse renoncer si facilement à la surveillance et au calcul du temps, et qu'il faille pour cela autre chose que des techniques comportementales.

Êtes-vous en mesure de mener à bien ce changement-là ?

Le temps ne paie pas

Quand on surveille le temps dans son lit, on acquiert un comportement qui empêche le sommeil. On voudrait dormir, mais on se livre à une activité qui met les ondes cérébrales en alerte et les accélère. Une fois éveillé, guetter l'horloge ou poser des jalons dans le temps procure un sentiment de contrôle sur l'insomnie, mais cette vaine sensation de maîtrise barre le déferlement sur le corps/esprit de la vague naturelle du sommeil, celle qui doit vous emporter.

À chaque fois qu'allongé dans votre lit vous surveillez l'heure ou faites des calculs autour de la quantité du sommeil, vous enseignez à votre corps/esprit que la chambre à coucher et le lit ne sont pas faits pour dormir. Que ce sont des lieux où l'on contemple l'horloge en se préoccupant du temps qui passe. Comme souvent en matière d'habitudes acquises, vous avez associé deux comportements : surveiller l'heure et ne pas dormir. Cela ne fait qu'alimenter l'insomnie.

Pour paraphraser la question de Yogi : « Comment voulez-vous dormir et réfléchir en même temps ? »

Plus le temps devient obsession – qui vous fait gamberger sur la lenteur de votre endormissement, la fréquence de vos éveils, les heures de sommeil que vous allez ou n'allez pas obtenir, et l'heure à laquelle vous devez vous lever au matin –, plus il contamine votre sommeil, de sorte que la journée n'est jamais close. L'infection se répand à travers le corps/esprit, accélère le cerveau, et ne tarde pas à détériorer la qualité du sommeil, à intensifier les problèmes de clôture, et à donner le sentiment qu'il s'agit d'un comportement irréversible.

Obsessions temporelles

Pour les insomniaques légers qui s'adonnent à la surveillance du temps, tourner le réveil face au mur suffira peut-être à soigner l'insomnie. Toutefois, pour vraiment parler de succès, il faudra aussi qu'une fois privés d'horloge, ils cessent de compter le temps et le sommeil perdu, acquis ou nécessaire.

Les insomniaques sévères en réclament davantage, parce qu'ils souffrent d'anxiété, de dépression, de stress post-traumatique ou d'autres types de conflits émotionnels. Ces turbulences mettent à mal toute tentative d'équilibrage de leur système PSI et distordent leur perception du temps, ce qui rend plus difficile encore le renoncement à la surveillance des heures qui passent.

Le dormeur difficile doit au moins comprendre malgré tout que la surveillance de l'horloge met son corps/esprit en activité. Le temps est associé à trop de choses qui n'ont rien à voir avec le sommeil. Quand on se demande l'heure ou qu'on la vérifie, on fait quelque chose, on planifie. La conscience du temps et la planification sont nécessaires pour les repas, le travail, le jeu, les courses, les rendez-vous, les rencontres avec des amis, la vie de famille et la pause où l'on respire les fleurs, mais il faut bien que le sommeil se case quelque part là-dedans.

Le jour, regarder l'heure et établir son emploi du temps sont des activités utiles. Il n'y a ni besoin ni désir de clore la journée, pour la bonne raison qu'elle n'est pas finie.

La disposition de l'esprit qui consiste à vouloir rester dans le rythme de la journée n'a pas cours pendant la nuit. Elle dégrade la qualité du sommeil en activant le corps pour vous donner l'illusion que vous exercez sur lui le même type de contrôle que sur votre emploi du temps. Mais nul effort de ce type, aussi intense soit-il, ne procure jamais la maîtrise du sommeil. La surveillance du temps dégrade le sommeil parce qu'elle incite à réfléchir et à ruminer, comme s'il s'agissait d'une activité nécessaire et programmée, pour laquelle vous avez fait un trou dans votre emploi du temps. Soumis à la pression des heures qui passent, le sommeil se rebiffe, et la vague se dissout, ne vous laissant qu'une fatigue qui n'annonce guère l'assoupissement.

Il ne suffit pas de ne plus regarder le réveil quand on est au lit. Il faut aussi abandonner toute autre rumination nocturne à propos du temps.

Temps mort

Mettons que vous retourniez votre réveil face au mur pour vous dissuader de regarder l'heure en cas d'éveil dans la nuit. Supposons aussi qu'une fois éveillé, vous ne parveniez pas à vous rendormir. L'absence d'horloge suffit-elle à vous empêcher de surveiller le temps ?

Certainement pas ! Sans horloge, rien ne vous empêche de constater le degré d'obscurité qui règne au-dehors, d'écouter le chant des oiseaux, d'observer la position de la lune, de distinguer la fréquence et la nature des bruits de la circulation, ou de vous entêter à guetter le moindre indice. Si ces éléments ne vous livrent aucune information temporelle, vous pouvez encore chercher à en chercher à partir de la nature du sommeil qui vous occupait encore quelques instants plus tôt, du fait que vous vous êtes réveillé à la suite d'un cauchemar ou d'un bruit, ou que vous vous sentez épuisé et fatigué, ou étonnamment reposé et animé.

Si vous tenez absolument à faire le décompte mathématique du sommeil qu'il vous reste avant l'aube, il y aura toujours moyen de dénicher des repères dans le milieu ambiant et d'en déduire les informations qui alimenteront vos calculs, ruminations et préoccupations. Une fois atteint ce stade, la meilleure description de votre comportement, que cela ait un sens ou non à vos yeux, est : vous n'avez *vraiment pas envie* de dormir ; vous avez envie d'être éveillé pour surveiller le temps qui passe.

Tant que vous ne romprez pas avec cette habitude, il vous sera très difficile d'éprouver la sensation d'une journée accomplie, d'une nuit pleinement réparatrice et de récolter les fruits du sommeil bienfaiteur.

Pour la plupart des dormeurs difficiles, de simples instructions comportementales ne suffisent que rarement à obtenir le renoncement à l'horloge, alors nous allons consacrer les deux prochains chapitres à quelques éléments cognitifs comportementaux et psychodynamiques susceptibles de les aider à faire tomber la muraille du temps.

LA NUIT PORTE CONSEIL

Effacez les pensées accélérées

QUESTION : La plupart des dormeurs difficiles se disent sujets aux pensées accélérées ou soucieuses (ruminations) au coucher ou dans la nuit ; ils désignent cet excès d'activité mentale comme la cause première de leur mal.

Prenez un moment en SOLO pour réfléchir à votre propre expérience de la pensée galopante ou des ruminations nocturnes, préoccupations horaires comprises, pour répondre à cette question : « Pourquoi m'est-il si difficile d'éteindre mon esprit quand je me couche ou quand je me réveille dans la nuit ? »

Dressez une courte liste des raisons qui (selon vous) expliquent cet excès d'activité. Prenez un autre moment en SOLO pour réfléchir à vos réponses avant de lire le commentaire.

COMMENTAIRE : L'explication rapide de vos pensées accélérées et ruminations est la suivante : puisque vos rouages tournent toute la journée, pourquoi s'arrêteraient-ils la nuit ? Le jour, il peut vous arriver de constater que votre esprit se livre à ce qui ressemble à des pensées accélérées, des ruminations ou des préoccupations horaires, mais comme vous êtes déjà actif à de multiples égards, ce mode de pensée ne vous apparaît pas problématique ou comme un déséquilibre du système PSI.

Dans certains cas, réflexion et action fonctionnent en harmonie, et favorisent une existence apparemment ordonnée ou structurée à partir de mots dans la tête et d'actions du corps. Une vie ordonnée procure un sentiment de maîtrise, qui ne fait qu'ajouter aux attraits de la réflexion et de l'action.

Mais le sommeil est l'inverse de cette expérience d'éveil ; on ne fait, ne dirige, ni ne contrôle quoi que ce soit. Quand on essaie de dormir, on éteint à peu près tout ; quand on s'endort, on se rend vulnérable et on abandonne tout contrôle ; et quand on rêve, on peut rarement parler d'expérience particulièrement maîtrisée et ordonnée.

Lorsqu'on se jette au lit l'esprit alerte, disposé à réfléchir et agir, on se retrouve d'un coup avec un oreiller plein de pensées accélérées et de ruminations qui refusent de repartir comme elles sont venues. La pensée excessive – déterminante pour la sensation de maîtrise pendant l'éveil – n'a aucune utilité au lit. Une fois que ce vent souffle sur votre cerveau, non seulement vous ne cessez plus de réfléchir au lit (accélérant les ondes cérébrales), mais il n'y a parfois plus moyen d'interrompre le flot d'idées qui vous détournent du sommeil.

L'explication longue du problème de la pensée accélérée et des ruminations dépend donc intimement de la façon dont on a appris à réfléchir, ressentir et imaginer les choses dans la journée, pas seulement la nuit. Il est rare que la pensée excessive jaillisse de nulle part, comme par magie, alors qu'on cherche à s'endormir. Ces ruminations sont aussi présentes aux heures d'éveil, mais elles échappent à votre détection. En revanche, au coucher, votre radar ne manque pas de repérer ces pensées galopantes, qui font ostensiblement interférence avec votre quête de sommeil. Pour l'essentiel, ces pensées accélérées vous servent d'antidote à des sensations et des images que vous jugez globalement moins contrôlables – elles les maintiennent à quai. Pourtant, plus on ignore les sentiments et les images, plus la pensée devient disproportionnée (excessive), ce qui accélère le cerveau et empêche le sommeil. Une fois pris dans cette situation, la plupart des dormeurs difficiles se trouvent totalement désemparés.

Imaginez une roue composée de trois parties – un moyeu, des rayons et une jante. On peut se dire qu'une fois convenablement assemblés, ces trois éléments constituent la plus ronde, la plus équilibrée, la plus utile des roues. Beaucoup de dormeurs difficiles ne savent pas correctement procéder à l'assemblage des trois éléments de leur système PSI, mais cèdent à l'une des grandes illusions de la vie en se forgeant par la pensée excessive un faux sentiment d'ordre et de maîtrise.

Pour l'heure, songeons un instant aux pressions invisibles qui peuvent s'accumuler en nous lorsqu'on enfouit des sensations ou des images. Ces pressions alimentent la pensée accélérée et les ruminations. Il arrive parfois qu'on entraperçoive le combustible (émotions) qui alimente les flammes ; le plus souvent, on ne voit que les flammes (les pensées accélérées).

À fonctionner ainsi sur une longue durée, on développe la croyance que ces deux éléments essentiels du système PSI – les sensations et les images – sont à fuir à tout prix. On tient les émotions et les images de notre esprit pour des turbulences qui annoncent la venue de sentiments déplaisants, comme l'anxiété ou la peur. On croit que les sensations et les images ne repartiront pas comme elles sont venues. Cette peur de la peur constitue parfois le plus redoutable des obstacles à l'équilibre.

Comprendre ce déséquilibre dans ses moindres détails et y remédier réclame du temps, des efforts et de la persévérance, mais les progrès deviennent spectaculaires aussitôt qu'on laisse sincèrement sa curiosité observer avec minutie l'état de son système PSI.

LA PERLE

Réglez l'horloge de votre chambre
sur le mode sommeil, tout le temps

Pour bien comprendre ces notions, le plus rapide est de les appliquer à sa propre vie quotidienne. Pour la plupart des dormeurs difficiles, la surveillance du temps constitue une excellente cible. S'il se trouve que vous êtes un dormeur difficile qui n'a pas pour habitude de surveiller l'heure, substituez-y autre chose de votre vie quotidienne (comme l'obsession ou les préoccupations concernant les factures ou le régime que vous suivez) tout au long des étapes que voici :

D'abord, passez une journée à observer ce qui se passe dans votre corps/esprit au moment précis où vous regardez la montre (ou quand vous pensez à vos finances ou à votre régime). Vous constaterez sans doute qu'il est moins pénible de regarder l'heure dans la journée, mais, si vous n'êtes pas de ceux qui ont renoncé à compter le temps au lit, il faut impérativement que vous remarquiez au moins ce que vous pensez et éprouvez au moment du petit regard que vous lancez au réveil dans la nuit.

À l'aide de la technique SOLO, scrutez votre pensée avant, pendant et après ce coup d'œil à l'horloge. Dans la journée, c'est sans doute que vous planifiez ou que vous vérifiez que vous êtes à l'heure. Prêtez bien attention à la façon dont votre pensée déclenche certaines émotions, plaisantes ou déplaisantes, selon ce que vous associez au temps et vos objectifs du jour.

La nuit, quelles émotions associez-vous à la surveillance du temps ? Si vous n'en êtes pas très sûr, entamez l'exploration en sondant vos pensées au moment où vous regardez l'heure. La plupart des dormeurs difficiles se plongent dans une gymnastique mathématique visant à déterminer tous les scénarios possibles pour ce qui reste de la nuit. Avec soin, observez le chemin par lequel vos calculs déclenchent des émotions déplaisantes qui commencent par la frustration et l'anxiété et peuvent aboutir à un torrent d'autres, plus intenses et déplaisantes encore, comme la colère ou la peur, qui bloquent votre vague naturelle du sommeil.

Une observation extrêmement minutieuse vous permettra probablement de voir que les premières sensations que vous remarquez en vous déclenchent davantage d'intérêt, d'obsession ou de réflexion autour du temps, ce qui vous ramène à la question de l'œuf et de la poule : « Qui était là d'abord, les pensées ou les sensations ? »

Une belle récompense attend ceux qui parviendront à déceler ce qui relie leurs pensées à leurs sentiments à l'instant où ils surveillent l'heure dans la nuit, parce que la conscience de ces connexions simplifie considérablement la démolition de la muraille du temps.

CHAPITRE IX

Démolissez la muraille du temps

Il était temps

Si votre bombe à retardement continue de faire tic-tac dans la chambre à coucher, essayons la thérapie cognitive comportementale (TCC), qui possède d'autres outils pour modifier votre perception du temps. En commençant par opérer un changement dans votre pensée (cognitif), il vous sera moins difficile de changer de comportement (comportemental).

Si, bien qu'ayant retourné l'horloge, vous avez eu du mal à vous empêcher de surveiller le temps ou de jongler avec les indices indiquant l'heure, vous savez que l'angoisse mentale et les conflits émotionnels rôdent généralement par ces mornes sentiers, et qu'ils alimentent les problèmes de clôture et plombent toute tentative d'accéder au sentiment de journée accomplie. Peut-être avez-vous craint que le changement qui vous était demandé soulève trop de choses dérangeantes. Renoncer à la surveillance du temps peut faire jaillir la frustration, l'anxiété, et toute la gamme des émotions déplaisantes.

La surveillance et le calcul du temps sont donc des processus alimentés par l'émotion. Or, sachant que les facteurs psychologiques et émotionnels affectent l'ensemble du corps/esprit, vous ne serez pas étonné d'apprendre que la surveillance du temps accélère les ondes cérébrales et détériore la qualité du sommeil sur le plan physique aussi. Pour sensiblement corser les choses, les ondes cérébrales ne ralentissent pas forcément une fois qu'on s'est enfin endormi. Le corps/esprit emporte ce fardeau dans le sommeil.

Le temps passe, et passe encore, chassant constamment le sommeil du cerveau par une fragmentation accrue. Au lieu d'atteindre les stades plus profonds, intègres et réparateurs du sommeil, on fluctue entre l'endormissement et l'éveil, demeurant trop longtemps au stade 1 non-REM, sans forcément en avoir conscience. Ce cycle nocif peut avoir été programmé dans le corps/esprit par le comportement de surveillance des heures.

Les effets physiques de la surveillance du temps et des comptes d'apothicaire du sommeil ne sont pas simples à mesurer, mais ils ne sont pas négligeables, puisque la quasi-totalité des dormeurs difficiles qui renoncent à surveiller le temps font état de progrès déterminants dans la qualité de leur sommeil ou d'un sentiment de plus grande profondeur.

Êtes-vous sûr de tenir encore à chanter « Rock around the clock » ?

Confusion veille/sommeil

Pour couronner le tout, la fragmentation du sommeil qu'induit la surveillance du temps contribue à l'une des pires confusions qui puissent empoisonner l'existence d'un dormeur difficile. Elle peut amoindrir sa capacité à discerner entre le fait qu'il est éveillé ou endormi. Bien que ce mal paraisse peu plausible, on constate couramment chez les individus qui souffrent d'insomnie modérée ou sévère une certaine confusion autour du fait qu'ils se sont par moments assoupis ou non. Dans les cas les plus graves, le cycle de veille et de sommeil est si bref que le patient a l'impression de ne pas avoir dormi du tout.

On peut dormir une minute, puis s'exciter ou légèrement s'éveiller pendant quinze secondes, et reproduire ce cycle exténuant pendant des heures. Chez certains, le sommeil est plus long, mais il est si léger – bloqué au stade 1 de sommeil non-REM – que la même confusion survient. Cette confusion entre l'éveil et le sommeil compromet la notion de journée accomplie ainsi que tous les efforts d'invocation de la vague du sommeil. Quand on a l'impression de ne pas avoir dormi, on a forcément le sentiment que la journée n'est pas accomplie ! C'est comme si vous alliez au marché en faisant du jogging mais que vous vous retrouviez à avoir fait du surplace… pendant des heures ! Ce genre de cycle n'apporte pas de sommeil utile, il ne produit en lieu et place de la vague attendue au coucher que d'infimes ondulations de surface.

La surveillance du temps et les calculs endommagent physiquement la qualité du sommeil. À chaque fois que vous épiez l'horloge, vous programmez la physiologie de votre corps/esprit à rester éveillée pendant que vous cherchez à dormir. Autant éteindre un feu avec de l'essence !

Petit grand pas n° 3 : juste assez de temps pour dormir

Ces nouveaux éléments sur la dégradation du sommeil qu'induit la surveillance du temps soulèvent quatre questions :

1. Ces éléments vous ont-ils incité à changer de comportement ?
2. Admettez-vous à présent que les comportements de surveillance du temps sont incompatibles avec le sommeil ?
3. Voulez-vous vraiment dormir, ou bien préférez-vous rester éveillé pour surveiller la montre ?
4. Si l'on prenait un autre exemple, comme l'obsession à propos du poids ou des finances, percevez-vous que ces ruminations vous empêcheraient de dormir ?

Dans ce qui suit, il sera pour certains moins question de bouleversement immédiat que d'analyse de leur propre réaction aux instructions qui leur sont données. Rappelez-vous, la technique SOLO vous permet d'observer toute pensée, sensation, émotion ou image survenant en vous :

1. Commencez par *l'exercice de la journée accomplie* en début de soirée ou avant le coucher.
2. Après l'étape n° 1 de cet exercice, passez une minute supplémentaire à vous demander : « Puisque le temps n'attend personne, pourquoi devrais-je attendre le temps ? »
3. Ensuite, avant de vous mettre au lit, repérez tout ce

qui vous vient à l'esprit au sujet du temps. Vous souciez-vous :
– De l'heure à laquelle vous vous couchez ?
– Du temps qu'il va vous falloir pour vous endormir ?
– De la perspective de vous éveiller et de perdre du sommeil ?
– De ne pas obtenir assez de sommeil au total ?

4. Observez les réactions et les émotions que déclenchent ces pensées sur le temps, et servez-vous de ce que vous avez appris de l'inutilité de la surveillance du temps pour laisser partir ces préoccupations.
5. À présent, faites de votre mieux pour énoncer clairement et sincèrement dans votre esprit le sentiment suivant : « Je n'ai pas vraiment de temps pour tout cela, parce que c'est l'heure de dormir. »
6. Voyez maintenant si vous parvenez à attraper la vague du sommeil.

Passages temporels

Vous savez désormais que la surveillance de l'heure et les calculs mentaux ne sont pas seulement source d'angoisse émotionnelle, mais qu'ils fragmentent aussi physiquement la qualité du sommeil et réduisent sensiblement vos chances d'obtenir un sommeil profond et réparateur qui profitera à tous les domaines de votre existence.

Certains dormeurs difficiles puisent dans tout cela la motivation d'entreprendre les changements nécessaires. Pourtant, malgré l'évidence, le dormeur difficile rechigne à renoncer à toute conscience du temps au moment de chercher le sommeil. Cela n'est finalement pas si surprenant, il suffit pour s'en convaincre de s'attarder un instant sur un autre comportement dont on ne se défait pas sans mal, celui du fumeur. Le fumeur entend parler à longueur de temps de maladies pulmonaires, de cancer, d'emphysème, d'asthme, d'allergies, et même des effets nocifs de la fumée qu'il répand sur ses amis, sa famille et ses collègues de travail, mais cela ne suffit que rarement à lui faire arrêter de fumer. L'approche consistant à énumérer les faits ne pèse pas lourd parce qu'elle ne tient pas compte de ce qui pousse malgré tout le fumeur à continuer de fumer : il y trouve du plaisir, du confort, en tire un certain bénéfice, un sentiment de maîtrise.

De même, le dormeur difficile qui surveille la montre ou calcule les heures y trouve un certain bénéfice, un confort, une certaine maîtrise, même si tout cela s'est installé comme un comportement acquis. Aussi étrange que cela paraisse, il se sent mieux quand sa journée n'est pas close, alors il doit bien y avoir quelque avantage à *ne pas* vouloir dormir.

Pour découvrir en quoi consiste cet avantage, il faut aller chercher une cause plus profonde, ce qui nous amène au modèle psychodynamique. L'expression « modèle psychodynamique » éveille peut-être immédiatement en vous l'angoisse d'un processus thérapeutique psychologique profond, obscur, qui dévoilera immanquablement quelque secret pitoyable et néfaste, enfoui depuis des années.

Tout cela est bien possible, mais le terme « psychodynamique » devrait plutôt évoquer la fable proverbiale de Nasrudin, qui avait perdu sa clé et scrutait le sol devant chez lui lorsqu'un voisin lui proposa son aide. Après de longues recherches, le voisin finit par lui demander : « Où as-tu perdu ta clé ? » Calmement, Nasrudin dit : « Dans la maison. » À l'ami exaspéré qui lui demandait : « Alors pourquoi cherchons-nous ici ? », Nasrudin répondit : « Parce que ici il fait plus clair. »

LA NUIT PORTE CONSEIL

Maîtrisez vos problèmes de maîtrise

QUESTION : Le plus plausible des avantages qu'on puisse trouver dans la surveillance de l'heure est un sentiment accru de maîtrise, mais la maîtrise de quoi ? La soif excessive de contrôle correspond le plus souvent à une volonté de gérer une émotion déplaisante ou indésirable, comme l'anxiété, la préoccupation, le malaise, la frustration, l'insécurité ou carrément la peur. Quand un dormeur difficile épie la montre et réfléchit sans cesse à propos du temps la nuit, c'est souvent pour camoufler un sentiment dérangeant comme :

- la colère ou la frustration à propos des faibles quantités de sommeil ;
- l'anxiété ou le stress à propos des affaires du lendemain ;
- la peur ou la panique autour du risque de manquer de sommeil.

Le premier tort consiste ici à recourir à la « pensée » pour résoudre un problème d'« émotion », alors que le mieux placé pour traiter les problèmes de sentiment et d'émotion, c'est le *système PSI*. Peut-être ce point technique vous échappe-t-il encore, mais souvenez-vous qu'un système PSI bien équilibré procure un flot sain de pensées, de sensations et d'images. Le plus souvent, les PSI ne font que traverser l'esprit et n'ont aucune raison d'élire domicile dans le corps/esprit. On vous a expliqué pendant l'enfance que les pensées, sensations et images viennent et s'en vont. Mais lorsqu'un dormeur difficile oublie ce principe ou qu'il y résiste, il corrompt progressivement son système ; il apprend à bloquer le flot naturel des PSI parce qu'il s'attend à être englouti ou meurtri par ses propres sensations ou ses images mentales. Trop réfléchir, notamment quand on est intelligent – ce qui est souvent le cas des dormeurs difficiles –, est le meilleur moyen de maîtriser ou de bloquer les sensations et les images.

Du point de vue psychodynamique, la surveillance du temps est une tentative d'évasion de l'esprit, parce que la gymnastique mentale qu'elle exige constitue une forme de verbiage intense et sonore dans la tête. Le verbiage à propos du temps détourne votre attention des sensations et des images déplaisantes... pour un temps.

Pour parfaitement assimiler ce point, réfléchissez à ces deux questions : quand vous ruminez au sujet du temps, quelles sensations ou émotions cherchez-vous à maîtriser ? Avez-vous envisagé de traiter ces sensations ou émotions autrement que par la surveillance du temps ? Le cas échéant, appliquez ces questions à d'autres types de pensée obsessionnelle.

COMMENTAIRE : Nombre de dormeurs difficiles reçoivent ces questions avec perplexité, parce qu'ils n'analysent pas la surveillance du temps ou d'autres comportements acquis à l'aune des sensations et des émotions. La nuit, beaucoup éprouvent de vagues sensations de tension et de malaise, ou des émotions telles que l'anxiété ou la frustration, mais ils ne voient que rarement en quoi leur comportement intensifie l'émotion ou distrait leur attention de leurs sentiments.

Si vous ne parvenez pas à identifier précisément vos émotions, il sera difficile de percevoir leur influence sur votre sommeil. Certains individus privés de formation élémentaire au développement émotionnel connaissent de graves troubles émotionnels ou du sommeil qui les conduisent à associer des craintes irrationnelles à l'abandon de leur habitude. La répétition des mauvaises nuits leur a fait si mal que la peur s'empare de leur corps et de leur esprit aussitôt qu'ils cherchent à résoudre la moindre question relative au sommeil. Certains frôlent dangereusement la crise de nerfs, et l'obsession de la maîtrise du temps ne fait que précipiter les choses.

Le dormeur difficile doit entrevoir que lorsque les sensations ou les émotions le poussent à vouloir maîtriser le temps, il perd non seulement sa bataille contre le temps, mais aussi sa guerre de reconquête du sommeil. En pleine nuit, il faut que vous parveniez à apprécier que votre tentative d'ignorer des sensations, des émotions et des images mentales ne peut techniquement signifier qu'une chose :

Il est plus important pour vous de ne pas dormir, parce que vous préférez ruminer au sujet du temps que de passer ne serait-ce qu'une seconde en compagnie de ce que vous ressentez ou visualisez mentalement.

Sommes-nous bien sûrs de cela ?

Et pas qu'un peu ! La nécessité de fuir les sentiments et images ne peut que signifier que vous désirez laisser galoper vos pensées, ce qui, comme on le sait, rend le sommeil impossible. Les pensées accélérées surviennent parce que vous mettez vos sensations en veilleuse. À mesure que les émotions s'éteignent, le volume du bavardage mental augmente, et le corps/esprit ne peut plus vous emmener dormir. Tout au fond de vous, vous ne voulez pas vous endormir, or, trop réfléchir est une façon sûre de rester éveillé et d'empêcher votre système PSI d'atteindre l'équilibre.

La thérapie dynamique du sommeil vous enseigne que la voie la plus rapide vers la maîtrise du sommeil est de renoncer à le maîtriser ! Le premier pas pour désapprendre un comportement de maîtrise du sommeil consiste à procéder au dépoussiérage de votre détecteur d'émotions pour qu'il repère les sensations déplaisantes ou non désirées. Il faut que vous commenciez par apprendre à reconnaître ces PSI occultes qui vous contraignent aux stratégies de contrôle du temps.

LA PERLE

Cessez de gâcher vos émotions à remonter l'horloge

Avant d'identifier les sensations ou les émotions que déclenchent ou camouflent les comportements de surveillance du temps, il faut commencer par savoir avec quelle aisance vous allez pouvoir travailler dessus. Pour ce faire, vous pouvez procéder seul ou avec l'aide d'un thérapeute. Le premier exercice vous enseigne une vérité fondamentale au sujet des émotions et ne requiert pas de psychothérapie. N'oubliez pas d'appliquer la technique SOLO.

La prochaine fois que vous ressentirez de la frustration, accordez-vous dix à quinze secondes pour l'identifier et observer ce qu'elle provoque dans votre corps. Ne prenez pas cette « perle » pour du baratin de psy. Cet exercice peut demander des jours ou des semaines. Beaucoup d'adeptes de la pensée galopante mettront plus de temps encore à identifier et ressentir leurs émotions. Demandez-vous :

- Quelle est la saveur de la frustration ?
- Où la ressentez-vous dans le corps ?
- Est-ce une sensation qui évolue, qui se déplace dans le corps ?

Si vous n'êtes pas prêt à travailler sur un sentiment tel que la frustration, attardez-vous sur des sensations plus simples avant de vous attaquer aux plus intenses. Ressentir la présence de ce livre dans vos mains est déjà une sensation. Constatez que vous le tenez avec beaucoup ou peu de tension. Beaucoup de dormeurs difficiles, mais pas tous, découvrent que leurs mains sont excessivement tendues. Voilà deux sensations : la sensation du papier ou de la jaquette du livre, et la tension des mains qui le tiennent.

Plus important : percevez-vous la différence entre éprouver une sensation et y songer ?

Ne consacrez que quelques minutes chaque jour à l'identification de sensations et d'émotions spécifiques et à l'évaluation de votre aptitude à les éprouver. Voyez si vous parvenez à accomplir cet exercice sans trop vous parler, car cela émousserait l'expérience.

Vous trouverez des instructions plus poussées aux chapitres suivants. Trois rappels suffiront pour l'heure :

1. Commencez tout exercice pratique impliquant des sensations et des émotions par une séance de SOLO.
2. Les sensations vont venir et repartir, cela fait partie de l'épisode que vous cherchez à maîtriser.
3. N'oubliez jamais : le temps n'est pas l'essentiel !

L'ensemble du processus gagnera en fluidité dès que vous reconnaîtrez que les émotions que vous cherchez à éviter sont celles qui vous poussent à trop réfléchir.

CHAPITRE X

Les sables du temps

La vie et la mort

La vie est très courte. Notre existence file si vite qu'il vient un moment où l'on réalise qu'on n'a peut-être plus assez de temps pour atteindre les objectifs de toute une vie. Le temps qui passe est lourd de signification pour chacun de nous, qu'on soit du nombre des guetteurs de montre ou pas. Certains épisodes déterminants aiguisent notre conscience de la Grande Horloge, ils nous amènent à mieux comprendre notre présence sur Terre et renforcent notre motivation à lui donner du sens.

Le 11-Septembre illustre parfaitement ce phénomène, car des millions de gens dans le monde se sont alors demandés : « Qu'est-ce qui compte dans ma vie ? Comment passer plus de temps à m'investir dans les choses importantes ? » Quand on accepte la brièveté de la vie, et qu'on l'apprécie de façon positive et stimulante, on y puise une forte sensation de renouveau, qui focalise les énergies et les passions vers la réalisation des ambitions et des désirs profonds. Le soir venu, on trouve aussi plus facilement la clôture spirituelle, pour ceux que cela concerne.

On notera avec intérêt que dans la transformation du cœur et de l'esprit que subissent certains grands traumatisés, un éveil spirituel se produit. Tout se passe comme si les épisodes particulièrement stressants servaient de sonnerie de rappel – c'est très précisément ce qu'a raconté l'acteur Michael J. Fox dans *La Chance de ma vie*, le livre qu'il a écrit après avoir appris qu'il souffrait de la maladie de Parkinson. L'intensité de ce qu'on a vécu procure une conscience de soi particulière, inaccessible auparavant.

Malheureusement, l'accès à cette conscience nouvelle, positive, élévatrice de sa vie ne succède pas systématiquement à tous les événements intenses. On observe même chez beaucoup de survivants la réaction inverse ; la vie semble se raccourcir, ils n'éprouvent ni regain ni focalisation d'énergie, pas plus qu'ils n'éprouvent la confiance et l'espoir de trouver un nouveau sens à leur vie. Au lieu de s'employer à mieux gérer leur temps, ces individus en ressentent plus qu'avant la pression, au point parfois de devenir des gardiens d'horloge jusque dans la journée. Pendant qu'un œil scrute le cadran digital au poignet, l'autre, ou alors l'œil intérieur, est fixé sur la Grande Horloge et le temps qu'il reste à vivre.

Détresse spirituelle

Les problèmes de clôture spirituelle de la fin de journée repoussent la vague du sommeil très loin au large.

On observe cette forme peu enviable d'affliction chez certains survivants traumatisés, dont beaucoup souffrent de troubles persistants du sommeil. La fatigue et la torpeur vident le corps et l'esprit de toute énergie, de toute volonté. La productivité du sujet décline brutalement dans presque tous les domaines, jusqu'aux tâches quotidiennes les plus ordinaires. À mesure que se dégrade le fonctionnement journalier, la pression du temps s'accentue, parce que ces survivants ne parviennent pas à suivre la cadence. Beaucoup ressentent sans doute au coucher que la journée n'est jamais totalement accomplie, et le mal qui accable leur sommeil ne fait qu'ajouter à la frustration, l'anxiété ou la peur. Ces émotions sont nées du traumatisme, mais elles sont désormais exacerbées par l'épuisement, qui compromet jusqu'à la simple capacité de tenir le coup jusqu'au bout de la journée.

Comment ces gens trouveraient-ils la clôture alors qu'ils sont constamment en proie aux questions suivantes :

- S'il faut passer une nouvelle nuit de cauchemar, d'où me viendra l'énergie nécessaire pour demain ?

- Si le sommeil ne vient pas naturellement, la prise de cachets ou des substances qui me feront dormir mérite-t-elle la gueule de bois du lendemain ?
- Puis-je être sûr d'obtenir le minimum de sommeil indispensable ?
- Six heures de sommeil cette nuit suffiront-elles pour demain… et cinq… trois ?… quelle quantité fera l'affaire pour demain ?
- Que faire quand le sommeil paraît vraiment loin à ce point ?
- Que diable suis-je censé faire si le sommeil ne vient jamais ?

Si vous êtes passé par là, comprenez bien qu'il est normal, quasiment prévisible, que vous finissiez par amalgamer vos craintes et vos frustrations sous forme de surveillance obsessionnelle du temps. Mais si vous persistez à rester inattentif à ces sensations – celles qui se cachent derrière vos obsessions temporelles –, la surveillance de l'heure ou le calcul du temps provoque implacablement une dégradation de la qualité du sommeil, ce qui aggrave les troubles du sommeil.

Vous ne trouverez alors que rarement le bon sommeil.

Faites montre de vigilance

Chez les personnes souffrant à la fois de symptômes de santé mentale et de troubles lourds du sommeil, la surveillance du temps ne répond pas toujours à l'anxiété et à la peur, mais elle les intensifie invariablement. Pour ceux qui se montrent incapables de travailler sur les émotions les plus profondes et handicapantes, cela devient une métaphore de la course contre la mort. Ils ont touché le fond d'un abattement qui les contraint à trop s'adonner au comptage des grains du sablier. Ces individus sont très susceptibles de comportements suicidaires, parce que leur obsession du temps maquille des émotions extrêmement intenses et pénibles. Certains ont un besoin urgent de soutien psychologique et d'un traitement, d'autres seraient avisés de rechercher une aide spirituelle.

Pour ces patients-là, se lancer sans avis professionnel à l'attaque de la muraille du temps peut s'avérer hasardeux !

Si vous avez subi un traumatisme, vous vous êtes probablement constitué des détecteurs internes censés vous alerter du moindre risque qu'il se reproduise. S'il venait à se reproduire sans que vous en soyez alerté, le coup pourrait être fatal.

Le temps revêt infiniment plus de valeur chez les individus traumatisés, et ils soigneront d'autant plus rapidement leur insomnie qu'ils connaîtront le sens profond de leur obsession temporelle et des émotions qui s'y associent. Alors, au lieu d'épuiser leur énergie dans la relation problématique du temps et du sommeil, ils colmateront la brèche et se dissocieront de sa menace et des dommages qu'elle inflige à la qualité de leur sommeil.

Répétons-le, la méthode psychodynamique peut requérir l'intervention d'un professionnel de la santé mentale ou de la foi. Si vous n'êtes pas disposé à renoncer à l'horloge, montrez-vous prudent dans l'application des exercices suivants, et envisagez de faire intervenir un professionnel pour vous aider à abattre la muraille du temps.

Petit grand pas n° 4

Que signifie le temps pour vous ? Croyez-vous vraiment pouvoir déterminer le temps qu'il vous reste, ou que vous pourrez maîtriser chaque seconde de votre existence ? Quels que soient les sentiments de confort et de sécurité que vous procure la surveillance de la petite ou de la Grande Horloge, elle ne vous amènera jamais à maîtriser votre sommeil : pis, elle peut le démolir, heure après heure, minute après minute, seconde après seconde.

Dès ce soir, ajoutons à l'exercice de la journée accomplie quelques exercices psychodynamiques et tordons le cou une fois pour toutes à votre comportement d'échec. Peut-être est-il souhaitable d'en étudier les étapes avec l'aide de votre thérapeute, et n'oubliez pas la brève séance de SOLO avant de commencer :

- Faites de votre mieux pour associer votre surveillance du temps à une émotion particulière, même si le fait de regarder la montre ne vous procure pas d'autre sensation qu'un « certain réconfort ».

  - Le réconfort et la maîtrise sont les sentiments les plus couramment rapportés par les veilleurs d'horloge, c'est le premier propos de la surveillance du temps : se substituer à toute focalisation sur des sentiments plus profonds.
- Ensuite, cherchez à dépasser la notion de « réconfort » en vous demandant quel serait l'inconfort qui surgirait au cas où il n'y aurait plus d'horloge.
  - La frustration, l'anxiété ou la peur sont les réponses les plus courantes, et l'une d'elles est souvent la bonne cible.
- Si vous n'êtes pas très doué pour l'écoute de vos sensations et de vos émotions, il vous est quand même possible d'y réfléchir et de choisir celle qui vous semble le plus en rapport avec votre comportement de surveillance.
  - En cas d'hésitation, risquez-vous à laisser votre intuition désigner *la* sensation susceptible de vous conduire à l'obsession temporelle.
- Puis, sur une feuille de papier, ou dans la marge de ce livre, inscrivez le nom de cette sensation.
  - Si vous identifiez plusieurs sensations et émotions pertinentes, notez leur nom et classez-les par ordre d'importance.
- À présent, pendant quelques secondes, essayez de sortir du cadre de l'exercice et sondez au plus profond de vous-même s'il s'agit du bon sentiment.
  - Cherchez à ressentir sans ambiguïté ni mauvaise foi si cette émotion fait bien partie du processus qui vous pousse à regarder l'heure ou à faire des calculs nocturnes.
- À ce stade du traitement, constatez que ces exercices vous conduisent à éprouver les sensations sans vous demander d'effort particulier.
  - L'objectif est de passer une petite minute de réflexion au calme pour renforcer votre conviction quant au sentiment et à votre désir de surveillance de l'heure.
- Votre objectif n'est en aucun cas de passer beaucoup de temps à éprouver ces sensations, surtout si vous les croyez susceptibles de vous submerger.

- Enfin, si cela rentre dans vos pratiques, c'est le moment idéal pour envisager le secours additionnel de la prière dans la quête de clôture en fin de journée.

Au moment de mettre ces exercices en pratique, ce soir et peut-être pendant quelques jours, faites preuve d'indulgence envers vous-même. Peut-être ne le percevrez-vous pas immédiatement, mais ces actes sont en soi une belle réussite, car ils constituent le premier pas indispensable du processus psychodynamique de démolition de la muraille du temps. Que vous ne sachiez trop que faire de ces sentiments importe peu pour l'instant. En fait, nous ne souhaitons pas vous inciter à passer trop de temps à éprouver des sensations, parce que chez les dormeurs difficiles dont le déséquilibre des PSI tend à amortir l'impact des sentiments et des émotions, la prudence s'impose.

Nous aborderons plus loin certaines techniques de gestion des sensations et des émotions. Pour l'heure, si vos efforts vous semblent vains, prenez un peu de recul et rappelez-vous que si le temps est votre ennemi, le *timing*, lui, est primordial.

Les sables du temps

Surveiller la montre et ruminer à propos du temps qui passe est un moyen certain d'ignorer ses sensations. Mais à force d'y recourir, l'obsession finit invariablement par empêcher la clôture de se faire, de sorte que nuit après nuit :

- la journée n'est jamais accomplie ;
- la vague du sommeil ne vient pas ;
- le corps et l'esprit n'ont en vérité aucune envie de dormir.

Les préceptes de la psychodynamique sont puissants et thérapeutiques : *la connaissance précise de ce qu'il faut traiter rend le traitement beaucoup plus maîtrisable… même si cela effraie au début*.

Les sables du temps s'écoulent dans le sablier. Êtes-vous toujours sûr qu'il y ait quelque chose à gagner à regarder chaque grain s'engouffrer dans le goulot ? Si vous percevez ce que l'horloge suscite d'angoisse et de tracas, vous savez que vous n'y trouverez pas le réconfort et la maîtrise que vous recherchez. Il faudra tôt ou tard accepter qu'on ne retient pas les sables du temps en guettant l'horloge.

Puisque le temps n'attend personne, à quoi bon attendre le temps ?

LA NUIT PORTE CONSEIL

Un œil sur vos sensations

QUESTION : La fonction première des émotions chez l'homme est de le protéger pour assurer sa survie et sa sécurité. La première d'entre elles, par exemple – l'amour –, nous protège en ce sens qu'il est impossible de vraiment se sentir en sécurité quand on n'aime pas et qu'on n'est pas aimé, et que cela nous conduit à multiplier les situations de danger, au point de ne pas y survivre. Toutes les émotions sont protectrices, mais comprendre la façon dont elles s'y prennent réclame du temps et de l'opiniâtreté.

C'est la peur, par exemple, qui nous incite à regarder des deux côtés avant de traverser la rue. Les personnes souffrant d'un déséquilibre du système PSI ont tendance à attribuer ce comportement à l'intellect, et ils n'ont pas complètement tort : la pensée participe sans doute à ce réflexe protecteur. Mais si votre amygdale (le capteur cérébral de la peur) était endommagée, ce qui effacerait le « facteur peur », vous n'auriez plus aucune raison de regarder des deux côtés avant de traverser. Les victimes de lésions à la tête dont l'amygdale est endommagée multiplient les mauvais choix lorsqu'on les place dans des situations dangereuses simulées. Ils ont perdu une bonne part de leur « intelligence émotionnelle ».

Les sentiments contiennent des *messages émotionnels*, par lesquels on peut atteindre un meilleur équilibre du système PSI. Dans notre exemple, le message émotionnel serait : « Les voitures qui passent constituent un danger pour moi. » Quand on regarde des deux côtés, c'est qu'on a reçu le message et agi en conséquence, c'est ce qu'on appelle le « traitement émotionnel ».

La plupart des personnes atteintes d'un déséquilibre du système PSI croient pouvoir accéder à ces messages en « réfléchissant à leurs sensations », mais en vérité, le cheminement d'une information sensorielle recèle beaucoup plus de données que cela. Quand on se contente de réfléchir à ses émotions, on élabore tout un tas de théories et de spéculations à propos de ce qu'on éprouve, généralement pour s'accorder avec certaines idées préconçues quant à ce qu'on souhaite que soient nos émotions et à leur interprétation. La méthode peut quand même s'avérer utile pour ceux qui sont régulièrement assaillis d'un trop grand nombre d'émotions.

Mais ceux qui réfléchissent trop – le plus courant des déséquilibres du système PSI – doivent apprendre à appréhender les sensations sous un autre angle, car cela permet de les clarifier. Ces émotions clarifiées vous traversent le corps pendant quelques secondes ou quelques minutes. Elles viennent et repartent. Ce processus fait jaillir des messages émotionnels étonnamment précis et concrets, susceptibles d'inciter à l'action.

Votre cœur s'adresse vraiment à votre esprit !

Au beau milieu de la nuit, les messages émotionnels peuvent jouer un rôle inestimable dans la résolution de l'insomnie. Plus personne ne conteste que le traitement bien conduit des sensations dérangeantes (traitement émotionnel) soit plus efficace que n'importe quel somnifère jamais conçu. Malgré la grande utilité des sensations et des émotions, beaucoup de dormeurs difficiles en éprouvent de la confusion ou de la nervosité, parce qu'ils y voient la cause de l'insomnie, pas son remède. Développer son intelligence émotionnelle est une tâche qui peut s'avérer incommode. Si l'on n'a jamais goûté à la tarte au citron vert, nulle description ne saurait suffire. Pour « goûter » à ses émotions, il faut que la recette convienne à vos papilles. À ce stade, il faut vous avertir que passer trop de temps avec ses émotions peut aussi poser problème. Comme trop penser, trop éprouver engendre un déséquilibre susceptible de détériorer la qualité du sommeil.

Marquons donc une pause dans nos explications sur les émotions et reconnaissons que pour trouver l'équilibre du système des pensées, des sensations et des images, il faut examiner le composant qu'on ne parvient précisément jamais à perdre de vue, littéralement.

L'imagination fait généralement l'objet de négligence de la part des dormeurs difficiles, et n'est que rarement considérée par les soignants. Elle permet pourtant de modifier les comportements d'échec acquis et si vos sensations paraissent coincer, elle offre un moyen idéal de les débloquer. Une fois que vous aurez appris à convoquer des images dans votre esprit, vous découvrirez qu'elles constituent une passerelle fiable entre les pensées et les sensations. Quand vous examiniez vos pensées et vos sensations, avez-vous remarqué les images qui occupaient votre esprit ?

COMMENTAIRE : Les images mentales peuvent tenir dans la résolution de vos troubles du sommeil un rôle quasi miraculeux. Pendant l'enfance, vous aimiez visualiser des choses dans votre tête, que ce soit dans les rêves ou par l'imagination. Si votre famille n'était pas très portée sur les images ou les histoires, l'intérêt que vous accordiez à votre imagination a sans doute décliné. Peut-être votre famille prêtait-elle trop d'importance à la pensée ou à l'expression verbale plutôt qu'aux choses artistiques ou imaginaires.

Nous conservons tous la capacité de visualiser. On le fait sans y réfléchir, quand quelqu'un nous demande son chemin dans la rue, par exemple. L'image du plan du quartier surgit à notre esprit, avec des itinéraires et des repères favorisant l'orientation. Cette aptitude à engendrer des images est un outil extrêmement puissant qui nous permet de résoudre des problèmes, de prendre des décisions, de renforcer notre mémoire, de clarifier des sentiments incertains, des idées confuses, d'apaiser notre cerveau et de nous apporter le sommeil plus vite que les cachets.

INFO-SOMMEIL

L'imagination au coucher

Si vous êtes doté d'un système d'imagerie qui fonctionne, et que les images perturbantes ne vous assaillent que rarement, mettez-vous à exploiter les images plaisantes dès ce soir au coucher ou dans la nuit pour vous endormir ou vous rendormir.

LA PERLE

Que votre imagination soit plus forte que le marchand de sable

Avant d'appliquer les instructions suivantes, pratiquez la technique SOLO pour préparer votre imagination. Constatez la fugacité des images qui traversent votre paysage mental. Observez-les venir et repartir. Beaucoup semblent neutres ou dépourvues de sens ; d'autres sont plaisantes, ou déplaisantes. Le plus important est de constater la simple présence d'images dans votre esprit. Si vous n'y êtes pas réceptif, tâchez de comprendre pourquoi. Les survivants traumatisés cherchent à fuir le souvenir des expériences horribles, mais même ceux qui souffrent de souvenirs atroces ou de cauchemars peuvent apprendre à maîtriser ces images en rééquilibrant leur système PSI.

Trouvez un endroit confortable, où vous pourrez passer dix à vingt minutes sans être interrompu. Adoptez une position symétrique, assise ou couchée, et soutenez votre tête de façon à ce qu'elle ne penche ni ne tombe sur le côté.

Fermez les yeux pendant une minute ; constatez si des images surgissent spontanément. Si ce n'est pas le cas, rouvrez les yeux, posez-les sur quelque chose qui attrape votre regard et contemplez-le pendant une minute. Fermez à nouveau les yeux et rappelez cette image dans votre esprit. Si ça résiste encore, ouvrez et fermez les yeux de façon répétée jusqu'à ce que l'image émerge, ou bien conservez-les clos pendant une dizaine de minutes en attendant de voir si quelque chose apparaît.

Il ne s'agit pas par cet exercice d'élaborer des images d'une précision photographique. L'imagerie parfaite est difficile à obtenir, et nullement nécessaire pour exploiter son imagination, ni pour favoriser le sommeil.

Une fois que vous voyez des images, conservez les yeux clos pendant cinq ou dix minutes, et cherchez à donner à l'exercice un tour créatif. Amusez-vous à revivre des vacances de rêve, une promenade inoubliable en forêt, un parcours de golf particulièrement satisfaisant, le match de foot de votre enfant, une scène où vous dansiez, etc.

Quelques minutes quotidiennes consacrées à des images plaisantes suffisent, mais il faudra au départ un peu plus de temps à certains pour activer leur imagination. Notez la grande fréquence à laquelle les images, pour ne rien dire des pensées et des sensations, vont et viennent pendant les exercices d'imagination.

TROISIÈME PARTIE

L'image du sommeil parfait

L'imagination à la conquête de l'insomnie

Laissez le temps derrière vous

Vous possédez depuis toujours un *système PSI*, dont la coordination, s'il est bien équilibré, apporte des dividendes immenses, quel que soit le traitement entrepris. Pour la plupart des mauvais dormeurs, l'équilibre n'est pas atteint facilement. C'est au contraire la réflexion qui paraît plus naturelle, et qui les détourne constamment des sensations et des images. C'est donc à ces dernières qu'il faut consacrer un peu de temps, et tel est le propos des deux prochaines parties de ce livre.

L'heure est donc venue d'affiner notre travail sur ces deux autres blocs constitutifs du système PSI. Apprendre à exploiter le système dans son intégralité est un peu comme apprendre l'alphabet. C'est en assemblant des lettres qu'on crée des mots. De même, c'est en groupant des pensées, des sensations et des images qu'on obtient un tableau plus précis de ce qui influence spécifiquement votre sommeil.

Enfin, et ce n'est pas la moindre des choses, si vous appliquez cette méthode régulièrement, vous ne tarderez pas à atteindre le stade où vous voudrez vraiment dormir, celui où la vague du sommeil vous emportera en toute sécurité vers les rives du bon sommeil pour vous y laisser aussi longtemps que nécessaire.

CHAPITRE XI

Trouver le réconfort dans l'œil du cyclone

Nouvelles cibles de traitement

Votre premier objectif est de bien dormir jusqu'au bout de la nuit.

L'atteindre signifie qu'on ne rencontre aucune difficulté d'endormissement ni d'éveil nocturne et qu'on se lève frais et dispos. Si l'abandon des comportements de surveillance du temps ralentit les ondes cérébrales et produit des progrès moyens ou importants, la plupart des dormeurs difficiles réclament des outils supplémentaires pour s'endormir rapidement, cesser de se réveiller la nuit, ou pouvoir se rendormir sans attendre.

Veuillez établir une brève liste des facteurs qui vous empêchent de dormir jusqu'au bout de la nuit. En voici une, à titre d'exemple :

- Mon esprit ne veut pas s'arrêter : les rouages tournent et mes pensées galopent toutes seules.
- Je suis tendu, remonté. Je me sens fatigué, mais pas disposé à m'endormir ou me rendormir.
- Je me fais du tracas ou je réfléchis à quelque chose qui s'est produit hier, se produit en ce moment, et se reproduira demain.
- Je suis anxieux ou déprimé à cause de… quelque chose.
- Je suis frustré, fâché ou triste à cause de… quelque chose.

- Mon corps ne trouve pas de position confortable.
- Les chiens de Mme Michu sont en train d'aboyer.
- Il fait trop chaud (ou trop froid) dans la chambre.
- Il fait trop sombre (ou trop clair) dans la chambre.
- Sincèrement, je ne sais pas ce qui me réveille ou m'empêche de me rendormir.

Peut-être que votre liste comportera d'autres articles, mais ceux-là sont ceux qui reviennent le plus souvent. Toutes ces causes sont autant de coupables possibles, mais elles sont finalement presque toujours subordonnées au problème principal :

La vraie raison pour laquelle vous ne voulez pas vous endormir ou vous rendormir, c'est que votre journée n'est pas bouclée… et la vague du sommeil reste forcément au large.

Dormir ou ne pas dormir

Certains restent perplexes à l'idée qu'au fond, malgré eux, ils désirent ne pas dormir – ce désir est le chef mécanicien du train fou qui s'emballe sur les rails de l'insomnie –, le plus souvent parce qu'ils ne parviennent pas à déterminer ce qui les réveille dans la nuit. Aussi étrange que cela paraisse, vos réveils nocturnes obéissent au même phénomène – peut-être au fond ne voulez-vous pas dormir. Juste avant de vous réveiller, votre corps/esprit a encore le choix de continuer à dormir ou de se réveiller. Pour diverses raisons, vous « choisissez » de vous réveiller parce que à ce moment précis, vous ne voulez pas être endormi. À chaque fois ou presque, votre cerveau est trop agité pour dormir.

Selon cette théorie :

- Si vous êtes anxieux dans la nuit, c'est peut-être justement pour vous interdire le sommeil que vous avez développé cette émotion.
- Si vos pensées galopent, peut-être est-ce un stratagème que vous employez pour vous empêcher de vous endormir ou de vous rendormir.
- Si votre corps ne trouve pas sa position, ou que vous avez des fourmis (sans réelle douleur), cette gêne vous « aide » à rester éveillé – tel est votre objectif insoupçonné.

- Peut-être utilisez-vous sans le savoir l'horloge pour surveiller le temps et compter les heures de sommeil afin d'activer votre esprit et rester éveillé.

Nul ne contestera que l'anxiété, le tracas, les ruminations, les pensées accélérées, et l'inconfort vous détournent du sommeil. Mais la possibilité existe que vous ayez fabriqué chacun de ces états dans l'objectif clair de vous empêcher de dormir, pas l'inverse. Aussi bizarre que ce comportement paraisse, plus vite vous l'estimerez possible ou l'observerez en vous (s'il est avéré), plus vite vous vaincrez l'insomnie.

La théorie n'a peut-être pas encore tout à fait fini de vous convaincre, mais demandez-vous quand même ce que vous feriez si elle s'avérait exacte. Si, au moment où vous vous réveillez la nuit, c'était vraiment parce que vous ne vouliez pas dormir, quelles seraient les meilleures méthodes pour retrouver le sommeil ? Veuillez accorder à cette question un moment de SOLO avant de découvrir le prochain petit grand pas.

Petit grand pas n° 5 : invitation à une récréation nocturne

Si vraiment le problème tient au fait qu'en pleine nuit, vous ne voulez pas dormir, alors le moyen le plus rapide de vous renvoyer dans les limbes sera de commencer par vous offrir une récréation !

Si la journée n'est pas accomplie et que vous vous réveillez dans la nuit, cesser tout effort pour s'endormir sera pour vous le meilleur des somnifères. L'idée consiste à tirer parti de votre temps d'éveil d'une façon qui vous plaise et vous satisfasse à coup sûr. La façon dont vous procèderez s'avèrera déterminante.

« Est-ce que je vais m'offrir du bon temps... » :

- au lit, ou ailleurs ?
- brièvement, ou longtemps ?
- de type récréatif, ou productif ?

Dans l'idéal, ça se passe non loin de la chambre à coucher, c'est relativement bref, et ça tourne autour de quelque chose de récréatif ou de relaxant. Dans certains cas, consacrer un peu plus de temps à l'accomplissement d'une tâche est souhaitable. Le moyen le plus édifiant d'essayer cette technique consiste à s'asseoir dans le lit, prendre une minute de SOLO, et sincèrement se dire : « Je sais que je ne vais pas pouvoir m'endormir ou me rendormir tout de suite, parce que je n'ai peut-être pas envie de dormir. » Ensuite, levez-vous et, si possible, sortez de la chambre, pour ne plus y revenir avant d'être disposé et déterminé à dormir, et capable d'y parvenir.

Facile à dire, pas vrai ?

C'est sans doute difficile à accomplir, mais étonnamment efficace et réconfortant.

Pendant cette parenthèse éveillée, il faut que vous appreniez à ne pas accorder la moindre pensée, quelle qu'elle soit, à votre sommeil, ce qui suppose aussi de ne pas regarder l'heure pour savoir combien de temps de sommeil vous êtes en train de laisser filer. Ne cherchez même pas à déterminer ce qui vous a réveillé ou empêché de vous rendormir. Si votre lit et votre chambre vous font l'effet d'une salle de torture, constatez ici et maintenant combien il peut être précieux pour vous de vous lever et de faire quelque chose qui vous rende heureux, qui, au mieux, vous fasse rire, et, au minimum, vous procure réconfort, plaisir ou satisfaction :

- Lisez un livre.
- Regardez un film comique.
- Jouez à un jeu vidéo.
- Écrivez une lettre.
- Jouez d'un instrument de musique.
- Faites une réussite, ou un sudoku.
- Surfez sur Internet.
- Écoutez une musique agréable et apaisante.
- Surtout, oubliez tout ce qui concerne le sommeil et cessez de chercher à l'obtenir.

Dans certaines conditions, vous pouvez aussi vous lancer dans le ménage ou vous mettre au travail. L'objectif est de vous amuser ou de vous satisfaire. Certaines personnes apprécient particulièrement de faire du rangement quand il n'y a personne dans les parages ; c'est vrai aussi de certaines tâches liées à vos activités professionnelles, qui s'avèrent plus satisfaisantes quand on est seul. Peu importe le choix, si la durée demeure raisonnable – généralement entre trente minutes et deux heures. Ce nombre de minutes n'a pas été déterminé par magie – c'est le temps que la plupart des dormeurs difficiles qui ont vaincu les éveils nocturnes disent nécessaire à faire venir une nouvelle vague du sommeil. Passé cette durée, se rendormir devient relativement simple, alors veillez à ce que cela ne vous arrive pas sur le canapé ou ailleurs. Attendez d'être revenu au lit.

Faites de cette parenthèse un moment particulier. Au lieu de considérer comme une malédiction d'avoir à vous lever, appréciez ce temps et bichonnez-vous. La vague du sommeil est plus près du rivage que vous ne le pensez. Dissipez le brouillard, et vous la sentirez déferler à vos pieds.

LA NUIT PORTE CONSEIL

Sorti du lit, pas du sommeil

QUESTION : Pouvez-vous prédire comment votre système PSI va réagir à l'injonction « sors du lit et amuse-toi » ? Voyez-vous de quelle façon, au moment de tenter la chose, il peut vous aider ou vous nuire ?

COMMENTAIRE : Quand on leur propose d'abandonner le lit au milieu de la nuit, la plupart des dormeurs difficiles grognent, haussent le sourcil ou se montrent confus. « Pourquoi quitter le lit alors que je cherche à dormir ? » La routine consistant à rester scotché au matelas est un sous-produit classique de la pensée sommeil/durée fondée sur le principe « plus égale plus » – plus de temps au lit égale plus de sommeil. Dissocions les trois parties PSI de cette impression :

1. On *pense* qu'il est irrationnel de se lever, parce que pour dormir plus, il faut plus de temps au lit.
2. On *ressent* de la confusion, de l'irritation ou de la colère à l'idée même d'abandonner le lit.
3. On *visualise* l'image mentale d'un épisode particulièrement déplaisant qui nous voit sortir du lit la nuit.

Constatez que chaque activité cérébrale est susceptible de déclencher un nouveau cycle de PSI, qui vous détourne des instructions ou vous permette au contraire d'en percevoir la valeur.

Le système PSI n'est pas simple, mais l'exemple suivant montre à quel point modifier un comportement peut l'être. Mettons que vous cherchiez à terminer la lecture d'un roman sans trouver le temps de le faire. À l'aide du système PSI, vous pouvez vous imaginer en train de lire dans la nuit, ce qui déclenche l'étincelle plaisante de l'idée de finir le livre. Cette sensation nouvelle de plaisir peut se substituer à l'ancienne frustration de ne pas dormir. Et ces images et sensations modifiées peuvent influencer votre esprit : « Je viens de transformer quelque chose de négatif en positif. »

Vous avez désappris un comportement de « perte du sommeil à cause du sommeil perdu » en choisissant de vous offrir « un bon moment » de lecture plutôt que de dépenser votre énergie au lit à vous ronger les sangs à propos du sommeil perdu. Mais il y a plus : vous avez remis l'accent sur la qualité du sommeil, réduit la pression des problèmes de clôture et désappris le comportement qui consistait à rester au lit éveillé – tout cela concourt à ralentir les ondes cérébrales. L'astuce, au demeurant très efficace, résidait dans la modification des pensées, des sensations et des images.

LA PERLE

Vous n'avez peut-être besoin que de changer de décor

La complexité du système PSI devient flagrante quand on doute du fait qu'il soit plus sain et amusant de lire la nuit que de rester éveillé au lit. Peut-être ne parvenez-vous pas à produire une image plaisante de vous en train de lire tranquillement. Ou que la frustration et la colère autour du sommeil paraissent résister, ce qui vous empêche de voir l'aspect positif du fait de vous lever.

Peut-être vous convaincrez-vous qu'il est stupide, délirant et cruel de vouloir vous faire quitter le lit, que l'idée ne mérite même pas qu'on s'y attarde. Peut-être vouerez-vous aux gémonies l'imbécile qui vous donne ce sinistre conseil. Nombreux sont les médecins et thérapeutes qui, peu rompus à la présentation de cette technique, « perdent » leur patient faute de lui avoir fourni assez d'éléments rationnels pour gagner sa confiance. Pour ma part, je tiens sincèrement à vous faire partager cette approche importante d'une maîtrise saine des parenthèses nocturnes. La plupart des dormeurs difficiles qui s'y livrent constatent des progrès en une semaine ou moins. Ce qui compte dans l'immédiat, c'est de savoir si votre système PSI vous aide à envisager cette option ou s'il vous en empêche. Un système PSI déséquilibré peut tout à fait vous y rendre aveugle.

Dans vos efforts pour atteindre l'équilibre, n'allez pas imaginer que chaque élément PSI doit occuper 33 % du temps. Ça n'est pas une affaire de pourcentages, mais de flux sain de PSI qui viennent et s'en vont. Si vous avez la chance de connaître des dormeurs normaux, demandez-leur ce qui traverse leur esprit et leur système PSI au moment de s'endormir. Leur réponse recèle un indice sur l'importance de l'équilibre, notamment au moment de s'endormir. Demandez à un dormeur normal... à condition d'en trouver un. Si vous mettez la main sur un bon dormeur capable de décrire les images qui passent dans son esprit au moment de l'endormissement, vous êtes un veinard.

INFO-SOMMEIL

Les actions équilibrantes apportent un soulagement rapide

Si votre système PSI est bloqué, oubliez provisoirement la méthode « levez-vous ». Il se peut qu'en commençant par chercher à rééquilibrer votre système PSI, vous vous rendormiez très naturellement.

CHAPITRE XII

Puzzle nocturne

Nouveaux actes équilibrants

Vous êtes le maître du lit et de la chambre.

Si vous souffrez en silence, les yeux grands ouverts et collé au matelas, alors vous vous mettez en position de prisonnier, d'esclave du lit et de la chambre. Le sanctuaire de votre sommeil doit être un havre de paix et de tranquillité. À chaque minute que vous passez éveillé au lit, à batailler pour trouver le sommeil, vous laissez le pouvoir et l'énergie filer de vos mains aussi sûrement que si vous incliniez un verre d'eau pour en renverser le contenu. Pour problématique que cela vous paraisse, il faut prendre congé du lit ou de la chambre et assécher le lien qui s'est constitué entre votre espace de repos et votre sommeil fragmenté. Briser cette connexion ralentira vos ondes cérébrales et vous permettra d'avoir sommeil au coucher ou en pleine nuit.

Pour trente minutes passées au lit dans l'angoisse et la frustration, quinze à l'extérieur de la chambre suffisent à provoquer un petit regain de somnolence naturelle. Pour chaque minute de réconfort hors de la chambre, on s'épargne environ deux minutes de martyre émotionnel sur l'oreiller. Ces minutes s'accumulent, et l'on découvre souvent qu'une mauvaise nuit marquée par deux heures de torture insomniaque dans la chambre aurait pu trouver son intégrité et s'inverser grâce à une heure délicieuse de lecture de nouvelles hilarantes. Après une heure d'amusement, le corps/esprit est disposé à se rendormir. On s'endort finalement en deux fois moins de temps que d'habitude, et c'est beaucoup moins pénible qu'en restant dans son lit.

Mais il faut pour cela savoir saisir l'opportunité de cette récréation sans se demander si l'heure est convenable ou pas. Quand on organise ainsi sa parenthèse d'éveil, quelle que soit l'activité choisie, on permet la satisfaction d'un besoin insoupçonné ou le traitement d'émotions qui le réclament. La satisfaction induit des sensations plaisantes et apaisantes, qui débouchent sur le plaisir de la somnolence. Alors, la vague ramène le sommeil jusqu'au lit, qui doit redevenir le lieu sacré du sommeil.

Petit grand pas n° 6 : faites des plans, pas la guerre

Se demander quoi faire au milieu de la nuit peut s'avérer délicat. Mieux vaut ne pas avoir à s'attarder là-dessus sur l'instant, parce qu'il nous semblera fastidieux d'avoir à s'arracher au lit ou de quitter la chambre en pleine nuit. Remettre le choix de l'activité à l'heure fatidique risque de ne faire qu'ajouter à l'énervement et de vous conduire à ne jamais tenter de mettre ces instructions en pratique.

N'attendons pas, planifions. Préparons la parenthèse bien avant le moment du réveil impromptu – peut-être est-ce pour ce soir. D'abord, déterminons les activités qui vous conviennent le mieux. Ne négligez jamais vos propres ressources créatives. Commencez par un moment de SOLO en envisageant les possibilités suivantes :

- Quelque chose de vraiment drôle, qui provoque le rire, comme une rediffusion de *La Grande Vadrouille*.
- Quelque chose de vraiment satisfaisant, qui implique vos émotions sans trop vous stimuler non plus. La lecture d'un roman, de nouvelles et de fiction en général fait l'affaire, mais il faut éviter les livres trop haletants ou de mystère.
- Quelque chose de vraiment productif, adapté au temps imparti, qui réclame des mouvements du corps. Faire le ménage dans la maison opère à merveille. Il est aussi particulièrement efficace d'écrire, parce qu'on remue

les mains, que ce soit avec le stylo sur le papier ou sur le clavier de l'ordinateur. Il faut pouvoir atteindre un sentiment d'aboutissement en trente minutes à deux heures.

Il sera peut-être utile de combiner ces trois types d'activité (amusement, satisfaction et sentiment d'aboutir), mais pour l'heure, l'objectif est d'en choisir au moins une et de la tester dès la prochaine fois que vous vous réveillerez la nuit et ne parviendrez pas à vous rendormir au bout de quinze minutes. Achetez un DVD, un livre, préparez un jeu de cartes ou parcourez votre collection de CD.

L'idée consiste à revenir au sentiment de journée accomplie, de façon à ralentir votre cerveau. Pour atteindre ce sentiment, certains auront tendance à s'atteler à un grand projet, très porteur d'aboutissement, espérant y trouver la clôture qui leur a peut-être fait défaut au coucher. Ces individus courent le risque de trop se stimuler en choisissant une tâche qui demande ordinairement des semaines ou des mois. À 3 heures du matin, mieux vaut voir petit.

Beaucoup d'auteurs, mais aussi de gens qui pratiquent l'écriture pour le travail ou le plaisir, trouvent à la fois satisfaisant et productif d'y consacrer une heure dans la nuit. Ils y gagnent la sensation de clôture nécessaire au retour de la somnolence dans leur corps et leur esprit.

L'efficacité du puzzle

En cas d'éveil nocturne, le meilleur des alliés sera un puzzle de mille pièces, auquel on consacrera spécifiquement une table. Si le puzzle vaut son pesant de sommeil profond, c'est parce qu'il s'attaque directement au déséquilibre de l'imagerie du système PSI, qu'il compense pour accueillir le retour de la vague du sommeil dans le corps/esprit. Aussi déconcertante et mystérieuse que paraisse la méthode, il est fort possible qu'elle résolve votre problème d'insomnie en un clin d'œil.

Pour une personne qui se réveille en pleine nuit et ne parvient pas à se rendormir, la plus courante des préoccupations est de faire cesser le bavardage mental. Un bon puzzle possède non seulement la vertu d'établir le diagnostic de ce déséquilibre si vous n'aviez pas encore conscience de votre discours intérieur, mais aussi celle d'atténuer le problème pour vous permettre de retrouver le sommeil.

Qu'est-ce qui vaut au puzzle tant d'efficacité ?

Au moment où, en pleine crise d'insomnie, on se lance dans un puzzle, on se trouve habituellement dans un mode de pensée verbale cérébrale rapide. Mais le puzzle n'est pas une activité qui sollicite le discours intérieur. L'assemblage des pièces ne réclame pas qu'on se parle. En revanche, il exige qu'on étende son paysage mental par l'imagination.

Si, au lieu de visualiser les pièces, on tentait de procéder par la réflexion verbale, on n'y gagnerait en général qu'énervement, fatigue, et parfois un léger sentiment de somnolence stérile, mais le plus souvent un bon mal de crâne. Le basculement est immédiat, parce que le cerveau se trouve confronté à une tâche impossible. Les pièces du puzzle réclament à corps et à cri une attention visuelle, mais l'esprit s'obstine à ne réfléchir que par mots ; le conflit ne se résoudra qu'en choisissant de regarder les pièces.

Imaginez un film étranger dont les sous-titres défileraient si vite qu'il deviendrait très laborieux de suivre à la fois le dialogue et l'action. Cela donnerait un spectacle bien peu satisfaisant, dont la bonne compréhension réclamerait trop de réflexion verbale.

Si au moment de vous lancer dans votre puzzle à mille pièces vous éprouvez de la frustration ou de la fatigue mentale, le diagnostic est clair : vous souffrez d'un déséquilibre favorisant la pensée au détriment de l'image. Ne désespérez pas, il est possible de changer.

Petits changements

Dans l'immédiat, commencez par ne pas chercher à assembler deux pièces particulières du puzzle. Changez de perspective et contemplez l'image complète, sur la boîte, cela facilite le passage à un état d'esprit visuel. Puis parcourez les pièces à la recherche d'indices – pas de solutions – qui vous permettront de constituer des catégories. En voici quelques exemples :

- Les pièces du bord, qui « encadrent » l'image.
- Les pièces de même couleur (par exemple tous les « vert foncé » de même nuance).
- Les pièces au même schéma de couleur (sombres d'un côté, claires de l'autre).
- Les pièces à thématique similaire (les lignes blanches d'une barrière, les feuilles d'un arbre).
- À l'intérieur de chacun de ces groupes, constituez des sous-groupes fondés sur des similarités ou des dissemblances de forme, entre les pièces ou en leur sein.

Pour l'heure, votre tâche n'est pas de finir ni même de progresser dans le puzzle, ce qui devrait déjà sensiblement faire baisser la pression. Vous apprenez à utiliser vos yeux pour aller et venir entre la « grande image » et différentes formes et teintes qui correspondent à des détails du puzzle, l'idée étant de s'habituer à se servir de ses yeux pour renoncer à la pensée excessive.

Quand vos yeux se mettent à détailler les pièces, l'esprit y trouve une activité vraiment gratifiante et plaisante. Au lieu de réfléchir à propos des pièces ou de vouloir à tout prix résoudre le puzzle, votre imagination s'anime et vous procure un autre mode de « pensée », le système d'intelligence visuelle, qui ralentit l'activité cérébrale.

Plus rien d'un casse-tête

Une fois les pièces triées, vous pouvez commencer à essayer de les assembler. Mais vous constaterez qu'aussitôt votre esprit disposé en configuration d'imagerie, chaque pièce placée avec succès devient un corollaire du plaisir visuel. À mesure que vous assemblerez le puzzle, vous constaterez que les solutions n'émergent pas du discours intérieur ou du travail réflexif. Les images que perçoivent vos yeux assemblent les pièces sans que vous ayez jamais à vous le dire. Certaines pièces peuvent vous inspirer des pensées, mais l'essentiel de vos capacités mentales s'emploie à identifier les images dans l'image de façon satisfaisante et plaisante.

Quand on vainc sa frustration initiale en activant son imagination, on ne tarde pas à s'apercevoir qu'on est passé à un autre mode mental – qui, vous allez bientôt le découvrir, s'apparente à la façon dont l'esprit trouve le sommeil.

Et bien vite, l'expérience du puzzle n'a plus rien d'un casse-tête. C'est au contraire amusant, gratifiant et une fois qu'on se prend au jeu, on y trouve un sentiment d'aboutissement, parfois à travers le seul assemblage de deux pièces. On peut aussi bien appliquer la méthode du puzzle avant le coucher, pour activer l'imagerie mentale, que dans la journée, pour se détendre ou retrouver le précieux effet « ralentisseur » de l'imagination.

Les cas récalcitrants

Si vous jugez l'expérience frustrante après dix minutes, c'est en général que vous êtes encore trop engagé dans le discours intérieur. Cette persistance témoigne d'une habitude profondément installée, mais elle peut aussi signifier qu'on éprouve de l'angoisse ou de la peur à l'idée de laisser son esprit déambuler parmi les sensations et les images. Au pire, le discours intérieur fait parfois place à un esprit vide, dépourvu de sensations et d'images, ce qui témoigne généralement qu'on est inquiet de ce qui risque d'émerger de l'imagination. Peut-être redoutez-vous des images porteuses de sensations déplaisantes. Un thérapeute peut alors s'avérer précieux.

Avant d'en arriver là, essayez toutefois ceci : brandissez une pièce du puzzle devant vos yeux. Contemplez-la, comme pour mémoriser son contenu, puis fermez les yeux et essayez de la visualiser dans votre esprit. Renouvelez l'expérience plusieurs fois ; ouvrez les yeux, puis fermez-les jusqu'à ce que vous voyiez la pièce. Il n'est pas nécessaire de distinguer les couleurs. Une fois que vous possédez une partie de la pièce dans votre esprit, reproduisez l'exercice avec d'autres pièces, une dizaine au total. Si cela ne fonctionne toujours pas, essayez avec des photos de personnes qui vous sont chères, leur contemplation devrait faire cesser le discours intérieur quand tout le reste a échoué. Une fois que vous parvenez à visualiser ces visages dans votre esprit, revenez aux pièces du puzzle, une par une, puis à l'ensemble du puzzle.

L'idée est de faire de vos yeux tout usage susceptible de

ramener votre esprit à un autre état de conscience. Comparez les pièces en termes de nuances de couleur et de forme ou de similarité des motifs. L'usage de vos yeux pour explorer les différences entre les pièces provoque l'extinction du discours intérieur et rétablit l'équilibre de votre système PSI, parce que l'imagerie possède la vertu spécifique de diluer les pensées et les sensations excessives.

La méthode du puzzle repose sur une technique avancée très efficace, parce que l'imagination implique de façon directe et rapide l'hémisphère droit du cerveau. On rencontre souvent chez les insomniaques les plus lourds, ou dans les cas psychiatriques les plus graves, des modes de traitement penchant nettement à gauche, excessivement analytiques, qui excluent ou rejettent la thérapie comportementale cognitive et les solutions psychodynamiques. La méthode du puzzle est pour ces individus l'occasion d'accomplir de grands progrès.

Pour ces cas aigus comme les autres, l'équilibre obtenu par l'imagination induit souvent le bienfait supplémentaire du sentiment d'une journée accomplie, qui appelle la vague du sommeil à vous emporter au pays des songes en un clin d'œil.

LA NUIT PORTE CONSEIL

Imaginez un peu !

QUESTION : Rares sont les dormeurs normaux vraiment attentifs au sommeil ; ils n'ont qu'à le laisser survenir. Toutefois, quand on les interroge, ils rapportent presque unanimement un processus étonnamment similaire, qui s'explique parfaitement à travers le prisme du système PSI.

D'abord, le dormeur éprouve à un moment donné de la soirée une certaine somnolence, qui signale que c'est l'heure de se coucher, et certains la retiennent jusqu'au moment où leur tête atteint l'oreiller. Puis, au lit, des pensées ou des sensations émergent, généralement de faible intensité. Ces pensées peuvent concerner n'importe quoi et s'enchaîner à une cadence apparemment peu propice au sommeil. Bientôt, la pensée dérive jusqu'à un royaume très distinct de l'éveil, elle prend des tournures bizarres, se peuple d'idées comme « la tuyauterie du camion du marchand de glaces ne peut pas faire la récolte du jardin », que vous oubliez probablement, mais que certains dormeurs normaux parviennent à identifier comme étant le signe annonciateur du sommeil.

Les sensations qu'ils éprouvent au coucher relèvent essentiellement du confort. Le lit est accueillant et bienfaisant, les draps offrent une fraîcheur, ou une chaleur, agréable. Le repositionnement de l'oreiller procure un immense soulagement à la tête et au cou. Le corps renonce à son besoin d'action ; le repos gagne les bras et les jambes, le torse et la tête. Le sentiment qui domine est la somnolence, distincte de la fatigue ou de l'épuisement, et, pour finir, on sent une vague merveilleuse déferler sur son esprit.

Dernière étape, et non des moindres, les images de l'esprit sont la porte d'embarquement de votre séjour au pays des rêves. À mesure que le dormeur normal constate que sa pensée s'évade et qu'il éprouve des sensations plaisantes, l'imagination prend le devant de la scène. Les images surgissent, souvent sous forme de « petit rêve », et procurent un « plaisir visuel » comparable à ce qu'on éprouve quand on s'abandonne à la contemplation d'une œuvre d'art, bien qu'apparaissent aussi des éléments bizarres ou irrationnels. Certains parlent d'« images animées » rapidement changeantes. Les images se multiplient, les pensées et les sensations passent à l'arrière-plan, l'activité cérébrale ralentit, et l'on s'endort. Si l'on « s'observe » s'endormir, les images sont la dernière chose dont on garde le souvenir.

À bien examiner cette séquence, on constate que l'endormissement consiste essentiellement à laisser les PSI « venir et s'en aller ». Vous allez découvrir avec surprise qu'il est facile de reproduire ces étapes soi-même. Il se peut toutefois que vous n'y parveniez pas systématiquement, soir après soir.

Pourquoi ce défaut de constance ?

COMMENTAIRE : L'obstacle le plus évident au déroulement de la séquence naturelle du coucher est le déséquilibre du système PSI provoqué par le comportement acquis d'un excès de pensée ou, plus rarement, de sensation. Au moment où le sommeil vous réclame, vous ne parvenez pas à ralentir le moteur, à le mettre en veille, et aucune image n'apparaît. Ceux qui n'éprouvent pas trop de difficulté à activer leur imagination au coucher vont pouvoir traiter leur insomnie dès ce soir. Ils n'ont qu'à fermer les yeux, et laisser venir le spectacle des images.

Le déséquilibre du système PSI répond à des motifs plus complexes chez les dormeurs difficiles atteints de troubles mentaux, ceux qui s'évertuent à trop réfléchir parce qu'ils cherchent à fuir des sensations ou des images déplaisantes. Chez les grands traumatisés, la pensée excessive sert à barrer le passage à un flot d'images déplaisantes, comme le cauchemar. Bien qu'on puisse parler dans ce cas de comportement acquis, le mécanisme déclencheur est renforcé par la présence préalable d'un événement traumatisant. Ces sensations ou images fortes et déplaisantes causent immanquablement le déséquilibre du système PSI.

Au lieu de la vague du sommeil, ces dormeurs très difficiles connaissent des marées successives d'insomnie. Le pire des cas est celui qui voit le patient anticiper le jaillissement d'images ou de sensations déplaisantes et faire brutalement monter le volume de son discours intérieur au moment du coucher pour prévenir l'émergence inopportune de sensations et d'images. C'est un blocage profond, qui réclame un apprentissage plus intensif et plus élaboré des techniques d'imagerie, généralement accompagné d'un travail sur les émotions.

LA PERLE

Votre imagination est capable de tout, ou presque

À présent que vous connaissez la force de l'imagination et son rôle essentiel dans l'endormissement, il faut déterminer si vous êtes en mesure de développer cette composante majeure de votre système PSI. L'imagination peut aussi bien servir à l'endormissement qu'au réveil.

Si vous ne vous êtes pas encore essayé à la production d'images plaisantes au coucher, veuillez l'inscrire dans vos habitudes quotidiennes, sauf si cela fait venir des images déplaisantes ou des cauchemars. Chacun pourra en tout cas se livrer à l'exercice suivant. Sans doute convient-il d'y aller avec prudence, mais d'après notre propre expérience, les individus les plus traumatisés peuvent s'y livrer sans risque.

Commencez par un moment de SOLO, puis pensez à quelque chose que vous souhaiteriez modifier chez vous, de préférence une chose simple et qui n'ait pas de caractère obligatoire. Prenons l'exemple d'un meuble que vous seriez curieux de transformer, sans qu'il y ait urgence à le faire. Ne vous lancez pas dans les grands projets de réfection de votre logement, c'est à la fois trop absorbant et trop stressant. Vous pouvez aussi vous faire une nouvelle coiffure, déplacer l'écuelle du chat, modifier la façon dont vous faites votre lit le matin ou réorganiser votre bureau. Choisissez un projet neutre, qui ne déclenche pas d'émotion forte.

Fermez les yeux pendant cinq à dix minutes, essayez de visualiser les modifications que suppose cette tâche théorique. Ne vous lancez pas dans les images en vous sentant tenu de changer quelque chose à tout prix. Le présent exercice ne vise qu'à vous faire apprécier la nature dynamique de l'imagination. Remarquez notamment que les pensées, les sensations et les images viennent et s'en vont pendant l'exercice. C'est un flux normal, et le fait de cultiver l'aptitude à laisser les PSI venir et s'en aller confère de l'équilibre au système.

Si l'exercice vous paraît facile, appliquez-le à différentes idées de modification à la maison ou au travail.

CHAPITRE XIII

Compagnons de sommeil imaginaires

Imaginez le sommeil

L'imagination compte parmi les dispositifs les plus sophistiqués de l'esprit humain.

Peu de dormeurs difficiles en perçoivent la force réelle. Vous retrouverez plus vite le sommeil en puisant dans votre imagination qu'en cherchant à obtenir une ordonnance de votre médecin, et peut-être même qu'en allant jusqu'à la pharmacie. On peut réactiver un système d'imagerie dès la première tentative, par une pratique qui demande moins de cinq minutes. La visualisation d'images plaisantes peut aussi finir par se substituer à l'abandon du lit quand on s'est réveillé dans la nuit.

L'imagination tire son efficacité du fait qu'elle ralentit les ondes cérébrales et convoque la vague du sommeil. Une seule précaution, toutefois : tant que vous n'aurez pas fait renaître en vous cette fonction naturelle, il restera prudent de quitter le lit en cas d'éveil.

Sur le front des yeux

Lorsqu'ils s'y essaient pour la première fois, beaucoup de dormeurs difficiles croient devoir faire jaillir les images sans qu'interviennent la pensée ni les sensations. Mais l'exercice d'imagination que nous appliquons aux troubles du sommeil n'a rien à voir avec la visualisation mentale de photographies.

Comme la pensée et les sensations, la production d'images est un processus dynamique, qui évolue selon la situation, qui vient et s'en va.

Indiquez-moi l'itinéraire conduisant à l'un de vos restaurants préférés. Pour vous, le plus efficace sera de faire le parcours en relevant des repères en chemin, puis, pour transmettre ces informations à un interlocuteur, de les traduire en paroles (le mode verbal d'expression des pensées). Dans le processus, ne vous étonnez pas de voir surgir çà et là une sensation – « je me souviens que la salade niçoise y était excellente, et j'en mangerais bien une assiette, là, maintenant ».

Notre propos n'est pas d'engendrer un état d'imagerie pure, c'est quasiment impossible. Chacun sait d'expérience que notre système visuel apprécie particulièrement les beaux couchers de soleil s'ils sont associés à une part de discours mental. L'équilibre entre les PSI ne signifie pas l'exclusion d'un élément ; c'est bien d'équilibre qu'il s'agit.

Certains se croient dépourvus de tout contrôle sur leur imagination, mais cela correspond souvent au fait qu'ils sont généralement négligents à l'égard de l'imagination dans leur vie quotidienne. Les exercices suivants peuvent vous apprendre à activer votre imagination de jour comme de nuit, ce qui accroît sensiblement vos chances d'équilibrer votre système PSI. Si l'imagination est pour vous un problème, ces exercices vous apporteront la confiance et l'entrain nécessaires. Pour certains, il faudra commencer par travailler les yeux ouverts avant de n'opérer que dans l'esprit.

Petit grand pas n° 7 : tout est dans l'œil

Les voies de l'imagination sont multiples. Vous pouvez employer vos yeux à regarder devant vous, ou laisser la conscience vous entraîner du mode « discours intérieur » au mode « imagination » :

- *Livre de coloriage* : coloriez des images porteuses de sens, de valeur ou d'esthétique. Peut-être offrirez-vous vos œuvres à vos enfants ou à d'autres.
- *Mots croisés* : curieusement, cette méthode n'opère que si les définitions appellent des images dans votre

esprit. Si elles ne déclenchent que du discours intérieur, évitez-la.

- *Regardez un documentaire sur la nature* : constatez à quel point le spectacle tranche avec les autres émissions de télévision. La splendeur de la nature, accompagnée d'une narration succincte, procure une imagerie à la fois séduisante et apaisante.
- *Le Rubik's cube* : pour ces petits carrés colorés, la réflexion ne sert à rien. L'essentiel, que vous résolviez ou pas le casse-tête, est d'engager votre esprit dans les couleurs et d'utiliser votre système visuel pour aligner les carrés de votre mieux.
- *Livres illustrés* : c'est la grande valeur, méconnue, des « beaux livres ». Contemplez les images, dans le détail, et laissez votre esprit vagabonder autour de leur beauté ou de leur sophistication. Le plaisir visuel est ici à dévorer.

Outre les techniques impliquant l'usage des yeux, certaines astuces consistent à finement solliciter d'autres sens pour stimuler l'imagination :

- *Les CD de stimulation par le son* : il s'agit de documents sonores qui vous emmènent à travers des décors plaisants, comme un jardin ou une plage. Ils durent dix minutes ou plus, et favorisent la relaxation dans la journée. Utilisez-les au coucher, ou un peu avant, pour mettre en route votre imagination.
- *Créez vos propres enregistrements* : choisissez un cadre agréable, écrivez un commentaire rapide, et enregistrez-le sur la bande-son. Si l'un de vos amis ou de vos proches est doté d'une voix particulièrement apaisante, demandez-lui de le faire. Prévoyez de nombreuses pauses dans la narration, de cinq secondes à une minute, pour supprimer toute obligation de « suivre » le commentaire.
- *CD musicaux* : nous sommes nombreux à chérir le souvenir du temps où nous nous endormions en écoutant de la musique, activité qui pousse l'imagination à mettre le discours intérieur en sourdine. La radio, avec ses interruptions publicitaires, n'est pas recommandée, à moins qu'il s'agisse d'une station particulièrement

apaisante. De même que vous avez appris à voir les pièces d'un puzzle, apprenez à entendre la musique dans votre esprit, cela peut faire venir la vague du sommeil ou activer votre imagination.

- *Lampes aromatiques et aromathérapie* : l'odorat est intimement lié à l'émotion et à la mémoire. Certaines odeurs, certains parfums, induisent des sensations de bien-être et de sécurité ou font remonter des souvenirs agréables, qui activent l'imagination.

Voici quelques astuces insolites pour interrompre le discours intérieur et faire place à l'imagerie :

- *Ouvrir les yeux dans une chambre totalement obscure* : si vous dormez dans une chambre où il n'y a pas de lumière du tout, ou très peu, il suffit parfois d'ouvrir les yeux pour faire cesser le discours intérieur. On n'y voit quasiment rien, et les paupières deviennent vite trop lourdes ; regarder sans voir est épuisant. À chaque fois que vous les refermez, les ruminations peuvent revenir. Si vous les maintenez ouverts, à regarder « rien », le discours intérieur s'estompe lentement mais sûrement, le sommeil gagne les yeux, puis c'est la somnolence. Et l'imagerie pénètre alors l'esprit.
- *Repositionner sa langue* : placez le bout de la langue entre les dents, qui doivent à peine reposer dessus, sans mordre. On enseigne cette astuce à ceux qui ont appris à lire en répétant chaque mot dans leur tête, une méthode de ralentissement de la lecture. Placer ainsi la langue entre les dents réduit le discours intérieur et offre l'avantage supplémentaire d'étirer le muscle lingual vers l'avant. Cette extension ouvre l'arrière de la gorge et facilite la respiration, ce qui est particulièrement souhaitable au coucher. On obtient le même résultat en logeant la pointe de la langue juste au-dessus du renflement de la gencive, derrière les incisives.

Les instants précédant le coucher peuvent aussi donner lieu à de multiples autres activités, griffonnage, dessin, jeux de société, jeux de ficelle, et une foule de jeux d'enfants. Quand vous y procédez, les yeux ouverts, fermez-les de temps en temps, pour constater si des images visuelles se présentent. Une fois qu'elles pénètrent l'esprit sans mal, c'est que vous êtes tout près d'atteindre le sommeil. Que vous choisissiez d'abandonner le lit et la chambre ou pas, vous devez impérativement acquérir assez de confiance pour mettre votre imagination en route et laisser errer votre esprit sur le sentier du sommeil.

Si vous avez été attentif à ce dernier point, il ne vous a pas échappé que la somnolence n'y était nullement évoquée. De façon fort étonnante, certains dormeurs difficiles, bien qu'ils fassent barrage à la vague du sommeil, sont capables de s'endormir en ne puisant que dans l'imagerie – sans qu'il y ait de somnolence manifeste. Dans le scénario idéal, on consacre un certain temps à l'imagerie, puis, bien vite, on se sent somnolent et on emporte aussitôt l'un et l'autre au lit : la somnolence comme l'imagerie. Il n'est pas de meilleure association pour ralentir le cerveau.

Envie de clôture

Quand il s'agit de se dire que la journée est accomplie ou de laisser son corps accueillir la vague du sommeil, les dormeurs normaux profitent du meilleur des deux. On peut même y ajouter le troisième, puisque la porte de l'imagination leur est aussi grande ouverte. Aucune de ces trois expériences de clôture ne réclame d'effort conscient. Ces bons dormeurs savent se ralentir au coucher, alors les instants qui précèdent l'endormissement les conduisent directement au sommeil. Remarquablement, même s'ils changent leurs habitudes à la suite d'une journée difficile, il reste toujours au moins l'un des trois éléments pour leur permettre de perpétuer le savoir-faire qui leur apporte systématiquement le bon sommeil jusqu'au matin.

Voici comment ils s'y prennent. S'ils n'éprouvent pas la sensation de sommeil, ils savent avec une précision d'horloger quand la journée est accomplie, et cela crée un vide dans lequel s'engouffre la somnolence, alors qu'à peine quelques minutes, quelques secondes auparavant, rien n'annonçait le sommeil. Curieusement, le même scénario peut survenir à l'envers : le dormeur normal ne sent pas que sa journée est accomplie, mais à ce stade de la soirée, il sent soudain la vague qui signale que l'heure est venue de clore, ce qu'il accepte sans mal, et part se coucher. Enfin, en l'absence des deux premiers éléments, beaucoup de dormeurs normaux se mettent quand même au lit, et en quelques secondes, si leur système PSI est équilibré, ils franchissent rapidement la séquence des pensées aléatoires, des sensations réconfortantes et des images pour atteindre le pays des rêves. Ces dormeurs ont bien de la chance, et ils ne la mesurent même pas, alors que d'autres n'en finissent plus de compter les moutons.

Le dormeur difficile fera bien de se pencher sur ce que vivent les dormeurs normaux. Il doit comprendre que les trois processus sont liés, et que chacun peut séparément faire l'objet de sollicitation consciente pour entraîner les deux autres.

L'imagination mérite que vous y consacriez du temps et de l'énergie, parce que la production d'images parvient souvent à ralentir instantanément le cerveau et à vous faire retrouver le sommeil dans la nuit, en atténuant le discours intérieur ou les sensations déplaisantes. De tous les instruments exploitables pour soigner l'insomnie, l'imagination est peut-être le plus précis, voire le plus efficace.

On se demande souvent ce qu'on est censé visualiser au coucher. N'importe quoi, parce que le point de départ n'a aucune importance. Bien vite, vous sentirez naturellement votre imagination se lancer dans une errance à travers toute une série d'images, dont, si vous vous endormez après quelques minutes, vous ne conserverez que partiellement le souvenir.

La rubrique « La nuit porte conseil » qui suit devrait s'avérer particulièrement utile pour ceux qui, le jour ou la nuit, souffrent d'images perturbantes.

LA NUIT PORTE CONSEIL

Une image vaut mille verbes

QUESTION : Les images déplaisantes sont le premier obstacle à l'apprentissage du recours à l'imagination. Les dormeurs difficiles, notamment les grands traumatisés et les personnes atteintes de troubles de la santé mentale, ont appris à verrouiller leur système d'imagerie pour se prémunir contre les mauvais rêves ou les souvenirs perturbants. Pour la prochaine série d'exercices, ces problèmes d'imagination peuvent réclamer l'intervention d'un spécialiste. Êtes-vous en proie à des images déplaisantes ?

COMMENTAIRE : Presque tout le monde rapporte la présence en soi d'images déplaisantes. Pour gérer ces images (mais pas forcément toutes les images négatives), l'essentiel est de bien comprendre la dynamique de votre système d'imagination, qui permet la libre circulation des PSI, et d'en tirer avantage.

À l'état naturel, l'activité cérébrale soumet constamment à l'esprit de nouvelles idées et opportunités concernant le prochain acte ou la prochaine pensée, aussi bien dans la journée qu'au pays des rêves. Parce que nous sommes porteurs de rêves et d'ambitions, nous ne retenons chaque jour de ces éléments qu'une faible partie.

Chacun de nous détient la capacité de laisser venir et repartir les PSI, parce qu'il n'est pas humainement possible de s'attarder sur chaque pensée, sensation ou image qui nous viennent en permanence. Notre imagination, digne composante du système PSI, laisse venir et repartir les images elle aussi ! Cela paraîtra difficile à un grand traumatisé, mais si vous avez réussi le précédent exercice, celui de la dernière rubrique « La nuit porte conseil », vous avez constaté par vous-même la venue et le départ d'un nombre conséquent d'images quand il a fallu imaginer une nouvelle disposition pour vos meubles, par exemple. Une fois qu'on a perçu ce potentiel, on découvre la joie de voir les images déplaisantes ou plus généralement négatives repartir sans qu'il ait été nécessaire d'intervenir.

Une fois que votre système d'imagerie atteint ce stade de développement, vous prenez conscience que le spectacle qui se donne dans votre tête n'est pas seulement gratuit, mais que les films d'épouvante n'y sont le plus souvent que des séquences très brèves, de courtes bandes-annonces d'un film qui repart rapidement au second plan. Lorsque les mauvaises images ressemblent davantage à un avant-goût de réjouissances à venir, c'est que le mal est plus profond, et qu'il convient d'agir pour éviter que cela tourne au long-métrage.

Les cauchemars et les mauvais rêves comptent parmi les formes d'imagerie les plus perturbantes, ce sont des visiteurs malvenus qu'on sent particulièrement incontrôlables. Les cauchemars sont une cause ordinaire de mauvais sommeil, parce qu'ils incitent le dormeur difficile à repousser l'heure du coucher pour fuir les limbes et leurs songes.

Nos chercheurs se sont fait une spécialité du traitement des cauchemars de tous types de patients, qu'ils aient subi une agression, notamment sexuelle, ou vécu une catastrophe, qu'ils soient rescapés du 11-Septembre ou vétérans de guerre, ou au contraire libres du moindre trouble psychique. Nos travaux ont montré que dans leur immense majorité, les cauchemars récurrents présentent une très forte probabilité d'enracinement sous forme de comportement acquis inévitable. En 2001, nous avons publié dans le *Journal of the American Medical Association* les résultats d'une étude randomisée qui montrait qu'un exercice d'imagination – la thérapie par répétition cognitive de l'imagerie (*Imagery Rehearsal Therapy*, ou IRT) – permet de réduire les rêves perturbants sans thérapie ni médicaments.

LA PERLE

La thérapie par répétition cognitive de l'imagerie, contre les mauvais rêves et les cauchemars

La thérapie par répétition cognitive de l'imagerie traite les mauvais rêves ou d'autres images susceptibles de surgir dans la journée, et les images perturbantes qui surviennent au coucher et empêchent le sommeil. C'est le prolongement naturel des précédents exercices de « modification d'images ».

Voici comment cela fonctionne. Commencez par constater l'apparition dans votre esprit d'une image déplaisante. Dès que vous sentez sa présence, exploitez vos aptitudes en matière d'imagerie pour la remplacer par une autre de votre choix. S'il s'agit de travailler sur un mauvais rêve, vous pouvez réaliser cet exercice quand vous vous réveillez dans la nuit, ou le matin si vous vous souvenez du cauchemar. Transformez le mauvais rêve en « nouveau rêve ».

Ensuite, passez de quelques secondes à plusieurs minutes à répéter la ou les nouvelles images créées. Si l'ancienne persiste à resurgir, essayez de la laisser venir et repartir. Puis revenez à votre nouvelle image et passez un peu de temps à la développer, en y associant l'histoire que vous voudrez. Vous n'allez pas tarder à découvrir que vous maîtrisez vos images mentales bien mieux que vous ne le pensez. Pour que la technique fonctionne, il faut se contenter de ne chercher à modifier qu'un ou deux cauchemars par semaine. Traiter trop de mauvais rêves à la fois est inutile et risque de ralentir le processus.

La plupart des personnes sujettes aux cauchemars qui s'essaient à cette méthode font état d'une atténuation au bout de deux semaines, et une vaste majorité parle de résultats consistants et durables après deux mois. Dès que les mauvais rêves s'estompent, quelques séances par semaine de répétition cognitive de l'imagerie peuvent suffire à consolider l'habitude nouvelle d'une nuit sans cauchemar.

L'imagination n'est pas une fonction incontrôlable, même si les débutants dans ce genre d'exercice sentent parfois les choses leur échapper ou quelque peu les submerger. Commencez par des séances brèves, quelques secondes ou quelques minutes par jour. Si vous avez du mal à avancer, envisagez le recours à notre série de CD accompagnés d'un cahier d'exercices *Turning Nightmares into Dreams* (Transformer ses cauchemars en rêves), disponible sur www.nightmaretreatment.com ou www.sleepdynamictherapy.com, vous y trouverez davantage d'instructions et de commentaires sur la thérapie par répétition cognitive de l'imagerie.

Quand on perçoit toute la force des images, on comprend aisément qu'elles soient en mesure de rétablir l'équilibre de l'ensemble du système des pensées, des sensations et des images, parce que l'imagination est la passerelle idéale pour aller et venir entre nos pensées et nos sensations.

QUATRIÈME PARTIE

Le secret du sommeil est dans les messages émotionnels

Laissez vos sensations vous guider vers le sommeil

Avançons et approfondissons

Nous avons quasiment atteint la moitié du chemin. Et vous, êtes-vous à mi-parcours de la route du sommeil ?

La plupart des dormeurs difficiles obtiennent des résultats appréciables en abattant la muraille du temps, en s'accordant un « instant agréable » quand il le faut, et en faisant un usage éclairé de leurs aptitudes imaginatives. Mais deux obstacles particulièrement tenaces vous privent peut-être encore de résultats réellement spectaculaires en termes de qualité du sommeil :

- Les inhibiteurs spécifiques de la sensation d'ensommeillement, qui empêchent la vague du sommeil d'atteindre le rivage.
- Les déséquilibres du système PSI dus à des problèmes d'imagination ou, plus souvent, à des sensations ou des émotions pénibles.

Les cinq chapitres qui suivent seront très intenses. Certains vous demanderont peut-être une semaine, voire plus. Vous serez sans doute conduit à relire ce passage pour bien comprendre les instructions de gestion de vos émotions et les appliquer.

INFO-SOMMEIL

De mauvais résultats sont parfois porteurs d'espoir

D'après mes propres observations cliniques, la plupart des dormeurs difficiles connaissent des problèmes de respiration ou des désordres du mouvement qu'ils mettent des années à identifier, parce que leur médecin ou thérapeute n'en a que rarement l'intuition et qu'il ne l'envoie pas consulter un spécialiste du sommeil. La sixième et la septième partie de ce livre vous montreront que ces affections sont parfaitement traitables. Pour l'heure, gardez cette perspective à l'esprit : l'absence de progrès significatifs et constants dans la qualité de votre sommeil – à la suite de traitements psychologiques et notamment de thérapies basées sur l'émotion – est peut-être le signe sûr qu'il existe un problème physique sous-jacent et jamais soigné.

CHAPITRE XIV

Vous seul pouvez réprimer la sensation de sommeil

Bilans équilibrés

Le système PSI est naturellement équilibré, il faut des années pour le déséquilibrer.

Cette tâche manifestement difficile paraît insurmontable tant qu'on ne fait pas l'analogie avec le vélo. La première fois qu'on monte à vélo, toute la difficulté tient à la nécessité d'accomplir trois choses :

1. Penser à l'endroit où l'on veut emmener le vélo.
2. Sentir son corps produire de l'énergie en pédalant.
3. Discerner un point au loin qui permette de conserver l'équilibre en avançant.

Si l'on néglige l'un de ces trois éléments, on ne mettra pas longtemps à tomber, à heurter quelque chose ou à se faire mal. L'exercice conserve toute sa difficulté tant que ne surviennent pas trois choses :

1. On choisit un point devant soi sur lequel on focalise les yeux (images visuelles).
2. On continue de pédaler jusqu'à ce qu'il soit temps de freiner (sensation corporelle).
3. On est conscient de ce qui nous entoure, ce qui permet de pédaler en toute sécurité (pensée).

Lorsque ces trois actions trouvent simultanément leur place, le système PSI atteint l'équilibre et le vélo devient facile, voire instinctif. Ne sous-estimez jamais votre aptitude à équilibrer le système PSI. C'est parfaitement faisable, mais chez la plupart des dormeurs difficiles, certaines catégories de PSI restent en sommeil dans les situations et circonstances quotidiennes. Sachez dès à présent que le chemin le plus rapide menant à l'équilibre de votre système PSI passe par l'implication de vos sensations et de vos émotions.

Attrapez la vague

Dans la thérapie dynamique du sommeil, la façon la plus pragmatique d'aborder les sensations consiste à distinguer les trois façons qu'ont les sensations et les émotions de faire interférence avec la vague du sommeil :

1. Elles lui font barrage quand vous cherchez à dormir.
2. Elles la décalent au mauvais moment de la journée.
3. Elles la réduisent à une période trop courte pour être utile.

La présence de sensations trop intenses au coucher, par exemple – qui correspond à un défaut de clôture émotionnelle –, est un signe clair que le corps et l'esprit ne veulent pas dormir. La journée n'est pas accomplie et, nul ne s'en étonnera, la vague du sommeil reste au large.

Les cauchemars et les épisodes traumatisants apportent à ce mystérieux comportement un éclairage intéressant, parce qu'ils favorisent des sensations perturbantes qui effacent toute somnolence. Les mauvais rêves sont des visiteurs indésirables, ils engendrent des comportements acquis par lesquels le patient qui ne demande qu'à dormir pénètre dans sa chambre en état d'éveil, en appréhendant un nouvel assaut nocturne. Rester éveillé lui offre une maîtrise, alors l'individu sujet aux cauchemars « choisit » de ne pas dormir. La vague est barrée par des sentiments de peur ou d'angoisse.

À la suite d'un événement traumatisant ou particulièrement stressant, les sentiments perturbants se déclarent au moment du coucher – un moment de vulnérabilité – parce que des questions de sécurité ou de survie pourraient être en jeu. Une fois le verrouillage des portes vérifié, l'alarme installée ou même l'arme de défense acquise, la dernière des protections consiste à rester éveillé au lieu de dormir. Quand on croit sincèrement sa vie ou sa sécurité menacées, s'endormir paraît irrationnel et l'on tient avant tout à conserver son aptitude à surveiller la menace et, finalement, à s'en défendre. Que le rescapé traumatisé en ait conscience ou pas, la peur et l'angoisse empêchent la vague du sommeil d'atteindre le rivage.

La vague infaillible

Brader son sommeil contre la sécurité ou la survie quand la menace (cauchemar ou traumatisme, par exemple) atteint un poids conséquent, cela ressemble à un marché de dupes, mais au fil du temps, le dormeur difficile en vient à ne plus percevoir que quelque chose empêche le déferlement de la vague. En fait, la plupart des mauvais dormeurs ne parviennent pas à comprendre le mécanisme précis de cette obstruction, si tant est qu'ils le perçoivent.

Percevez-vous que le nœud du problème réside précisément dans cette incapacité à ressentir la vague ?

Comprenez-vous ce fait extraordinaire que la vague infaillible du sommeil est presque certainement encore là, en vous, pour ainsi dire cachée sous d'autres vagues de sensations ou d'émotions ? Quelque part dans le corps et l'esprit, votre vague cherche à émerger, mais elle n'accède pas au rivage parce que vous ne voulez pas dormir.

Beaucoup de médecins et d'experts ne partagent pas cet avis. Ils pensent qu'une part importante des dormeurs difficiles n'a pas la même aptitude au sommeil que les dormeurs normaux, que, d'une façon ou d'une autre, leurs ondes cérébrales sont génétiquement programmées pour s'exciter et faire obstruction à la vague. Pour eux, la meilleure réponse consiste à prescrire des cachets pour induire la somnolence.

Nos observations cliniques et expérimentales disent tout autre chose. Plus de 95 % de nos patients font état de somnolence, mais elle survient souvent au mauvais moment de la journée, dans des situations où le sommeil est impossible, ou sur des périodes trop brèves pour qu'on s'endorme ou qu'on le reste. Même chez ceux qui déclarent ne jamais éprouver de somnolence, tout indique qu'ils ont oublié comment remarquer cette sensation, pas qu'ils en ont perdu l'aptitude.

Si vous apprenez à identifier les facteurs qui empêchent la venue de la vague – il s'agit le plus souvent de sensations ou d'émotions très précises –, vous pourrez ramener le sommeil à son port (la chambre), à l'heure voulue (le coucher) et pour le temps nécessaire (la durée du sommeil).

Petit grand pas n° 8 : six sondages pour vous guider

Le temps est venu de s'intéresser au mécanisme par lequel les sensations et les émotions barrent le passage à la vague. Cela nous ramène à la journée, où il faut une fois pour toutes savoir distinguer entre trois sensations déterminantes :

1. La somnolence.
2. La fatigue.
3. L'épuisement (fatigue chronique).

Passez les quelques jours qui viennent à guetter ces trois sensations. Notez leur effet, le moment où elles surviennent et ce qui les provoque. Pour gagner du temps, constatez d'ores et déjà l'endroit de votre corps ou de votre esprit où vous les éprouvez. Les prochaines étapes s'annoncent plus intenses que toutes celles que nous avons franchies jusqu'ici, alors commencez par un bon moment de SOLO.

Procédez à six sondages de ce type par jour. Voici le meilleur moment pour le faire :

1. Au lit, juste après le réveil du matin.
2. Au petit déjeuner, juste avant de consommer une boisson caféinée.
3. En fin de matinée (juste avant midi), à l'occasion d'une accalmie.
4. À l'heure usuelle de la sieste, une ou deux heures après le déjeuner.
5. Au moment du dîner.
6. Au début de la nuit, une ou deux heures après le dîner.

À chaque fois, posez-vous les huit questions suivantes. Une fois que vous aurez pris le coup de main, la procédure entière ne réclamera qu'une minute. Les premières fois, prenez quand même le temps, consacrez-y cinq bonnes minutes.

- Est-ce que j'ai sommeil ?
  Si les circonstances le permettaient, est-ce que je m'endormirais ou je somnolerais facilement ?
- Est-ce que je suis fatigué ?
  Est-ce que je ressens un manque d'énergie mais pas l'envie de dormir ?
- Est-ce que je suis épuisé ?
  Est-ce que je fais bien la différence entre la fatigue chronique (l'épuisement) et celle qui nous prend après avoir fait le ménage ou tondu la pelouse ?
- Est-ce que chacune de ces sensations requiert que j'agisse ?
  Sinon, que deviennent ces sensations dans la journée ?

En se concentrant sur ces questions, la quasi-totalité des dormeurs difficiles éprouvera une certaine sensation de sommeil. Si vous ne parvenez pas à puiser en vous cette sensation précise, c'est qu'il y a de grandes chances que vous ayez transformé la somnolence en sensation de fatigue ou d'épuisement. Pour des raisons tenant intimement à ces sensations spéciales qu'on appelle les émotions et qui, si rien n'est fait pour les traiter, vont vous porter à croire que les cachets constituent la meilleure thérapie contre l'insomnie.

Une foule de sensations

La vague du sommeil est une sensation pure de sommeil. Lorsque la fatigue ou l'épuisement s'invitent dans la partie, la sensation de somnolence devient impure, ou s'en voit carrément exclue. La somnolence pure nous entraîne sans mal dans le sommeil, mais lorsqu'elle est polluée par d'autres sentiments, elle peine à le faire.

La somnolence impure est donc au cœur du problème, et les dommages que subit la somnolence pure se résument aux équations suivantes :

- Somnolence + anxiété = fatigue ou épuisement.
- Somnolence + frustration = fatigue ou épuisement.
- Somnolence + colère = fatigue ou épuisement.
- Somnolence + stress = fatigue ou épuisement.
- Somnolence + préoccupation = fatigue ou épuisement.

- Somnolence + peur = fatigue ou épuisement.
- Somnolence + trouble de l'anxiété = fatigue, épuisement ou aggravation du trouble anxieux.
- Somnolence + trouble dépressif = fatigue ou épuisement ou aggravation du trouble dépressif.
- Somnolence + syndrome post-traumatique = fatigue ou épuisement ou aggravation du syndrome post-traumatique.

Enfin, par opposition à tout ce qui précède :

- Somnolence + rien d'autre = somnolence.

LA NUIT PORTE CONSEIL

Libérer des émotions coincées

QUESTION : Aussi bien ici que lors de vos rencontres avec des spécialistes du sommeil, on vous bombarde de questions sur la fatigue et la somnolence diurnes. Nous demandons invariablement au patient comment ces symptômes affectent son fonctionnement dans la journée. Inversons à présent les choses, et apprenons à travailler sur ces sensations diurnes de fatigue ou de somnolence pour mieux comprendre vos troubles du sommeil et les résoudre.

Pour pleinement tirer parti de cette nouvelle approche, vous devez comprendre qu'à chaque fois que vous éprouvez l'une de ces sensations, elle recèle une mine d'informations. Et pour faire le tri dans ces informations, il faut absolument que vous sachiez dire si vous êtes aux prises avec des sensations de sommeil, de fatigue ou d'épuisement. Avez-vous tendance à combattre ces sensations ? Est-ce que vous les balayez à l'aide de la caféine ? Les affrontez-vous autrement ?

COMMENTAIRE : Combattre ces sensations est parfois indispensable, parce que les priorités du moment prévalent sur le coup de pompe. Il faut ranger son apathie dans un tiroir et faire le travail malgré tout. Mais à force de repousser ces sensations, vous perdez des occasions d'entendre le message qu'elles vous livrent et qui indique ce qui ne tourne pas rond dans votre sommeil.

Le meilleur exemple de ce phénomène est le recours à la caféine visant à compenser un manque d'énergie. Le propos ici n'est pas de vous amener à cesser de boire du café, du thé ou des boissons sucrées, parce qu'une immense proportion de dormeurs problématiques y puise une meilleure sécurité au volant ou au travail. Notre objectif est de percevoir avec quelle vigueur vous combattez contre vous-même en résistant à la fatigue, l'épuisement ou la somnolence par l'automédication ou la caféine. Si vous êtes consommateur de caféine, il y a de fortes chances qu'une certaine somnolence demeure tapie tout au fond de votre corps/esprit. Mais l'usage régulier de la caféine a émoussé votre aptitude à l'éprouver.

Si vous combattez la fatigue par la caféine, percevez-vous en quoi cela ne fait qu'ajouter à la confusion que vous entretenez autour du sommeil au coucher ? Si les circonstances le permettent, que vous n'avez pas à conduire ni à mener d'autre activité dangereuse, essayez d'arrêter le café, cela fera peut-être émerger votre sensation du sommeil.

Quand vous reconnaîtrez la sensation du sommeil, remarquez si elle suscite en vous l'envie de faire une sieste. Que vous y procédiez ou pas n'a pas d'importance ici. L'essentiel est de reconnaître que l'on est capable d'éprouver la sensation du sommeil dans la journée ou le soir, car cela signifie qu'on peut apprendre à la déplacer jusqu'à l'heure du coucher ou dans la nuit.

LA PERLE

Trouvez un foyer pour l'envie de dormir au moment du coucher

En prenant le temps d'éprouver vos sensations de sommeil, mettez-y de la délectation. Ce que vous cherchez à travers ces exercices, c'est n'importe quelle sensation de somnolence susceptible de vous montrer ce qu'il faut aspirer à trouver au coucher. En général, vous constaterez que ces sensations surviennent trop brièvement, ou au mauvais moment de la journée, de sorte qu'elles ne peuvent rien pour vos problèmes de sommeil nocturne. Ça n'est pas grave pour l'instant, vous avez au moins obtenu confirmation de votre aptitude à les éprouver.

Il vous arrivera souvent de constater que vous menez contre le manque d'énergie un véritable combat. Voici un petit supplément au SOLO, à essayer si vous constatez que vous êtes fatigué et que vous cherchez à résister. Au lieu de vous acharner, déposez les armes et laissez la sensation de fatigue vous parcourir le corps. Le plus souvent, la sensation repart comme elle est venue. En renonçant au combat et en laissant le corps éprouver la fatigue, cette dernière décroît considérablement, parfois jusqu'à totalement se dissiper. L'exercice est moins efficace en cas d'épuisement (fatigue chronique), mais, répétons-le, il aide aussi à discerner la sensation de sommeil.

Beaucoup de dormeurs difficiles accomplissent de grands progrès aussitôt qu'ils parviennent à distinguer ces trois sensations, mais ils sont souvent freinés par le fait qu'une pièce du puzzle demeure inconnue. Cette pièce manquante est presque toujours un autre sentiment ou émotion non identifié, comme ceux dont nous avons établi la liste plus haut, qui fait obstacle à l'arrivée de la vague.

Tout le monde s'entend à reconnaître que les émotions fortes ne sont pas propices au sommeil. Mais ce qui surprend, c'est qu'on perçoive si rarement les facteurs techniques par lesquels les émotions empêchent le sommeil ou l'interrompent. Quand, dans la nuit, vous ressentez des émotions intenses, ce qui suit est presque invariablement vrai :

- Votre journée n'est pas accomplie.
- Vous n'avez pas vraiment envie de dormir.
- Votre vague du sommeil est retenue au large.

Ces grandes vérités du sommeil nous ramènent à la fonction et à la nature des émotions humaines, elles nous révèlent comment et pourquoi les émotions nous privent d'un bon sommeil. Si vos sensations de somnolence demeurent impures, réduire le discours intérieur et utiliser votre imagination ne suffira pas. Attardons-nous donc sur la gamme de sensations qu'on appelle les émotions.

CHAPITRE XV

Ces punaises émotionnelles dans notre lit

Intelligence émotionnelle

Les émotions sont un allié fidèle, fiable et précieux pour l'homme, parce qu'elles surgissent en lui pour le servir et le protéger.

Si vous n'entendez pas les avertissements, les conseils et les messages qu'elles vous livrent, ceux-ci reviendront régulièrement sonner à votre porte tant que vous n'aurez pas signé l'accusé de réception. L'ignorance des messages émotionnels importants, notamment ceux qui proviennent d'émotions intenses, incitera le sommeil à vous fuir, à moins d'user de médicaments. Les émotions persistantes ont presque toujours un message à livrer qui, tant qu'il n'est pas entendu, empêche de clore la journée et fait obstacle à la vague du sommeil.

Les émotions humaines constituent un système d'alerte précoce, immédiate ou tardive, à la fois catégorique, accessible et quasiment inextinguible, mais cela n'empêche pas la plupart des dormeurs difficiles, notamment ceux qui font état de difficultés à s'endormir ou se rendormir, de ne pas trop savoir s'y prendre avec cet élément essentiel du système PSI. La confusion des insomniaques revêt souvent trois formes :

1. Une mésestimation ou une méconnaissance de la nature précise des émotions, dont découle l'incapacité d'identifier ou de nommer les épisodes émotionnels spécifiques qu'on rencontre.
2. Une maladresse, une gaucherie dans la façon d'éprouver

physiquement les sensations, qui génère souvent la peur ou l'angoisse d'avoir à ressentir quelque émotion que ce soit, fût-elle plaisante.

3. Une ignorance partielle ou totale de ce qu'est une gestion saine des émotions ; les messages émotionnels font l'objet d'ignorance répétée, et les sensations perdurent bien au-delà du souhaitable.

Ces trois champs problématiques correspondent aux trois étapes essentielles (dont la liste ci-dessous n'est qu'une séquence possible parmi de nombreuses) requises pour travailler sur ses émotions :

1. Identifiez une sensation (nommez-la de façon spécifique).
2. Éprouvez la sensation (ressentez-la quelque part dans le corps).
3. Gérez la sensation (laissez-la venir et repartir).

Pour que chacune de ces étapes fonctionne, il faut d'abord éclaircir certaines zones d'ombre concernant les émotions, ainsi que nous allons nous y employer dans les paragraphes suivants sur l'anxiété, sujet de grand intérêt et d'une importance particulière pour la plupart des insomniaques.

Qu'est-ce que l'anxiété ?

Nous soumettons systématiquement la série suivante de questions aux insomniaques qui viennent nous consulter.

Première question : « Qu'est-ce que l'anxiété ? » La plupart des dormeurs difficiles ne répondent pas instinctivement « c'est une sensation ou une émotion ». Il faut les aiguiller jusqu'à la bonne réponse, parce qu'ils appellent souvent l'anxiété « les soucis », « le stress », ou alors ils indiquent qu'elle ne survient que dans l'esprit, pas dans le corps. Beaucoup, bien qu'on leur rappelle qu'il s'agit d'une sensation, persistent à n'y voir qu'un phénomène mental.

Deuxième question : « Où ressentez-vous l'anxiété dans le corps ? » La plupart des patients se montrent perplexes, comme si cela ne leur avait jamais été demandé auparavant. Pour les guider, nous ajoutons : « Quel est l'effet qu'on ressent ? » Là, ils marquent une pause pour « *réfléchir* à leurs sensations », parce que leurs réponses ne doivent rien à l'écoute du corps. Certains sont totalement incapables de répondre, beaucoup parlent de « serrement dans la poitrine », de « boule dans la gorge » ou d'« estomac barbouillé », mais la plupart insistent sur la pensée accélérée, et persistent à tenir l'anxiété pour exclusivement mentale.

Troisième question : « Quel traitement faites-vous de cette sensation… comment vous y prenez-vous pour la faire disparaître ? » Bien peu comprennent la question avant d'en avoir entendu la seconde partie. Et même alors, la plupart répondent « je ne sais pas ». On entend souvent aussi « j'imagine que c'est le rôle de mes médicaments, » ce qui nous conduit à demander si c'est efficace, et nous vaut généralement d'entendre « oui, à peu près », mais très rarement « oui, ça a guéri mes angoisses ».

Commençons par la fin

Pour la plupart des dormeurs difficiles, la compréhension intellectuelle des deux premières étapes du travail des émotions ne pose pas de problème – ils peuvent concevoir qu'on nomme une sensation et qu'on l'éprouve. Mais c'est au niveau du développement final – le traitement émotionnel – que ça coince, parce qu'ils ne perçoivent pas que les émotions viennent et s'en vont. Ils redoutent de voir une émotion indésirable s'installer en eux pour la nuit. Ou alors ils ne comprennent l'émotion qu'à partir de phrases comme « je suis stressé », « je suis anxieux », ou « je suis déprimé », ce qui ne débouche le plus souvent que sur une succession chronique et épuisante de sensations désagréables et mal définies, pas précisément du type qu'on doit apprendre à traiter si l'on veut purifier sa vague du sommeil.

Pour vaincre cette confusion, entreprenons un voyage dont il faut connaître la destination longtemps avant le départ. Nous reviendrons bientôt aux étapes permettant l'identification et le ressenti des sensations, mais commençons tout de suite par la dernière : le traitement émotionnel.

Petit grand pas n° 9 : inventaire du traitement émotionnel

Il est essentiel de faire le point sur vos méthodes de gestion émotionnelle. La plupart des dormeurs problématiques découvrent que leur traitement des émotions consiste surtout à *ne pas* les traiter. Certains abordent leurs sensations par la pensée au lieu de les éprouver, ce qui serait pourtant le meilleur moyen de procéder. Voici la liste des méthodes indirectes les plus courantes par lesquelles l'adulte apprend à travailler sur ses sensations ou à refuser de le faire (fuir). Parcourez-la, retrouvez les schémas qui correspondent le mieux à votre cas, et rappelez-vous comment ils vous sont venus. On les acquiert presque toujours auprès de nos parents, de nos frères et sœurs, mais cela peut aussi venir d'amis ou de parents fréquentés à l'enfance ou à l'adolescence. Même quand on croit avoir appris ces schémas à l'âge adulte, il y a toujours un lien qui mène au passé et permet d'expliquer certains comportements.

Ces méthodes ne sont pas exclusivement saines ou malsaines. Beaucoup, dans une certaine mesure, ne sont pas déraisonnables, mais en tant que mode de traitement des émotions, elles peuvent aussi bien s'avérer très efficaces que très inefficaces. Certaines sont résolument dangereuses et nocives dès la première fois. Le plus souvent, nous mêlons les unes aux autres. Peut-être en connaissez-vous d'autres, mais celles qui suivent comptent parmi les plus communes chez les victimes de troubles du sommeil.

Gardez constamment à l'esprit que le travail direct sur les émotions est presque toujours un meilleur mode de traitement que chacune des méthodes indirectes suivantes :

- **Le blindage**, le corps tendu et aux aguets, comme si l'on portait une armure pour combattre (se protéger de) toute sensation d'émotion ou l'atténuer. Chez le dormeur difficile, cette forme classique de traitement émotionnel inadéquat conduit à la pensée accélérée et aux ruminations de jour ou de nuit. Les individus d'une intelligence supérieure à la moyenne y sont particulièrement exposés, ce qui explique la grande prévalence de ce style parmi l'élite des campus universitaires, où la pression intense qui règne autour du développement des facultés intellectuelles condamne élèves et professeurs à l'indigence émotionnelle. À mesure qu'il se blinde, le sujet acquiert une telle habitude de la *tension* qu'il cesse de la percevoir et se croit *détendu*, parce qu'il ne fait plus la différence entre les deux sensations.

- **L'apaisement des émotions** à travers la télévision, les films, Internet ou la musique, autant d'instruments de distraction qu'on utilise à d'autres fins. On se débarrasse des émotions par les émissions, les films, l'ordinateur, les paroles ou les mélodies. Internet et les médias recèlent à n'en pas douter des informations de valeur, mais leur consultation excessive cache souvent une volonté de chasser des émotions. Beaucoup d'adeptes de ces méthodes disent « s'ennuyer », sensation trompeuse s'il en est, qu'ils invoquent pour éviter d'avoir à en traiter d'autres.

  La télévision peut endommager ou limiter notre aptitude naturelle à voir et visualiser, surtout chez le spectateur passif. L'œil s'habitue aux séquences rapides et saccadées, ce qui affaiblit notre capacité à regarder ou à faire le point avec nos yeux, aussi bien dans la vie réelle que dans l'imagination. On cesse alors de bien voir les choses, parce que observer le monde paraît plus laborieux que regarder la télévision. Ou alors on s'habitue à voir tellement de choses qu'on ne parvient plus vraiment à focaliser son attention. Si la télévision se regardait de façon active, comme lorsqu'on joue sur un ordinateur, elle nous permettrait d'améliorer nos aptitudes visuelles et nos réflexes, bien plus que ne le fait l'attitude passive. Le plus souvent, cette passivité réduit nos capacités visuelles et imaginatives ; et elle retarde le traitement émotionnel en sabotant la passerelle mentale naturelle qui relie nos pensées à nos sensations.
- **La fuite de l'émotion par la lecture** occupe une place à part pour les mauvais dormeurs, dont le livre est si souvent le précieux allié au coucher ou dans la nuit. La lecture est un moyen efficace de se détendre et de faire venir la vague, mais encore faut-il savoir pourquoi on lit. Si vous entamez un nouveau roman d'amour tous les deux jours, c'est sans doute que le contenu de ces livres sert

au traitement de vos émotions. Au lieu d'affronter ces dernières, vous avez appris à vous évader dans la lecture.

- **L'automédication contre l'émotion** consiste à altérer ce qu'éprouve le corps au moyen d'une substance extérieure, le plus souvent la nourriture ou l'alcool, mais d'autres reviennent également, licites ou illicites. La cigarette et le cannabis sont communément employés pour délayer, atténuer, nier ou étouffer les émotions. Leurs adeptes ne sont pas toujours conscients de l'énergie qu'ils consacrent à combattre la souffrance ou le mal-être émotionnel en mangeant, en buvant ou en fumant ; en général, ils ressentent seulement que ça leur procure du bien-être ou du réconfort.
- **L'intensification d'une émotion** pour en éviter d'autres. Les individus qui placent trop d'énergie dans les sensations sexuelles ou d'hostilité, pour prendre deux des meilleurs exemples, s'évertuent en fait à empêcher d'autres émotions de survenir. Les premiers recherchent des épisodes de promiscuité, d'adultère, de prostitution ou de pornographie ; les seconds multiplient les querelles, les actes de violence ou les comportements agressifs, comme les moqueries systématiques envers la famille, les amis ou les collègues. Des sentiments religieux très intenses, quand ils sont vraiment excessifs, peuvent aussi servir à cacher d'autres émotions. L'intensité de chacun de ces schémas lui donne un caractère assujettissant, ce qui rend l'individu susceptible de verser dans le culte. Dans les phases initiales, le sujet ne perçoit pas la présence d'un problème ; plus tard, même s'il constate un déséquilibre, son comportement est tellement enraciné qu'il en vient parfois à ne plus savoir comment en sortir, ni même à forcément le souhaiter.
- **La somatisation des émotions** consiste à les percevoir le plus souvent sous forme de souffrances, de douleurs et de maux, ce qui conduit le sujet à gérer son « émotion » à base d'antalgiques, prescrits ou non. Certains de ces « somatiques » finissent par réclamer des doses de plus en plus fortes et développent une dépendance aux médicaments. D'autres se tournent vers les drogues illicites. Leurs douleurs sont réelles et intenses, mais cette intensité est due en partie ou totalement à la

souffrance émotionnelle qu'ils n'ont pas digérée. Transformer la souffrance émotionnelle en souffrance physique leur permet une communication plus simple et directe : « J'ai mal, donnez-moi quelque chose. » Si plus de la moitié d'entre nous somatise de temps à autre (les enfants ont par exemple soudain mal au ventre au moment de faire leurs devoirs ; les adultes, eux, transforment la tension de leur journée de travail en mal de tête), ceux qui le font régulièrement sont en vérité appréhensifs ou terrifiés par leurs émotions. Inverser un schéma de somatisation chronique requiert le concours d'un psychothérapeute spécialisé, ou d'un praticien alternatif de type masseur.

- **La psychothérapie des émotions**, parce que vous avez eu la malchance de tomber sur un thérapeute incompétent, traditionnel ou alternatif, qui vous laisse parler sans fin de vos émotions sans jamais vous inciter à les éprouver ou à les traiter – la notion de « thérapie par la parole » est périmée, trompeuse et à fuir lorsqu'on cherche un thérapeute. On observe ce problème chez des individus qui suivent une thérapie régulière depuis des années, voire des décennies. Quand on leur demande de décrire ce qu'ils y ont appris ou quelles aptitudes émotionnelles particulières ils ont acquises, beaucoup ne savent pas trop quoi répondre.

  Les grands traumatisés sont particulièrement exposés au risque de recevoir une thérapie longue, inadéquate et nocive, parce que, curieusement, seule une faible part des thérapeutes est formée aux techniques de gestion des troubles de stress post-traumatique, pourtant abondamment documentées et éprouvées.

- **Le traitement médicamenteux des émotions**, où, pour toute gestion des remous émotionnels, un médecin se contente de prescrire des psychotropes sans jamais proposer ni recommander de forme de psychothérapie crédible pour apprendre à ressentir ses émotions et à les gérer. Le médecin compétent et avisé ne manquera pas d'expliquer clairement que le recours aux médicaments est provisoire, ou qu'il exige, le temps de sa durée, le suivi d'un confrère formé et fiable. Il faut établir sans ambiguïté que la thérapie vise à rendre au sujet les outils essentiels de la santé mentale, parce que les médicaments ne sont que rarement un recours fiable à long terme.

- **L'usage excessif de la parole** dans ce qui ressemble à une conversation de circonstance mais témoigne généralement d'une inaptitude à surveiller ses pensées, ses sensations et ses images. L'individu évolue dans un univers verbal qui lui fournit l'occasion de lâcher ou de consumer ses sensations à l'aide de grands discours. Certains, la nuit venue, s'adonnent à la pensée accélérée, mais c'est une méthode trop longue pour vraiment les séduire. Les extravertis constituent ici une exception ; ils observent généralement un mode de vie plus communautaire, plus social, et peuvent parler beaucoup tout en traitant simultanément leurs émotions.
- **L'excès de fantasme**, où l'on consacre beaucoup d'énergie à l'imagerie, pour vivre ses émotions à travers des rêveries narcissiques. Ces individus atteignent un genre d'équilibre du système PSI à l'intérieur de leurs fantasmes, parce qu'ils tiennent à exploiter chacune des trois composantes mentales. Beaucoup de ces fantasmes ont pour vocation réelle de résoudre d'importants épisodes ou conflits émotionnels que l'individu ne sait pas encore résoudre dans la vraie vie. Si les fantasmes sont l'occasion pour le sujet d'une répétition générale avant mise en application dans la vie réelle, l'imagination est utile et saine. Mais lorsqu'ils se dotent d'une existence propre, qu'ils ne reposent sur aucune réalité ou sont pratiqués de façon excessive, il s'agit clairement de tentatives pour éviter d'affronter ses sentiments réels. Beaucoup d'artistes professionnels ou amateurs apprennent à canaliser cette propension à l'imagination sous forme d'œuvres d'art, ce qui constitue parfois un traitement émotionnel sain, mais pas toujours. Beaucoup d'adeptes excessifs des fantasmes sont de grands timides, une autre stratégie d'évitement de l'émotion.
- **La canalisation des émotions** dans une activité socialement acceptable comme le travail, la religion, les affaires, l'école, la politique, le sport, les passe-temps, la remise en forme ou tout type de bénévolat. Pour l'individu qui

ne parvient pas à travailler directement ses émotions ou qui rechigne à le faire, ces méthodes comptent parmi les plus saines. Nous avons tous été amenés à constater que s'occuper est un excellent moyen de traverser une période difficile de notre existence. Il ne faut pas sous-estimer la valeur de ce schéma comportemental, ni y voir une échappatoire inopportune, parce que la vie nous sollicite beaucoup et de mille façons. Cependant, pratiqué à l'excès, ce schéma peut aussi vous détourner du traitement que vos sensations réclament, et l'on peut alors y lire une certaine insécurité.

La politique constitue à cet égard un exemple intéressant. L'individu finit par entretenir une telle passion pour ses opinions qu'il déplace ses turbulences émotionnelles à l'extérieur. Lors d'élections très disputées, il frôle souvent la rupture ou le refroidissement de liens d'amitié avec ceux qui ne partagent pas ses vues politiques, ce qui semble indiquer que l'intensité de son émotion obéit à des raisons qui dépassent le sens civique. Au lendemain d'élections serrées, son investissement émotionnel politique malsain se perpétue longtemps après le décompte des bulletins, et certains signes sont alors parlants :

S'il est dans le camp du vainqueur, le sujet ne cesse de jubiler et éprouve un soulagement très disproportionné.

S'il est dans le camp du perdant, le sujet se sent longtemps marginal, isolé, avec parfois un sens exagéré de la victimisation.

- **Noyer l'émotion dans l'émotion** est une méthode qu'on admet difficilement. Le sujet éprouve tant d'émotions, si fréquentes, si urgentes, qu'il en est submergé, ce qui rend impossible le traitement détaillé des plus importantes. On qualifie généralement ces individus de « cabotins » ou d'« hystériques », mais le Dr Leslie Greenberg, de Toronto, a trouvé le nom plus approprié de « régulateurs déficients ». Cette régulation déficiente autorise le surgissement simultané et constant de toutes les émotions. Cet étalage permanent d'émotions peut servir à fuir des sensations plus spécifiques ou plus douloureuses, mais certains individus sont génétiquement programmés pour ressentir et réagir plus que les autres. Chez ceux-là, l'apprentissage du traitement émotionnel ne répond pas exactement aux mêmes aspirations. On ne croise pas ce genre de patients aussi souvent que d'autres dans les thérapies du sommeil, mais certains grands traumatisés connaissent des épisodes spécifiques de déficience de la régulation émotionnelle.

Suprême ironie, la première fonction de l'émotion est incontestablement notre protection, mais cela ne nous empêche pas de recourir à l'ensemble des schémas émotionnels qui précèdent pour nous « protéger » d'elle et des sensations qui l'accompagnent.

Reconnaissez votre propre schéma

Si vous ne vous êtes reconnu dans aucune des pratiques ci-dessus, peut-être sera-t-il utile d'en discuter avec un bon thérapeute, parce que ici le trait a été grossi. L'univers de la santé mentale possède de nombreuses classifications des systèmes et des styles qu'on s'approprie pour ne pas traiter ses émotions ou mal le faire, et leur considération peut avoir son importance.

Appliqués avec modération, certains de ces schémas, mais pas tous, peuvent s'inscrire dans un traitement émotionnel sain. Un bon repas ou un bon film possèdent un effet réconfortant. Un verre de vin ou de bière nous détendent. Une partie de football ou de basket nous procure une agréable sensation de fatigue. Rien ne vaut de faire l'amour avec l'être aimé. Toutefois, lorsqu'on abuse de certaines de ces choses, c'est peut-être qu'on n'est pas en train de traiter directement ses émotions, et cela rend la gestion des émotions contrariantes quasi impossible.

Grâce au petit grand pas n° 9, déterminez si, vous aussi, vous pratiquez ce genre d'excès pour éviter de consacrer du temps à vos émotions. Nous n'entendons pas pour l'heure vous demander de modifier quoi que ce soit à ce comportement, mais de découvrir si l'un de ces styles intervient dans vos troubles du sommeil en vous empêchant de clore la journée ou de faire venir la vague.

Le plus important est de bien saisir la notion de traitement émotionnel. En cas de colère, vous emploierez-vous sans tarder à débusquer le message émotionnel que contient la sensation, pour aussitôt travailler directement dessus avant de la laisser venir et repartir ? Ou bien préfèrerez-vous manger, boire, faire du sport, travailler jusqu'à l'hébétude, commettre des délits, faire l'amour, prendre des cachets, des drogues, réfléchir, réfléchir et réfléchir, voir un médecin ou un thérapeute, ou avoir toujours mal ici et là au point de vous gaver d'analgésiques ?

Si vous n'êtes pas de ceux qui identifient, ressentent et traitent directement la colère, il y a des chances que vous vous reconnaissiez dans le précédent menu et que, consciemment ou pas, vous adoptiez pour gérer les émotions intenses un comportement alternatif. À user de ces méthodes pour traiter ou chasser ses sensations, on finit souvent par atteindre une certaine forme d'excellence. Cela peut devenir une habitude ou un comportement acquis, au point que l'on ne sait plus gérer la colère autrement. Il existe de nombreuses circonstances de la vie réelle où ces méthodes s'avèrent raisonnables, utiles et adaptées à ce qu'on traverse à ce moment-là.

Mais pas toujours !

Bon nombre des comportements ici décrits constituent de véritables dépotoirs à émotions. Et si vous avez atteint le stade de votre vie où, au coucher, vous ne parvenez plus à clore la journée ni à faire venir la vague du sommeil, inutile d'aller chercher plus loin que dans votre gestion de l'émotion la source de vos insomnies persistantes. Curieusement, il fut un temps, très tôt dans votre existence, où vous étiez un as du traitement des émotions.

Le génie du bébé

Le bébé dispose d'un système de traitement émotionnel idéal :

- quand il a faim, il… pleure ;
- quand il a soif, il… pleure ;
- quand il a mal, il… pleure ;
- quand il ne se sent pas bien, il… pleure ;

- quand il se sent seul, il... pleure ;
- quand il est en colère, triste ou apeuré, il... pleure.

On ne saurait concevoir dispositif plus ingénieux, pratique, fiable, efficace et merveilleux. Vous constaterez que ces émotions assurent au bébé sa sécurité, sa survie et son bien-être.

À l'évidence, les émotions tiennent chez le bébé un rôle bénéfique et protecteur !

Dès qu'il sent sa couche humide, son ventre vide, sa bouche sèche, un milieu hostile, une température désagréable ou un manque d'amour, le bébé éprouve immédiatement une émotion forte, qu'il traite en quelques fractions de seconde au moyen des pleurs. Il est particulièrement intéressant de se demander s'il faut impérativement répondre de façon complète aux besoins du bébé ou si le simple fait de pleurer apporte déjà à son problème un règlement satisfaisant. Quand il se cogne le genou contre le bord de son lit, pleurer est pour le bébé une nécessité. Vagir constitue le meilleur recours, qu'il maîtrise parfaitement ; après quoi il revient à l'état calme, comme si rien ne s'était passé.

Le processus suscite l'émerveillement des adultes. Le plus impressionnant, c'est son caractère parcimonieux. Le bébé prend rapidement conscience d'une sensation, puis il l'éprouve et lui applique le travail nécessaire pour qu'elle reparte comme elle est venue. Au lieu de gérer leurs sensations et émotions en les combattant, les bébés et la plupart des enfants en bas âge choisissent de les traiter. Habituellement, même les sensations fortes s'en vont comme elles sont venues.

Il y a là matière à enseignement pour les adultes qui apprennent la gestion de l'émotion. Dans certains cas, le dormeur difficile serait bien inspiré de « se comporter comme un enfant ».

D'autres circonstances de la vie, comme le chagrin et le deuil, impliquent des émotions plus profondes, d'une intensité et d'une durée supérieures, qui méritent un traitement différent. Mais on peut faire de la plupart des épisodes émotionnels quotidiens une expérience utile et riche d'information (émotionnelle). Et cela ne prend jamais toute une journée ni même une heure ; une fois la méthode acquise, c'est généralement l'affaire de minutes, voire de secondes.

En travaillant directement ses émotions, on les empêche de couver et d'altérer la vague du sommeil. Alors, chaque soir, de façon normale et naturelle, on retrouve le sentiment de la journée accomplie. Pour atteindre le stade où vous reconnaîtrez la composante sensorielle du système PSI et l'exploiterez tout au long de la journée, il faut commencer par cesser de combattre vos sensations.

Testez votre intelligence émotionnelle

Avant de chercher à améliorer ses capacités de traitement émotionnel, le dormeur difficile doit déterminer s'il n'entretient pas de fausses idées à propos des émotions. L'identification et le rejet de notions dépassées n'est pas simple. Avez-vous procédé à un moment de SOLO pour réfléchir à la fonction des émotions chez l'homme ? Percevez-vous vraiment :

- que l'émotion a pour fonction de vous servir et de vous protéger ?
- la valeur ou l'absence de valeur que vous accordez à vos émotions ?
- les fausses idées que recèle votre conception de l'émotion ?

La plupart des dormeurs difficiles qui se blindent ou ignorent leurs sensations (probablement le style le plus répandu chez les patients insomniaques) se forgent un système de pensée qui les incline à supposer les émotions inutiles ou destructrices. Certains sont tellement déconnectés de leur « appareil à ressentir » qu'ils sont incapables d'avoir un avis à son sujet.

Parcourez la liste suivante de vingt et une questions en encerclant le V ou le F selon que chacune vous paraît plutôt ou tout à fait vraie ou fausse. Certaines prêteront sans doute à débat, mais l'objectif est ici de vous faire réfléchir aux idées que vous entretenez actuellement au sujet de l'émotion humaine.

Questionnaire des émotions humaines

1. V F Les émotions sont un phénomène mental dépourvu d'élément physique.
2. V F Les émotions rouvrent généralement des blessures du passé, et cela rend difficile tout travail sur celles du présent.
3. V F Les émotions sont souvent perfides, elles délivrent des messages qui font mal et détériorent l'image qu'on a de soi-même.
4. V F Le meilleur traitement contre les émotions complexes qui engendrent des troubles anxieux ou dépressifs s'obtient par les médicaments.
5. V F Les problèmes relatifs à l'émotion provoquent des troubles de la santé mentale, il est donc trop dangereux de travailler sur ses émotions.
6. V F Les « soucis » et le « stress » sont des termes pratiques et utiles qui décrivent les émotions négatives ou déplaisantes.
7. V F Quand on ressent une forte émotion négative ou déplaisante, cela dure généralement longtemps.
8. V F Éprouver une sensation est synonyme d'exprimer une sensation.
9. V F Éprouver ses sensations est une marque de faiblesse, un défaut.
10. V F Beaucoup d'émotions sont trop pénibles pour avoir quelque valeur ou sens que ce soit.
11. V F Les émotions sont rigides, elles manquent de fluidité, c'est-à-dire qu'elles se transforment rarement en autre chose ou en autre émotion.
12. V F À trop consacrer de temps à ses émotions, on devient quelqu'un d'hypersensible, ce qui mène à des comportements improductifs et vains.
13. V F Le travail sur les émotions est une corvée confuse et désordonnée qui n'apportera pas d'ordre ni d'organisation productive ou utile à notre existence.
14. V F Éprouver une sensation ressemble à une perte de contrôle, qui finit par nous submerger, comme si l'on se noyait dans l'émotion.
15. V F Il faut des années pour acquérir les techniques de traitement émotionnel, alors s'y atteler aujourd'hui

n'apportera aucune amélioration immédiate du sommeil.

16. V F Apprendre à traiter ses émotions ne rend pas meilleur, au contraire.
17. V F À trop s'attarder sur ses sensations, on perd son sens de l'humour et l'on devient quelqu'un de sérieux.
18. V F Consacrer du temps à ses émotions en fait jaillir tellement d'autres qu'il faudra inévitablement des médicaments pour apaiser les sensations perturbantes.
19. V F Apprendre le traitement émotionnel n'apportera rien à une personne qui souffre de désordre anxieux.
20. V F Apprendre le traitement émotionnel n'apportera rien à une personne qui souffre de désordre dépressif.
21. V F Apprendre le traitement émotionnel n'apportera rien à une personne qui souffre de troubles de stress post-traumatique.

LA NUIT PORTE CONSEIL

QUESTION : Qu'avez-vous répondu au questionnaire ?

COMMENTAIRE : Croyez-le ou pas, les individus dotés d'un système sain de traitement des émotions répondent « faux » à chacune de ces affirmations. Mais toute règle souffre ses exceptions, et certains individus souffrant de troubles de la santé mentale décèleront peut-être une part de vérité dans quelques-unes des propositions énoncées, et dans des circonstances précises.

Pour dire les choses clairement, le travail sur les émotions n'est pas sans risque d'effets secondaires ; que chacun soit ici averti que si son appétit d'apprentissage est plus gros que son ventre, les prochaines étapes risquent de lui valoir une grosse indigestion. Toutefois, il est pour l'heure moins important d'analyser vos réponses que de s'attaquer franchement à votre perception et votre connaissance de vos propres émotions, et notamment à la façon dont vous les ressentez ou ne les ressentez pas. Quand même, les affirmations que vous avez cochées comme « vraies » le sont peut-être pour vous.

En général, ces affirmations véhiculent les idées reçues les plus répandues sur l'émotion, qu'on se transmet de génération en génération et, parfois, de thérapeute à patient, ce dernier se faisant souvent le complice volontaire du premier.

MENTION SPÉCIALE : La thérapie dynamique du sommeil vous apprend à renforcer vos « aptitudes au traitement émotionnel relatif au sommeil », dans le droit-fil des travaux du Dr Leslie Greenberg, de Toronto, qui a consacré des années à la pratique et à la recherche sur la « thérapie orientée sur l'émotion ». Pour une application plus générale de ces idées, je recommande vivement les travaux que le Dr Greenberg et ses collègues ont exposés dans de nombreux livres et articles, tous excellents et bien écrits, sur la thérapie par l'émotion.

LA PERLE

Mettez vos émotions au repos en faisant tomber mythes et croyances

Pour tirer le meilleur parti possible du questionnaire, revenons à certains de ses articles.

D'abord, relisez les affirmations que vous avez signalées comme vraies, et consacrez-y quelques minutes de réflexion. Imaginez-vous dans une situation où ces questions se posent ; ensuite, si votre opinion évolue, modifiez éventuellement votre réponse à la question concernée.

Pour celles qui résistent, recopiez l'affirmation dans son intégralité sur une feuille de papier ou ailleurs. Puis, pendant quelques jours, vérifiez en temps réel la validité de votre réponse. Si par exemple vous estimez que la première affirmation est vraie, profitez de la prochaine émotion que vous ressentirez pour faire l'effort de déterminer s'il ne s'agit que d'un phénomène mental ou si vous éprouvez aussi quelque chose dans le corps. Si c'est la onzième, à la prochaine apparition d'une émotion, cherchez à remarquer si elle est rigide à ce point ou si elle peut évoluer sous la forme d'une sensation différente.

À chaque fois que cela sera nécessaire, procédez à un moment de SOLO pour bien comprendre les affirmations que vous avez qualifiées de « vraies ». Si possible, et si cela ne vous pose pas de problème particulier, entraînez un membre de la famille, un ami fidèle, un homme d'Église, un thérapeute ou un médecin dans une discussion autour de l'émotion humaine. Commencez par lui demander comment il gère ses propres émotions. Soumettez-lui certaines affirmations du questionnaire, notamment peut-être celles que vous avez marqué « vraies ». Puisez dans ce dialogue de nouvelles idées et de nouvelles perspectives sur la gestion des émotions.

Il ne s'agit pas d'obtenir des affirmations définitives. Attendez-vous à recevoir dans vos débats des réponses mitigées, elles vous permettront d'entendre et d'envisager de nouvelles approches. Avec un peu de chance, vous tomberez sur une personne pourvue d'un excellent système de traitement de l'émotion, qui jugera généralement que la plupart des affirmations du questionnaire sont fausses, ou essentiellement fausses.

Les chapitres suivants vont nous amener à analyser diverses idées fausses du questionnaire, afin de trouver le moyen d'améliorer votre propre capacité de traitement de l'émotion. Sans cette capacité, la clôture et la vague demeureront inaccessibles.

CHAPITRE XVI

Mille-feuilles émotionnels

Éprouvez

Il existe des émotions de toute taille, de toute forme..., de tout parfum et saveur..., de toutes les couleurs du nuancier.

Pour perfectionner votre aptitude à travailler sur l'émotion, suivez les trois étapes de la séquence consistant à les identifier, les éprouver et les traiter. C'est un peu comme gonfler un ballon. Le plus difficile est de fournir l'énergie initiale pour le distendre, et cela ressemble aux premiers efforts que l'on accomplit pour distinguer un sentiment précis ou éprouver quelque chose dans le corps. Une fois le ballon partiellement gonflé, l'effort se fait moins intense, et cela évoque alors ce qui se produit quand on nomme une sensation ou qu'on l'éprouve.

Le moment délicat du gonflage survient à la fin, quand on risque de faire éclater le ballon si l'on va trop loin. En matière de traitement émotionnel, on risque l'« éclatement » quand on ne saisit pas la façon de procéder clairement. Toutefois, comme avec le ballon, il suffit de poser la main derrière et palper la tension (une sensation) pour savoir quand arrêter de souffler. Quand on traite ses émotions, on apprend aussi à voir et à sentir venir le moment final. Le plus souvent, à l'instar des altérations légères mais précises de la résistance qu'on ressent sur le souffle lorsque le ballon atteint sa capacité maximale, cela ne réclame aucun effort particulier.

Imaginons deux cas requérant un traitement émotionnel. Au fil des prochaines pages, nous nous focaliserons sur le second, qui concerne les relations au travail, mais nos explications s'appliquent aussi aux relations personnelles :

- Quelqu'un de votre cercle intime (époux, compagnon, enfant ou parent) vous blesse, vous irrite, vous énerve ou vous met en colère.
- Quelqu'un à votre travail (supérieur, collègue, collaborateur ou assistant) vous blesse, vous irrite, vous énerve ou vous met en colère.

Lorsque cela se produit, comment identifiez-vous, ressentez-vous et traitez-vous ce que vous éprouvez ?

Beaucoup de dormeurs difficiles ne traitent pas le problème directement ; ils s'en plaignent auprès d'un tiers, notamment sur le lieu de travail, ce qui favorise parfois la clarification des messages émotionnels mais pas toujours. La plupart des individus ne se confient pas à celui qui les a offensés mais à quelqu'un d'autre, parce qu'ils redoutent de voir survenir d'autres émotions :

- Ils craignent de perdre leur emploi parce que l'offenseur détient de l'influence ou de l'autorité.
- Ils craignent une riposte émotionnelle de l'offenseur.
- Ils sont embarrassés à l'idée de se confronter à l'offenseur.

Vérification des présupposés

Percevez-vous ce qu'il y a d'erroné dans ces trois réactions émotionnelles ?

Le message émotionnel paraît négatif ou déplaisant, ce qui serait certainement vrai s'il fallait directement régler ses comptes avec l'offenseur. Mais cette approche est faussée dès le départ, parce qu'elle suppose que la seule façon, ou la meilleure, de réaliser le traitement émotionnel consiste à discuter avec la personne concernée.

Rien ne vous force à discuter de vos émotions avec autrui pour résoudre vos frustrations.

En revanche, vous ne pouvez faire l'économie d'aborder la question de vos sentiments avec une personne qui tient un rôle très particulier dans votre vie.

Cette personne, c'est vous !

Pour sainement discuter avec vous-même, veuillez identifier la sensation ou la nommer ; n'évoquez pas « les soucis » ou « le stress », appelez la chose par son nom : la frustration, ou peut-être la colère. Ensuite, laissez-vous aller à éprouver cette frustration dans votre corps, selon la méthode abordée dans « La nuit porte conseil » du chapitre IX ; elle provoque un serrement ou une tension dans la poitrine, le bras, les mains, le cou, le dos, les fesses, le bassin, les jambes ou les pieds. Avec un moment de SOLO, vous ressentirez à coup sûr la frustration quelque part, mais cela demande que pendant quelques secondes vous cessiez de « faire » et que vous vous mettiez à « être ».

Une chose extraordinaire se produit alors : la sensation vient et s'en va. Il ne fallait rien de plus. Vous avez identifié la sensation, puis vous l'avez éprouvée en vous autorisant à être conscient de votre corps, et le traitement s'est opéré de lui-même. Ces trois étapes ne réclament guère plus de dix secondes.

Comment cela se peut-il ? Bien plus souvent qu'on ne l'imagine, il suffit de n'enregistrer que l'émotion elle-même, et pas le paquet de tracas et de pensées distordues qu'on croit indispensable d'associer à la frustration parce qu'on a appris à le faire.

À présent, arrêtez-vous là et relisez les dernières lignes. Le moment est venu d'assimiler une fois pour toutes que l'excès de pensée compromet le processus :

- Si l'on réfléchit à sa frustration, on ne peut pas l'éprouver.
- Si l'on n'éprouve pas la frustration, on ne peut pas la laisser repartir.
- Si la frustration ne peut pas repartir, elle pousse à réfléchir davantage.
- Le cycle se perpétue jusqu'à l'éclatement, qui prend la forme de pensées nocturnes accélérées.

Il ne fait aucun doute qu'en traitant directement ses émotions, on réduit la pensée accélérée, on ralentit le corps/esprit et on permet à la vague d'atteindre le rivage.

Messages émotionnels évolutifs

La frustration ne s'en ira pas aussi vite à chaque fois. Il faut parfois passer plus de temps à l'éprouver, ou à la traiter. Plus la sensation persiste après l'épisode frustrant, plus il y a de chances de voir l'émotion première se transformer en une autre. Quand cela se produit, il est capital de saisir les nouveaux messages émotionnels que véhicule immanquablement la nouvelle sensation. Voici cinq exemples courants d'émotions susceptibles de survenir à la suite d'un échange frustrant au travail :

1. *La colère*, parce que ce n'était peut-être pas la première fois, et que cela nuit clairement à votre productivité.
2. *La peine* de ne pas être en mesure de présenter vos arguments à l'offenseur.
3. *La honte* de vous apercevoir que votre réaction est excessive.
4. *L'indulgence*, parce que vous comprenez que l'offenseur n'avait pas l'intention de vous frustrer.
5. *Le rire*, parce que vous êtes conscient des imperfections de l'humanité.

Dans ces cinq exemples, le message émotionnel peut apporter un terme rapide à l'épisode pour peu qu'on ressente la nouvelle sensation, qu'on l'enregistre et qu'on entende ce qu'il signifie. Tout cela ne s'est accompli qu'en vous-même. En termes de traitement émotionnel, seule la colère, et peut-être la peine, réclame éventuellement une intervention extérieure. Mais là encore, la discrétion est parfois souhaitable, et il n'est pas nécessaire d'agir immédiatement.

Quelle que soit la transformation que subit votre émotion, n'oubliez jamais ce principe : quand la frustration vire à la colère ou à n'importe quel autre sentiment, rien n'exige que ce dernier ne reparte pas à son tour comme il est venu.

L'harmonie du système PSI

Quand vous autorisez l'accès de votre corps à des sentiments de colère, il est hautement souhaitable de laisser de nouvelles pensées et images s'intégrer au tableau, car c'est alors l'ensemble du système PSI qui capte les messages émotionnels essentiels que comporte l'épisode. Dans un traitement émotionnel sain, un système PSI équilibré produit un effet rassurant, et c'est quand même autre chose que l'amalgame de tracas et de pensées biaisées qui vous assaille dans le cas contraire. Quand un torrent de pensées accélérées et de ruminations induit le déséquilibre du système PSI, c'est qu'on cherche à *rectifier la sensation au lieu de l'écouter*. Il faut aussi que notre corps/esprit enregistre l'émotion au sein d'un système équilibré, et prenne les devants en accueillant les nouvelles pensées et images porteuses de messages supplémentaires. Quand les trois composantes du système collaborent au traitement des informations d'origine émotionnelle, on éprouve comme une triple harmonie – pas une triple cacophonie.

Si votre colère vient et s'en va, le sentiment est forcément moins intense qu'au départ, mais ce qui l'a provoqué continue peut-être d'avoir cours et réclame intervention ou discussion. Si l'échange suivant avec l'offenseur se déroule sans que la colère ne conduise à l'embrasement, il y a de grandes chances que vous y trouviez un terrain d'entente, voire des excuses.

Matrice de la menace

Parfois, la colère est encore plus intense que cela. Que faire si elle s'intensifie au point que le ballon semble sur le point d'éclater ?

Aux patients qui expriment cette inquiétude, je réponds toujours : « Combien dure la plus forte éruption du geyser Old Faithful, dans le parc de Yellowstone ? » Ceux qui n'ont pas fait la visite répondent qu'elle doit durer entre cinq et dix minutes ; certains vont jusqu'à trente, voire soixante minutes. En réalité, la durée moyenne des grandes éruptions d'Old Faithful se compte en secondes, et n'atteint que rarement une minute.

La leçon est simple : bien qu'on la croie particulièrement durable, la colère intense vient et s'en va plus rapidement qu'on ne l'imagine. Cette fugacité s'explique par le fait qu'elle se transforme en une autre émotion. Dans plus de 90 % des cas, la colère opère comme un système de vigilance qui nous alerte dès que quelque chose risque de faire obstacle à ce que l'on veut faire ou être. La colère est comme une fusée d'alerte qui traverse le ciel. Elle ne comporte que rarement le message émotionnel complet, mais il faut impérativement percevoir son signal pour accéder aux émotions suivantes, qui, elles, le recèlent.

Les insomniaques sont souvent en proie aux affres de la frustration et de la colère, mais ils ne repèrent généralement pas la fusée, et ne perçoivent donc pas ce qui se joue au sol – c'est-à-dire dans leur cœur. Incapables de ressentir, ils ne déterrent pas la couche suivante d'émotions. Ils *pensent* à leurs sensations, dont ils prolongent du coup la durée de vie en stock, en les laissant couver et compromettre la vague du sommeil, nuit après nuit.

Temps réel, couches réelles, émotions réelles

La clé de tous ces exemples de traitement émotionnel réside dans le fait de laisser l'épisode se dérouler en temps réel, car cela fait immédiatement apparaître la disposition des couches d'émotions. On ne met plus une heure, un jour, une semaine ou un mois à identifier sa réaction émotionnelle à quelque chose, on le fait au moment même où elle survient, ou aussitôt après.

Quand on possède de bonnes aptitudes au traitement émotionnel, peu ou pas de temps sépare l'épisode déclencheur de l'identification d'une composante de la sensation et de son ressenti, quel que soit le moment choisi pour la traiter. Cela ne s'applique pas aux individus très réactifs ou coléreux, toujours prompts à sortir de leurs gonds, qui sont des « régulateurs déficients » souvent incapables d'exploiter l'intégralité de leur système PSI sans l'aide d'un professionnel. Un système PSI équilibré permet de franchir plusieurs strates d'émotions en quelques secondes. Pareil potentiel vous semblera peut-être exagéré, mais n'oubliez pas que la capacité d'identifier et de ressentir les sensations est naturelle, alors que la mise en suspens du processus est un comportement acquis, relativement peu naturel.

Voici un exemple de passage rapide d'une couche à l'autre :

- Un collègue a oublié d'accomplir une tâche, et cela vous empêche de remplir votre partie de la mission.

  Vous sentez survenir un sentiment, qui commence comme de la frustration, parce que vous auriez voulu en avoir fini dans la journée.
- Restant à l'écoute de votre corps, vous sentez la frustration tourner à la colère, parce que le message émotionnel vous rappelle que c'est la troisième fois que votre collègue vous fait le coup.

  En ne combattant pas votre colère, vous la laissez venir et repartir, et cela vous dispose à évaluer la menace.

À présent, vous ressentez plutôt de la gêne ou de l'angoisse à l'idée que votre patron remette en cause votre productivité, une émotion plus pertinente et qui ouvre trois possibilités intéressantes :

- Si vous êtes un piètre gestionnaire d'émotions, vous vous êtes arrêté avant d'atteindre cette strate, parce que vous haïssez la gêne et l'angoisse, alors la colère s'accroche et vous prive des messages émotionnels qui comptent.

  Vous passez le reste de la journée à combattre vos émotions, et transformez vos sensations en punaises émotionnelles qui, le soir venu, grignoteront une part conséquente de votre sommeil.
- Si vous êtes en train de vous exercer au traitement émotionnel, vous constatez la présence de sensations de gêne ou d'angoisse, mais vous ne savez trop qu'en faire.

  Vous avez l'impression de ne pas progresser, mais repérer en soi les différentes couches d'émotions est déjà un grand pas. Le traitement émotionnel n'est pas toujours urgent, alors il y a des chances que vous trouviez le sommeil, parce qu'on a moins peur d'une émotion que l'on sait pouvoir travailler… demain.
- Si vous êtes bon gestionnaire de vos émotions, vous éprouvez la gêne ou l'angoisse et les laissez se transformer en émotion différente, ou alors vous savez que la puissance de ce que vous éprouvez exige une franche discussion avec votre collègue ou le patron.

Au coucher, votre conscience est nette. Les sentiments perdurent peut-être un peu, mais vous avez traité l'essentiel de l'intensité au moment où, en un clin d'œil, vous avez saisi le problème de fond et mis une réunion au programme.

Éprouvez… encore une fois

Le franchissement des différentes couches requiert qu'on ne se focalise pas trop sur la pensée. Si l'on s'attaque à la colère sous un angle « mental », on est encore en train de réfléchir, pas de ressentir. Le sentiment provient directement du cœur. Les messages parviennent plus rapidement, plus intelligibles, parfois sous forme d'image, ce qui ajoute à la rapidité du processus d'ouverture et de clôture de l'épisode. Il peut falloir au total moins de cinq minutes pour distinctement ressentir, et déterminer la démarche à suivre. Plus tard, quand vous vous serez perfectionné, la séquence prendra moins d'une minute, perception des émotions et décodage des messages compris. Et le dénouement de notre dernier exemple – la tenue d'une réunion – pourra survenir immédiatement ou pas, mais s'il venait à prendre du retard, votre idée claire de la situation empêcherait le sentiment déclencheur originel de polluer le reste de votre journée et votre sommeil.

Si vous croyez que le souci de la réunion à venir mobilisera alors une bonne part de vos pensées ou de votre énergie mentale, veuillez considérer deux possibilités :

- Vous avez peut-être encore du chemin à faire en matière de traitement émotionnel, mais vous reconnaissez plus facilement le déséquilibre de votre système PSI, et c'est déjà ça.
- Peut-être vous faites-vous des illusions par rapport à ce que vous avez réellement accompli dans un premier temps. Peut-être vous êtes-vous borné à réfléchir, n'accédant que partiellement à vos sensations.

Quand on dispose d'un mauvais système de traitement émotionnel, ce qui est monnaie courante dans le milieu des affaires et au bureau, les messages émotionnels nous échappent parce qu'on est dans un contexte qui ne fait pas de place au sentiment. Ce mode de fonctionnement fait traîner l'ensemble de l'épisode dans les bureaux pendant des semaines, des mois, parfois des années, provoquant disputes, mauvaise volonté et faible productivité. Le genre de scénario qui ne s'attire que rarement un oscar.

Retour sur la maîtrise

Si vous demeurez dubitatif à l'égard du développement de vos aptitudes, accordez-vous un moment de SOLO pour constater la maîtrise que vous obtenez de vos émotions en travaillant directement dessus. Vous avez cessé de combattre vos sensations à longueur de journée, alors elles ne surgissent plus au coucher pour activer votre corps/esprit au moment où vous cherchez à dormir. La perspicacité émotionnelle devient un élément naturel de votre système PSI. Quand une émotion survient, nommez-la, éprouvez-la, assimilez-la (déterminez les messages émotionnels qu'elle contient) puis traitez-la (déterminez quand et comment répondre à ces messages et à la sensation qui les a inspirés).

Peut-être doutez-vous encore de votre capacité à laisser les sensations venir et repartir. Comment se peut-il qu'on laisse filer le sentiment quand on est rouge de colère ? Pour répondre à cette question, prenez les choses à l'envers. Que faites-vous actuellement pour traiter la colère ?

La plupart des dormeurs difficiles se blindent contre la colère ou l'ignorent, et créent quelque fiction pour la maîtriser. S'ils la reconnaissent, c'est seulement de façon mentale, et l'esprit s'emballe dans les pensées accélérées ou les ruminations. Rares sont ceux qui comprennent les notions de « fusée d'alerte dans le ciel » et de message essentiel qu'il faut « déterrer ». Immédiatement après l'épisode, l'élément sensoriel fait l'objet d'un véritable détournement par l'élément pensant. La sensation couve alors dans le corps, où elle occupe un espace (à titre gracieux) – dans la tension de vos mains ou de vos mâchoires, le serrement que vous éprouvez à la poitrine ou l'estomac, ou la rigidité de la nuque et des épaules. Au fil du temps, vous perdez la conscience de ces sensations physiques et cessez de faire le rapprochement entre ces symptômes et l'émotion. Enfin, vous n'intervenez que par l'esprit, de sorte que vous finissez peut-être par mettre un nom sur la sensation, mais sans jamais l'éprouver ni la traiter.

Si ce circuit clos correspond à votre façon de traiter la colère, vous admettrez qu'il est difficile que cette émotion vienne et s'en aille. Selon votre propre point de vue, l'émotion n'étant jamais arrivée, elle ne peut pas vraiment repartir, ou, comme le dit souvent le Dr Greenberg, « il faut bien arriver à destination pour en repartir ». Que faire alors pour parvenir à destination, à ce stade où vous vous autorisez à éprouver une sensation au lieu, par réflexe, de l'escorter par la pensée jusque dans l'oubli ? La réponse à cette question vous est sans doute bien plus accessible que vous ne le pensez, parce que sans le savoir, vous observez déjà ce comportement avec la plupart de vos émotions heureuses ou plaisantes, voire toutes.

Petit grand pas n° 10 : le bonheur est un grand professeur

Prenez le temps de vérifier que vous savez identifier, éprouver et traiter les sensations de la vie suivantes, que tout le monde s'accorde à juger positives ou plaisantes :

- le bonheur ;
- la joie ;
- le contentement ;
- le soulagement ;
- la satisfaction.

Pour commencer, l'idéal est de mener à bien les trois étapes d'identification, de sensation et de traitement à partir de votre mémoire, en travaillant sur le souvenir d'un épisode récent du jour ou de la veille. Commencez par un moment de SOLO, puis visualisez quelque chose qui vous a procuré de bonnes sensations. Une fois le souvenir clairement choisi, faites agir votre imagination pour le revivre. Revoyez-vous à plusieurs reprises traverser l'épisode. Puis, replongez dans le souvenir et visualisez-vous :

- en train d'identifier la sensation ou d'en prendre conscience dans votre esprit ;

- en train d'éprouver la sensation ou d'en prendre conscience dans votre corps ;
- en train de traiter l'émotion pour déterminer ce qui la fait venir et repartir, et comment.

Chacun sait que le bonheur est éphémère. Ces exercices doivent vous amener à constater qu'il ne s'empare de vous que de façon temporaire, mais, surtout, une fois que la sensation plaisante s'est dissipée, à remarquer qu'elle ne vous a pas laissé abattu ou vide. Votre état d'esprit, votre humeur, sont détendus, neutres, et il n'y a aucune raison de s'attendre à être malheureux ; la dissipation du bonheur n'est pas nécessairement motif d'aigreur.

Après cet exercice de traitement par l'imagination du souvenir d'un sentiment positif mémorable en trois étapes, testez-le en temps réel. Pendant quelques jours, faites l'effort au moins une fois par jour de remarquer la façon dont un sentiment positif vous parcourt le corps, y demeure un moment, puis s'en va. Le message émotionnel que livrent les sensations plaisantes compte parmi les expériences les plus inoubliables et appréciables de l'existence. N'omettez pas de pratiquer un moment de SOLO, pour choyer ces sensations comme on choie son enfant. Enfin, constatez que les sensations plaisantes ne durent que quelques secondes ou quelques minutes, après quoi elles quittent le corps.

Peut-être constaterez-vous encore qu'une sensation positive comme le bonheur ou la joie, quand elle donne lieu à rumination, peut aussi, le soir venu, empêcher le déferlement de la vague du sommeil. Ce précieux enseignement nous dit que ce sont les émotions – les puissants sentiments du corps – qui compromettent la venue de la vague du sommeil, parce que les sensations physiques qui les accompagnent polluent celle de la somnolence. Cela peut paraître évident, mais peut-être que le fait de percevoir que cette pollution provient aussi des émotions plaisantes vous disposera davantage à débarrasser votre vague des émotions déplaisantes.

Pourquoi ? Parce que vous découvrez que les émotions ne sont parfois rien d'autre que cela – une sensation physique dans le corps, positive ou négative, parfaitement capable de venir et de repartir.

Si vous bloquez sur le travail des émotions positives, ne

vous abandonnez pas à la frustration. L'exercice devrait s'avérer assez simple pour la plupart d'entre vous, mais dans le cas contraire, passez outre les émotions évoquées ci-dessus et focalisez-vous sur le rire – c'est-à-dire, identifiez, ressentez et traitez l'expérience du rire à la suite d'une bonne blague ou de quoi que ce soit d'amusant.

Rire thérapeutique

Un insomniaque consulte un médecin pour ses problèmes de sommeil. « Docteur, à chaque fois que je me couche, j'ai l'impression qu'il y a quelqu'un sous le lit. Mais quand je me mets en dessous, j'ai l'impression qu'il y a quelqu'un dessus. Dessous, dessus, dessous, dessus… c'est comme ça toute la nuit, j'en perds la raison ! »

Le médecin répond : « Trois séances par semaine pendant deux ans et je guéris vos craintes.

– Combien prenez-vous ?

– Cent dollars la séance. »

L'insomniaque hésite. « Je vais y réfléchir, la nuit porte conseil. »

Six mois plus tard, le médecin croise le type dans la rue : « Alors, vous n'êtes pas revenu me voir, se plaint-il.

– Pour cent dollars la séance ? ! Un barman m'a guéri pour dix dollars.

– Que vous a-t-il dit ?

– De scier les pieds du lit ! »

Chez ceux qui n'ont jamais entendu cette blague, elle provoque habituellement un sourire ou un gloussement. Si vous avez une expérience de la psychothérapie, elle vous a peut-être même fait rire tout haut. Alors la question qui se pose est la suivante : « Quand on réagit (sourire, gloussement, éclat de rire) à cette blague, qu'éprouve-t-on ? »

Réponse : vous appliquez un mode abrégé mais très avancé et immédiat de traitement émotionnel. Réagir à une plaisanterie est une forme raccourcie de traitement émotionnel parce qu'il n'y a aucun effort à fournir pour identifier le sentiment ou en prendre conscience. Pas besoin non plus d'agir pour éprouver la sensation dans le corps, parce que dès qu'on sourit, qu'on glousse ou qu'on rit, chaque altération du visage, de la gorge ou de la poitrine constitue un changement de sensation dans le corps. Enfin, il n'y a pas à travailler au traitement de la sensation, parce que le fait que la plaisanterie vous ait fait sourire, glousser ou rire indique que vous avez déjà traité le message émotionnel en riant.

En fait, notre plaisanterie en contient deux. La première survient à mi-chemin, quand l'insomniaque dit sans y réfléchir que « la nuit porte conseil ». « La nuit porte conseil » à ceux qui dorment, précisément. L'insomniaque devient l'objet de la plaisanterie, un peu comme un individu qui s'échinerait à vouloir boire dans un verre sans fond.

Dans la seconde blague, plus éloquente pour les dormeurs difficiles qui ont goûté à la psychothérapie, on découvre que le bon sens (le conseil du barman) est aussi efficace et bien moins onéreux que les recommandations d'un professionnel expérimenté. On rit du manque de bon sens des thérapeutes. Plus vous avez ri à cette seconde plaisanterie, plus cela indique que vous avez eu affaire à un thérapeute dépourvu de bon sens, ou que vous connaissez quelqu'un à qui c'est arrivé. Le rire vous permet de relâcher (traiter) immédiatement tout sentiment éprouvé à propos d'épisodes du passé impliquant un thérapeute. Le rire est une forme pure de traitement émotionnel, qui demande peu d'intervention de la pensée. L'ensemble du processus est ici induit par la plaisanterie.

Je vous supplie de ne pas voir dans ces arguments l'analyse besogneuse de ce qui n'est qu'une simple plaisanterie. L'humour, s'il ne constitue pas à proprement parler une thérapie, est l'une des formes de communication les plus avancées, parce qu'il vous assène un choc puissant, mais jamais douloureux, sauf s'il vous décroche la mâchoire. L'humour peut être source de traitement émotionnel instantané, même si l'on n'a pas la patience, l'envie ni le temps de travailler sur ses émotions.

Balles d'argent

Avec certains individus particulièrement détachés de leurs sentiments, nous abordons le traitement émotionnel en ne travaillant que l'humour et le rire. Nous avons régulièrement recours aux premiers épisodes de la série *I Love Lucy*, avec

Lucille Ball et Desi Arnaz, ainsi qu'aux trois Stooges, à Laurel et Hardy et une foule d'autres acteurs et personnages de la télévision ou du cinéma. À ces patients, je prescris toujours une dose quotidienne de rire à gorge déployée devant un DVD ou au cinéma.

Si vous choisissez d'utiliser le rire pour apprendre à éprouver davantage, prenez des notes écrites ou mentales de ce qui se produit. Voici quelques questions à vous poser : quand vous riez, que ressentez-vous à la gorge, au visage, à la poitrine, à l'estomac, aux bras ou aux jambes ? Quand vous cessez de rire, que constatez-vous au niveau de la respiration, de la tension de vos mains, des épaules, de la nuque, de votre propension au discours intérieur, de ce que vous éprouvez, des images dans votre esprit et notamment de la façon dont vous communiquez avec le premier individu que vous croisez ?

Rien dans votre quête de bien-être émotionnel n'est aussi précieux que votre sens de l'humour et votre aptitude à rire. Chez les gens qui développent des troubles mentaux, la perte ou l'assèchement du sens de l'humour est l'un des premiers signes annonciateurs d'un problème. L'affaire est importante, parce que trop se prendre au sérieux provoque des problèmes de santé mentale ou aggrave les symptômes de troubles déjà existants. Il faut savoir rire, et notamment rire de soi.

Si ces conseils résonnent en vous, considérez l'humour et le rire comme le meilleur point de départ en cas de difficulté à éprouver vos sentiments. À travers le réapprentissage du rire et du rire de soi, l'humour apporte l'avantage immédiat d'une amélioration de la santé mentale, et parfois aussi du sommeil.

Les troubles du sommeil ne prêtent aucunement à rire, mais notre objectif est ici de vous doter d'un moyen d'activer la composante sensorielle du système PSI. Dans le développement de vos aptitudes au traitement émotionnel, le rire est un instrument puissant. Il arrive même qu'on rie aux larmes, et les pleurs sont une autre technique avancée de traitement.

Larmes thérapeutiques

Le rire ne vous conduira peut-être jamais à identifier quelque sensation particulière que ce soit, mais il vous fait au moins ressentir quelque chose dans le corps. Les pleurs sont souvent aussi efficaces à cet égard que le rire, voire plus, et comme dans le rire, on peut pleurer de choses joyeuses aussi bien que de choses tristes. Même s'il est impossible d'identifier précisément la sensation qui provoque les pleurs, on éprouve quelque chose dans le corps, ne serait-ce que la montée des larmes, ou leur écoulement par les yeux. Après, même si l'on est incapable de l'expliquer, on a traité une partie de l'émotion.

Qu'on rie ou qu'on pleure, on relâche de l'émotion présente en soi, et qu'on ne savait nommer autrement que « tension ». Les pleurs comme le rire évacuent la tension et desserrent son emprise sur le corps. Quand on rit de bon cœur ou qu'on pleure comme un bébé, on sent quelque chose de puissant nous parcourir le corps.

Il se peut que la raison d'une telle intensité nous échappe totalement, et que cela nous paraisse disproportionné, et même qu'on ne sache jamais ce qui nous a conduit à rire ou à pleurer si fort. Après le relâchement émotionnel, le corps se sent comme après l'amour. On observe moins de discours intérieur, davantage d'imagerie mentale et une sensation de détente et de bien-être.

Les techniques de gestion émotionnelle impliquant les pleurs supposent qu'on aille dénicher de vieux souvenirs au grenier. Toute existence connaît ses hauts et ses bas, alors le choix ne manque pas. Il y a de grandes chances que l'un de vos premiers facteurs de blocage soit le fait de considérer les pleurs comme un signe de faiblesse ou un défaut, même lorsqu'ils surviennent en privé. Si vous êtes dans ce cas, demandez-vous si les raisons qui vous ont conduit à cette idée restent de mise.

Une bonne crise de larmes fait du bien à tout le monde, ou presque. S'il en va différemment pour vous, l'exercice réclame impérativement l'accompagnement d'un spécialiste. Plus de 90 % des gens qui viennent consulter dans nos centres du sommeil trouvent profitable cette méthode d'évacuation de la tension émotionnelle.

Voici quelques trucs utiles :

- Regardez des films dont vous savez qu'ils vous tirent immanquablement des larmes. Que ce soit Judy Garland dans les dernières séquences du *Magicien d'Oz* ou James Stewart dans *La vie est belle* (le « toast à l'homme le plus riche de la ville », suivi du « Ce n'est qu'un au revoir »), les grandes références lacrymogènes ne manquent pas.
- Au moment où vous éprouvez de fortes sensations sans parvenir à les identifier, quand vous ne savez plus trop qu'en faire, envisagez de pleurer.
- Quand montent l'émotion ou les larmes, essayez de remarquer si quelque chose à l'intérieur vous retient de pleurer. Appliquez-vous à déterminer ce qui vous bloque.
- En général, le blocage se fait sentir dans les muscles du visage, qui se tendent en affichant une expression de contorsion, comme si un côté du visage cherchait à pleurer et l'autre s'y refusait. Quand les larmes refusent de sortir, il suffit généralement de relâcher les muscles autour de la bouche, ceux des joues ou du menton, ou encore la région de la gorge pour les libérer.
- Si pleurer vous demande vraiment un gros effort, sollicitez l'assistance d'un membre de la famille. Certains, parce qu'ils ont honte de pleurer seuls, ne s'abandonnent que s'ils sont accompagnés d'une personne de confiance. Le psychothérapeute est parfaitement capable de vous extraire de profonds sanglots. Certains masseurs et autres spécialistes du travail sur le corps savent aussi vous aider à faire tomber le « barrage musculaire » qui retient vos larmes.

Après une grosse crise de larmes, constatez que :

- la nuque, les épaules et la poitrine sont plus détendues ;
- on respire mieux, on se tient plus droit ;
- les pensées accélérées diminuent ;
- l'imagerie est plus accessible ;
- le bien-être émotionnel est durable.

Ne sous-estimez jamais l'utilité des larmes. Une bonne séance hebdomadaire de pleurs profite résolument à l'équilibre du système PSI. On y évacue beaucoup de tension émotionnelle sans nécessairement franchir toutes les étapes du traitement émotionnel. Dans la mesure où notre propos est d'atteindre des niveaux supérieurs de précision émotionnelle, pleurer constitue une méthode raisonnable et efficace pour se mettre sur la bonne voie. Enfin, la prochaine fois que vous entendrez quelqu'un dire « j'ai perdu la tête » parce qu'il a pleuré, vous saurez que ce qui a vraiment cédé, c'est son dispositif de maîtrise émotionnelle. Mais pour votre part, ayant découvert à travers les larmes les messages sincères et précieux que recèlent vos émotions, vous serez peut-être un jour amené à dire après avoir pleuré : « J'ai retrouvé ma tête. »

Dimension physique

Quand on observe les formes instantanées de traitement émotionnel que sont le rire, les pleurs ou l'activité sexuelle, on s'aperçoit immédiatement qu'elles partagent une dimension physique, ce qui pourrait prêter à croire que toute activité physique est généralement porteuse des mêmes bienfaits. Il n'est en effet pas illogique de se demander si le jogging, la marche ou la nage produisent le même effet. L'activité physique régulière est bonne pour le sommeil et procure une certaine dose de traitement émotionnel. Marcher d'un bon pas éclaircit incontestablement les idées. Mais il ne faut pas confondre l'exercice physique avec la forme de traitement émotionnel avancé que sont le rire, les pleurs ou l'activité sexuelle. L'activité physique évacue les tensions de faible niveau, comme certaines angoisses ou frustrations, et elle offre aussi une escapade à l'esprit pendant que le corps travaille. À mesure qu'on brûle de l'énergie physique, on éprouve aussi un soulagement de la tension émotionnelle. Et l'esprit digère certaines questions émotionnelles sans être interrompu par le discours intérieur.

Par comparaison, le rire, les pleurs ou l'activité sexuelle libèrent bien plus d'énergie émotionnelle que le sport, précisément par l'importance de leur contenu émotionnel. Ces modes de traitement instantané sont un peu comme une baguette magique émotionnelle qu'on agiterait sur le corps. On ne comprend pas bien comment cela s'est fait, mais on a conscience d'un traitement abouti des émotions. Les modes instantanés de traitement émotionnel sont utiles à tout le monde, mais plus encore à ceux qui redoutent la survenue d'émotions trop lourdes de sens. Ils peuvent évacuer l'émotion et faire rapidement venir la vague du sommeil.

LA NUIT PORTE CONSEIL

Partagez avec vous-même

QUESTION : Quand on travaille sur ses sensations, l'erreur la plus courante consiste à confondre le fait d'éprouver et celui d'exprimer. Aussitôt qu'une émotion survient, on croit nécessaire de la faire partager. Par conséquent, interrogeons-nous : vous arrive-t-il souvent d'exprimer vos sentiments à autrui ?

COMMENTAIRE : Nous éprouvons pour la plupart au moins 99 % de nos sentiments sans les partager avec qui que ce soit. Il est pourtant fréquent que l'impression de devoir confier ses sentiments nous empêche d'accéder à la pleine conscience émotionnelle. On trouve le meilleur exemple de cela dans la colère, généralement tenue pour indissociable de l'agressivité. Éprouver de la colère, c'est forcément agir de façon agressive, alors on estime plus sage de l'étouffer. Mais canaliser sa colère dans l'agressivité aboutit presque toujours à l'installation d'un comportement acquis. La colère est sans doute un sentiment puissant qui traverse le corps, on a chaud, on s'empourpre peut-être, mais le plus étonnant est que rien dans le grand livre de la vie ne spécifie que la colère réclame l'action. Sans doute est-il parfois nécessaire d'intervenir, mais on peut le plus souvent se contenter de l'éprouver sans l'exprimer à quiconque à part soi-même.

Ce mode d'expression individuelle de l'émotion est la clé de votre développement émotionnel, parce qu'il vous autorise à éprouver vos sensations, quelles qu'elles soient. Il n'exclut pas le recours éventuel à l'action mais ne vous y contraint pas non plus si c'est inopportun. Aussi logique qu'il paraisse de réserver l'expression de ses émotions à soi-même, beaucoup d'individus redoutent la sensation de colère. Leur crainte repose généralement sur deux éléments, qui méritent considération en cas de blocage dans l'apprentissage émotionnel :

- La peur des messages émotionnels : on redoute une émotion parce qu'elle ne fera que déterrer d'autres sentiments, pensées et images qui n'apportent que du mal-être.
- La peur de la peur : on redoute d'éprouver une émotion parce que les sensations physiques qu'elle induit dans le corps sont désagréables, comme si l'on perdait toute maîtrise, ou comme si l'on se noyait dans l'émotion.

Ces impressions ne sont peut-être pas totalement infondées. Si vous n'avez pas de penchant pour la poussée d'adrénaline qu'on éprouve sur les montagnes russes, c'est sans doute que vous ne recherchez pas la peur. Et si vous constatez que la colère vous rend plus irritable envers votre famille, il est probable que vous ne trouviez aucune valeur au sentiment de colère.

LA PERLE

Développez le goût de l'émotion sans risquer l'indigestion

Si l'on veut éprouver les sentiments, le tout est de savoir ce qu'éprouver les sentiments signifie. Nos exercices sur les sentiments de bonheur et de joie, ou sur le rire ou les pleurs, vous ont mis en quête d'une sensation résolument physique, quel que soit le sens qu'on y accorde. Certaines émotions produisent de fortes sensations qui paraissent insurmontables, comme la chaleur associée à la colère, la profondeur du chagrin ou la paralysie qu'induit la peur. Mais très peu de gens vivent cette intensité à chaque heure d'éveil, chaque jour ou même chaque semaine de leur existence.

Pour la plupart d'entre nous, ce genre de sensation physique ne constitue pas une menace, mais quand on ignore ses émotions, elles finissent par devenir incommodantes, insolites ou étranges. Cette étrangeté devient coutumière et empêche toute tentative d'exploration de ses sentiments. Votre tâche consiste ici à observer de quelle façon vos valeurs, vos croyances, vos jugements, vos idées, vos opinions et vos réactions teintent l'expérience émotionnelle et répriment les messages émergeants.

Le climat nous offre en l'occurrence une excellente métaphore. Les sensations de chaleur ou de froid, d'humidité ou de sécheresse produisent dans le corps des impressions ouvertes à l'interprétation. L'humidité de la pluie associée à une certaine densité de l'air peut évoquer la mélancolie à ceux qui vivent seuls, mais exacerber un certain romantisme chez ceux qui viennent de tomber amoureux. Les sensations physiques d'humidité et de densité sont les mêmes, mais on ne les perçoit pas, on ne les apprécie pas de la même façon selon les circonstances.

L'ensemble de votre travail sur le traitement émotionnel gagnera en fluidité dès que vous aurez saisi l'aspect physiologique des émotions. D'ailleurs, vous « goûtez » déjà dans la journée à bon nombre de caractéristiques physiques des sensations et des émotions :

- quand vous avez besoin d'aller aux toilettes ;
- quand vous vous sentez goûter et mâcher la nourriture ;
- quand vous enfilez vos vêtements ;
- quand vous anticipez sur la journée qui s'annonce ;
- quand vous plaisantez avec des amis ;
- quand vous travaillez intensément avec des collègues ;
- quand vous jouez avec les enfants ou les aidez à faire leurs devoirs.

Toutes ces situations génèrent des sensations et beaucoup d'émotions. Peut-être n'y êtes-vous pas très attentif, mais ces sensations sont bien là, qui attendent qu'on les explore, qu'on les évalue et qu'on agisse. À l'évidence, nous savons pour la plupart décoder le message « ça presse, ça presse » qu'émet notre vessie. Alors pourquoi ne pas vouer la même considération à un plus grand nombre de vos émotions, en apprenant à les entendre dès la première présentation ?

Il vous sera utile de commencer par des types plus simples de sensations et d'émotions avant de passer à des émotions plus profondes et intenses. C'est en apprenant à précisément éprouver toutes vos sensations que vous les empêcherez de polluer votre vague du sommeil.

Si jamais vos efforts coincent quelque part, respirez profondément et sondez sincèrement votre conviction que « les émotions sont là pour vous servir et vous protéger ». Si vous n'êtes pas encore disposé à accepter ce principe, n'hésitez surtout pas à envisager de consulter un psychothérapeute, ou relisez les passages sur le rire et les pleurs jusqu'à ce que vous sentiez quelque chose se décanter dans votre conception de l'émotion humaine.

CHAPITRE XVII
Éprouvez, visualisez

Émotion pure

Quand on ne craint pas ses propres sentiments et qu'on s'autorise à les éprouver sans y adjoindre tout type de préoccupations, de pensées biaisées ou d'opinions perverties, le message émotionnel apparaît, franc et limpide.

Si l'on examine ces messages à l'aide de toutes les composantes du système PSI, l'émotion perd généralement de son intensité. C'est une attitude appropriée, parce qu'on n'a pas combattu le premier sentiment « pur », ni échafaudé dessus. À ne pas suivre cette séquence comportementale, on risque fort de produire une riposte impulsive. Voici quatre exemples de gestion avisée puis médiocre d'une sensation pure :

- Vous êtes en train de danser, et voilà que vous marchez sur le pied de votre partenaire. Cela déclenche en vous un embarras qui peut aussi bien vous conduire à rire de vous-même en vous excusant qu'à en vouloir immédiatement à votre partenaire, parce que vous pensez trouver un soulagement en reportant l'embarras sur lui ou elle.
- Quelqu'un passe devant vous dans la queue au cinéma. Cela vous met dans une colère qui peut aussi bien vous inciter à verbaliser ce que cela vous inspire, puis pardonner et oublier, qu'à vous lancer dans une confrontation échaudée avec l'autre cinéphile, au risque de recevoir le premier coup de poing.

- Votre magnétoscope ou votre lecteur de DVD refuse de fonctionner. Cela vous emplit de frustration, ce qui peut aussi bien vous inciter à respirer un bon coup et réévaluer la situation, qu'à faire comprendre à cet objet inanimé qui est le patron en le frappant.
- Vous donnez un coup de volant pour éviter un chauffard. Cela provoque en vous de la peur ou de la rage, ce qui peut aussi bien vous inciter à vous ranger sur le côté en vous disant que vous avez de la chance d'être vivant qu'à écraser le champignon en remettant votre vie entre les mains d'autrui.

Choisir avec sagesse

Pourquoi nous arrive-t-il de choisir la première gamme de réactions émotionnelles saines plutôt que la seconde, pourtant bien moins judicieuse ?

Quand on éprouve de la honte, on se rend bien compte qu'on déteste ce sentiment qui nous rend petit, vulnérable ou penaud. Et puisqu'on le déteste, autant s'en décharger sur autrui. Mais la honte ne cherche qu'à vous dire que vous êtes humain – rien d'autre – et que vous avez simplement commis une erreur. Peut-être conviendrait-il alors de solliciter l'aide de votre partenaire de danse pour éviter de commettre à nouveau ce faux pas. Sauf qu'au lieu de recevoir le message, vous vous préoccupez du sentiment d'embarras, qui n'en prend que plus d'ampleur et vire à la honte.

Ne vous y trompez pas : ce comportement d'échec, vous l'avez acquis.

Quand on éprouve de la colère, ce qu'on n'aime guère, c'est la notion de menace – l'alter ego de la colère. Si l'on exècre cette sensation parce qu'elle rend impuissant, il n'y a rien d'étonnant à ce qu'on produise une réaction excessive visant à faire étalage de puissance. Pourtant, la colère ne fait que nous avertir de la présence d'une menace. Il faut alors analyser la situation à l'aide du système PSI pour en déterminer la gravité, la réalité. La menace que constitue le resquilleur des files d'attente est faible, voire imaginaire.

Là encore, ce comportement, vous l'avez acquis.

Quand on éprouve de la frustration, on se sent incompétent,

ou inadéquat, parce qu'on ne supporte pas qu'un objet de plastique fasse obstruction à son désir de divertissement. La frustration ne fait pourtant que vous signaler la présence d'un dysfonctionnement. Peut-être faut-il mettre plus d'application à suivre les étapes du branchement de l'appareil. Ou bien relire la notice d'instructions. Ce n'est pas pour rien que la rubrique dépannage des manuels de ces appareils commence toujours par « vérifiez que le cordon d'alimentation est correctement raccordé à la prise murale ». En réagissant à la frustration par l'impatience, on ignore le message émotionnel et on se condamne à se sentir « à bout ».

Une fois de plus, il s'agit d'un comportement acquis.

Pris de peur, vous avez peut-être été terrifié parce que vous avez cru vivre vos derniers instants, ou alors c'est le comportement du chauffard qui vous a mis en rage. Ces deux émotions puissantes mettent le corps/esprit en état d'alerte élevé pour parer à une menace grave. En vérité, vous avez évité le danger ; vous avez donné un coup de volant, alors le système a parfaitement fonctionné. L'incident est clos, mais une fois que le corps/esprit a enclenché le mode survie, il lui faut du temps pour en sortir. Si vous persistez à méconnaître le fonctionnement de votre corps, vous pouvez être tenté de prendre en chasse le fauteur de troubles et d'emprunter à votre tour une voie dangereuse.

Soir après soir, ces comportements acquis, et d'autres, font constamment interférence avec votre aptitude à faire venir la vague du sommeil.

Petit grand pas n° 11 : comptez vos émotions

Les scénarios qui précèdent sont un exemple classique et quotidien de la façon dont on apprend à mal travailler sur ses émotions, et ces schémas remplissent votre lit de punaises émotionnelles, qui, le soir venu, grignotent votre sommeil. Étudions à présent la façon précise dont les sensations compromettent la vague, pour mieux les empêcher de le faire.

La frustration et la colère sont les deux émotions les plus inclines à couver au jour le jour dans le corps et à compromettre le déferlement de la vague, au coucher ou dans la nuit.

Passez deux journées à faire l'inventaire des différentes circonstances où vous les éprouvez :

- Comptez-les.
- Prenez des notes écrites ou mentales sur ce qui a déclenché ces sensations de colère ou de frustration.
- Constatez à chaque occasion la vitesse à laquelle vous sentez émerger ces sensations.
- Vérifiez spécifiquement s'il vous arrive de connaître des situations qui devraient provoquer la frustration et la colère sans pour autant les ressentir.

Les exercices d'aujourd'hui ont pour objet de vous faire prendre conscience du grand nombre de fois où, chaque jour, « tout s'acharne ». Vous souhaitez quelque chose, vous avez besoin de quelque chose, vous essayez de faire quelque chose, et il y a comme une barrière qui se dresse devant vous. Ce conflit produit un sentiment, souvent la frustration, parfois la colère. La première phase de notre exercice consiste à constater le nombre de fois où, chaque jour, on est exposé à ces situations stressantes. À propos, si votre perception de ces frustrations est étroite au point que vous les qualifiez simplement de « stressantes », ne vous gênez pas pour le faire. Comprenez bien toutefois que le stress n'est pas un sentiment précis, il prête donc à confusion. Nous y reviendrons sous peu.

Après environ une journée de comptage, consacrez-en quelques-unes à l'observation. Vous devriez être mieux disposé à présent pour l'observation de votre corps/esprit, et, à l'aide de la technique SOLO, pour savoir :

- l'effet que produit la frustration ;
- où on la ressent ;
- si elle gagne d'autres parties du corps ;
- quelles pensées et images émergent pendant la sensation ;
- ce que dure la sensation ;
- ce qui fait partir la sensation.

Enfin, si vous avez du mal à laisser repartir la sensation, essayer de percevoir ce qui la rend adhésive à ce point. La méthode SOLO s'avère particulièrement efficace quand on adopte la perspective de l'observateur neutre. Dites-vous que vous conduisez une expérience sur l'émotion humaine dont le propos est d'observer vos propres sensations dans votre propre corps/esprit pour découvrir l'effet qu'elles produisent. Il ne s'agit aucunement d'attacher des jugements à vos émotions ni de les scruter aux rayons X. Cette expérience réclame qu'on l'aborde de façon raisonnée et sans préjugés, afin d'éprouver l'émotion sans pour l'instant la traiter.

La plupart des dormeurs difficiles dénombrent dans leur quotidien bien plus d'épisodes de frustration et de colère qu'ils ne l'auraient imaginé. Par le simple fait de les compter et de les observer, ils s'aperçoivent que la journée donne naissance à des émotions qui réclameront vivement de l'attention la nuit venue.

Le garde-barrière

Pour l'heure, le grand obstacle susceptible de vous empêcher de librement procéder au compte et au constat des influences néfastes de l'émotion tient au choix des termes que vous employez pour décrire les épisodes émotionnels. Le dernier exercice vous a peut-être amené à constater que vous n'éprouvez généralement pas de frustration ni de colère, par exemple. En revanche, vous employez volontiers les qualificatifs de « stress », « soucis », « anxiété » ou « dépression » pour désigner ces émotions. Si tel est le cas, vous ne savez peut-être pas que l'emploi même de ces termes vous empêche de les éprouver et de les traiter. Comment de simples mots pourraient-ils avoir tant de pouvoir ?

Plusieurs facteurs entrent ici en jeu :

- Ces mots décrivent des états réels et pénibles, mais ils sont trop vagues pour désigner des émotions définies. Plus vous les employez, plus vous vous éloignez de la sensation précise, et plus votre perception de cette dernière s'estompe.
- En propageant l'usage de ces termes pour toute explication d'un trouble émotionnel, la publicité et la culture de la télévision qui nous inondent vous portent à croire qu'il n'y a pas d'alternative aux médicaments pour traiter l'émotion humaine.

Les psychotropes font sans doute des merveilles chez certains, mais beaucoup de nos patients disent qu'ils étouffent leurs émotions et réduisent leur aptitude à les éprouver et à obtenir les messages qu'elles recèlent.
- En vous habituant à tenir ces termes pour le meilleur qualificatif possible, voire le seul, des turbulences émotionnelles, vous vous empêchez d'apprécier des émotions plus claires.
  Chacun de ces termes agit comme un garde-barrière qui interdit l'accès à toute description précise ou claire de ce que vous ressentez.

En prenant l'habitude de dire « je suis stressé » ou « je suis déprimé », vous perdez la faculté de réfléchir plus précisément à votre état et vous laissez filer des messages émotionnels. Et vous n'avez que rarement l'occasion de constater que ce qu'on qualifie de stress, de souci, d'anxiété ou de dépression se nourrit toujours d'émotions plus précises. Surmonter ce problème n'est pas facile. Il suffit pour s'en convaincre de voir ce qu'il en est dans le monde du travail ou dans d'autres circonstances sociales, où une part importante des individus qui connaissent des problèmes émotionnels se plaignent continuellement de leur mode de vie ou de leur situation :

- « Ah ! que je suis stressé
- … ou déprimé
- … ou soucieux
- … ou anxieux ! »

Si vous demandez à ces gens ce qu'ils entendent exactement par là, ils vous regarderont comme un extraterrestre. En outre, s'il est possible en poussant un peu plus loin d'amener quelqu'un à éprouver une émotion plus claire, comme la colère ou la peur, il n'aura pas la moindre idée du traitement qu'elle requiert.

En revanche, si un ami proche ou un membre de la famille se montre ouvert à un véritable dialogue, il ne faut pas longtemps pour atteindre le cœur du sujet – c'est-à-dire les émotions extrêmement précises qui répondent aux épisodes extrêmement précis souvent occultés par le recours aux termes gardes-barrière. Une telle discussion permet d'établir clairement que la dépression provient peut-être d'une série d'émotions données, trop longtemps négligées. Vous avez peut-être éprouvé beaucoup de colère, de frustration et de tristesse à la suite d'un incident au travail, par exemple, qui a mûri pendant des mois ou des années sans jamais être identifié, éprouvé, ni traité, et qui a fini par se transformer en dépression.

Les bons psychothérapeutes connaissent ce processus, et ils ne comptent plus les patients qui n'ont reçu qu'un cachet pour toute réponse à un problème qui avait mis des années à se développer. Le thérapeute compétent sait bien que les médicaments peuvent constituer une aide mais ne *soignent* aucunement le problème qu'on qualifie de « dépression » chez la plupart de leurs usagers, parce qu'ils ne s'attaquent pas directement à la grande négligence dans laquelle la plupart des patients déprimés tiennent les différentes strates de leurs émotions.

Les traitements par les médicaments soignent environ le quart des patients qui les emploient, et provoquent une amélioration chez encore 50 % d'autres, alors leur bénéfice est indiscutable. Mais il ne semble pas que l'ordonnance s'accompagne systématiquement d'une formation au traitement émotionnel, et cela voue beaucoup de patients aux rechutes et réduit leurs perspectives d'amélioration mentale.

Identifiez vos gardes-barrière

Il faut absolument que vous compreniez ce qui précède si vous comptez vous mettre en quête de traitement émotionnel dans le cadre de vos troubles du sommeil, et notamment si vous pensez ne pas bien dormir à cause « du stress », « des soucis », « de la dépression » ou « de l'anxiété ». Peut-être tout cela vous accable-t-il et mérite même que vous consultiez un médecin ou un thérapeute. Mais il est aussi capital pour votre sommeil que vous appreniez à nommer vos émotions de façon plus précise, parce que de votre description dépendra la profondeur du traitement que vous leur accorderez. Pour éviter que les sentiments ne fassent obstruction à votre vague du sommeil, je ne préconise aucun changement de médication, de psychothérapie ou de soins ;

le traitement émotionnel doit plutôt venir comme un supplément à votre pratique actuelle.

L'une des premières règles que nous proposons aux dormeurs difficiles, notamment ceux qui se croient privés de sommeil par « le stress, l'anxiété, les soucis, la dépression », est de marquer ces termes d'un drapeau rouge. Dès qu'ils s'entendent les prononcer, ils doivent aussitôt se demander si ce n'est pas pour se prémunir de certaines émotions précises qu'ils ignorent comment désensevelir.

L'usage d'un vocabulaire imprécis ne pose pas de problème dans les premières phases du dialogue, il peut même faciliter les choses. Mais si vous y êtes trop attaché – sans que soit spécifiquement établi un diagnostic de trouble de la santé mentale de type dépressif lourd –, prenez garde à ne pas vous tromper : *il ne s'agit en aucun cas ici de chercher à identifier, éprouver et traiter des émotions précises*.

Un embouteillage qui s'allonge, un feu qui passe au rouge, une caissière qui vous parle mal, les enfants qui se chamaillent, le patron qui se montre exigeant, vous avez oublié votre parapluie, le dîner a brûlé, tout cela s'accumule au fil de la vie ordinaire ; et voilà que survient un imprévu indésirable ou déplaisant au milieu de la dizaine d'autres choses avec lesquelles vous jongliez déjà dans ce monde moderne, toujours inquiet et pressé.

Quel effet tout cela produit-il vraiment sur vous ?

Notre monde postmoderne utilise pour désigner cela le terme « stress ». Pourquoi cet emploi est-il si souvent vide, inutile et trompeur quand il s'agit de désigner des sentiments ? Parce qu'en se contentant d'un mode de communication dans lequel le stress est l'appellation passe-partout de l'ensemble des émotions qu'on ressent, on accepte une version de ses sentiments digne du *Reader's Digest*.

LA NUIT PORTE CONSEIL

Ayez de l'imagination pour les sensations

QUESTION : À mesure que vous étoffez votre aptitude au traitement émotionnel, il devient souhaitable d'y intégrer vos facultés imaginatives. L'imagination est une passerelle tendue entre la pensée et les sentiments. Quand vous pensez ou éprouvez trop, elle est capable de ramener l'équilibre dans votre système PSI en vous détournant des pensées accélérées et des sensations extrêmes. Avez-vous déjà tenté de faire marcher votre imagination pour relier vos pensées et vos sentiments, ou pour clarifier vos sensations ?

COMMENTAIRE : Votre système visuel, dont l'imagination est une composante, possède une capacité phénoménale à capter, organiser et recréer des événements de la vie quotidienne. Prenons un épisode dans lequel vous jouez avec vos enfants. Si vous prêtez à cet acte une considération particulière, le moment de la captation constitue la meilleure partie de l'expérience. Vous vous délectez de leur espièglerie, de leur malice, de leurs sourires, de leur affection et de leur insouciance. Vos yeux s'affairent par ailleurs à l'organisation des activités, ils surveillent l'apparition éventuelle d'un problème, assurent la sécurité et promeuvent l'esprit de camaraderie. Quelque temps plus tard, vous reconstituez l'épisode par l'imagination.

Ces trois processus – la captation, l'organisation et la recréation – sont des éléments naturels du système visuel et de l'imagination. S'il fallait appréhender tout cela par la seule pensée, l'épisode serait bien fade, mais les yeux en font une vraie aventure en 3D. Il n'y a pas mieux que les yeux !

Cette prédominance du visuel et de l'imagerie est due au fait qu'une image vaut mille paroles. Si les sensations et les pensées associées aux images qui défilent devant vous ou dans votre tête font mouche, c'est parce que vous avez d'abord capté la scène avec les yeux. Songez aux nombreuses tâches quotidiennes qui ne réclament pas trop l'investissement des yeux. Songez à certaines situations au travail ou avec vos enfants et leurs devoirs. Vous servez-vous de vos yeux autant que vous le pourriez ? Ou bien votre cerveau est-il occupé à moudre trop de pensées et votre corps à subir des tensions excessives ? La « perle » qui suit vous propose une meilleure alternative.

LA PERLE

Un outil imaginaire : le galet dans la mare

Il existe de nombreuses situations où l'imagination peut offrir une issue plus satisfaisante, mais elle n'est que rarement exploitée, et généralement pas même évoquée auprès :

- des parents, pour les aider à élever leurs enfants ;
- des patients atteints de troubles de la santé mentale, pour les aider à surmonter leur détresse ;
- des patients atteints de troubles du sommeil, pour les aider à dormir ;
- des employés, pour les aider à gagner en productivité et en satisfaction au travail.

Comment exploiter cette faculté pour qu'elle raccorde vos pensées à vos sentiments ? Le premier grand secret de l'imagination, c'est qu'elle est disponible vingt-quatre heures sur vingt-quatre, sept jours sur sept. Le second, c'est qu'on peut la solliciter de façon apparemment fantaisiste mais quand même y trouver des informations précieuses. Prenez le temps de réfléchir à un problème apparu récemment. Ne le choisissez pas trop grave ; trouvez quelque chose de mineur. Cet exercice n'est pas le même que lorsqu'on vous a demandé de transformer une image dans votre esprit. Déplacer les meubles n'avait aucun caractère problématique, ça n'était pas une nécessité.

Trouvez le juste degré de conflit que vous souhaitez résoudre. Si un incident mineur vous a récemment mis en colère contre quelqu'un, cela peut servir à vous familiariser avec le traitement de la colère. Mais l'exercice admet bien d'autres épisodes, parfois aussi simples que la recherche de vos clés de voiture. Une fois l'incident choisi, passez une ou deux minutes à retrouver un certain nombre de pensées et de sensations associées, faites remonter les souvenirs récents pertinents.

Procédez aux étapes suivantes dans le confort, l'intimité et la sécurité de votre foyer. L'ensemble vous demandera dix à vingt minutes, mais on constate souvent que cinq minutes suffisent. Une fois la technique maîtrisée, il n'en faut plus qu'une. D'abord, passez quelques minutes à produire des images plaisantes, pour activer le système de façon positive. Puis ouvrez les yeux et confirmez dans votre esprit ou à haute voix la nature de l'incident choisi. Autrement dit, montrez de la clarté à l'égard du problème.

À présent, fermez les yeux et visualisez un galet tombant dans une mare. Dès qu'il touche la surface de l'eau, voyez les ondulations se propager vers l'extérieur. Et voilà l'étape la plus importante : évitez de trop y mettre de discours intérieur ; contentez-vous de regarder les rides concentriques, parce que si vous les voyez, elles appellent habituellement de nouvelles images à l'esprit. Ces images sont souvent des indices supplémentaires pour la solution au problème.

Peut-être s'agira-t-il d'une image limpide, porteuse d'une solution évidente ; peut-être sera-t-elle de nature à vous inciter à modifier votre sentiment initial ou à reconsidérer vos pensées. Quand émergent une pensée ou une idée nouvelles, ça ne fait pas le même effet que le discours intérieur ou les marmonnements habituels ; c'est nettement plus clair et on y décèle une certaine valeur, on sent comme une ampoule qui s'éclaire. Cette faculté, l'aptitude de notre cerveau à fonctionner ainsi, n'a rien d'un truc de foire. Le cerveau n'a pas son pareil pour la résolution rapide de problèmes à partir de l'imagination, à la façon de la carte qu'on déploie mentalement pour indiquer son chemin à quelqu'un.

Exploitez dès maintenant cette faculté pour tester le processus. Essayez-la dans autant de circonstances que possible. Constatez que la pensée et les sentiments n'ont pas suffi jusqu'ici à résoudre le problème, mais que l'imagination relie ces deux composantes du système PSI à la recherche d'une nouvelle solution ou de nouvelles pistes. Une fois que l'exercice du galet dans la mare vous sera devenu familier et que vous y obtiendrez de bons résultats, vous serez en mesure de générer de nouvelles images sans avoir à passer par la mare. Vous ne tarderez pas à constater qu'une image se constitue dans votre esprit aussitôt que vous éprouvez une sensation, un conflit, ou toute autre situation requérant règlement ou dépannage. L'image peut se trouver devant vos yeux à l'occasion d'une rencontre fertile en sensations. Ou surgir dans votre tête. Ces images s'avèrent extrêmement utiles pour ramener instantanément l'équilibre dans des situations intenses qui vous ont conduit à un excès de pensée ou de sensation.

Veuillez produire un effort conscient pour constater le rapport inestimable qui relie vos sensations, vos pensées et votre imagination. En chemin, posez-vous la question : pourriez-vous intervenir sur vos pensées et vos sensations en modifiant les images dans votre esprit ? La réponse est incontestablement affirmative, mais il vous faut peut-être un peu plus d'entraînement à l'imagination.

CHAPITRE XVIII

Navigation claire par ciel nuageux

Le retour du garde-barrière

Quand vous regardez par la fenêtre qui donne sur votre âme, voyez-vous du beau temps ou bien des nuages ?

La clarté émotionnelle est l'apanage de ceux qui s'autorisent à éprouver leurs sensations. Quand on a les idées claires sur ses émotions, on les identifie sans mal et la sensation qu'éprouve le corps est nette ; le traitement s'ensuit de façon naturelle. Les messages émotionnels présentent la même limpidité, et le processus de traitement est en général rapide et définitif.

L'accès à ce degré de clarté est souvent barré par l'idée reçue que l'émotion est une expérience plus ou moins statique ou stagnante. Au lieu de survenir comme un élément fluide et flexible du système PSI, les émotions paraissent beaucoup plus adhésives et quasiment immuables. Quand on éprouve une sensation, il arrive qu'on redoute de la voir durer à jamais et nous conduire à la crise de nerfs ou à l'effondrement. L'idée fausse selon laquelle les sensations ne prennent jamais fin ou sont inaltérables provoque l'égarement de beaucoup d'individus en quête de clarté émotionnelle.

Pour revenir au précédent propos sur le « stress », les « soucis », l'« anxiété » et la « dépression », il est essentiel de bien saisir que ces termes trop généraux sous-entendent qu'il n'y a pas grand-chose à faire pour modifier ce qu'on ressent. Prendre des cours de gestion du stress ou des médicaments peut parfois fonctionner, mais s'ils n'apportent pas d'amélioration des capacités de traitement émotionnel, ces modes thérapeutiques risquent de s'avérer décevants dans la durée.

Pour gagner de la clarté émotionnelle, il faut comprendre que les épisodes qu'on vit dans la brume nous empêchent de bien voir à l'intérieur. La forme la plus courante de brume est celle qu'engendrent les gardes-barrière et vous empêche d'éprouver des sensations claires.

La voie du tracas

L'un des gardes-barrière les plus classiques est le terme « tracas », que nous employons régulièrement pour chasser ou camoufler des sensations plus profondes, plus précises, qui nous effraient ou nous mettent mal à l'aise. On se lance dans un petit jeu de cache-cache, qui consomme de plus en plus de temps et d'énergie, comme s'il était possible d'épuiser l'émotion par l'attente. Voici un exemple certes complexe mais courant de l'aveuglement que provoque le garde-barrière des « tracas ».

L'angoisse autour des finances engendre des pensées accélérées, qui se transforment en tracas à l'égard d'une chose qui :

- s'est produite – vous allez être débité pour des achats déjà effectués avec votre carte de crédit ;
- se produit – le niveau de vos comptes doit pourvoir aux besoins actuels ;
- se produira – vos dettes annoncées ne vont pas tarder à devenir réalité.

Les dormeurs difficiles qui font état de pensées accélérées à propos des finances au moment du coucher et qui leur attribuent leurs insomnies passent à côté d'un élément essentiel de ce qui détermine leur mal – les émotions qui pilotent la pensée accélérée. Après tout, en pleine nuit :

- votre tracas aura-t-il fait remonter votre compte au matin ?
- vos charges vont-elles baisser parce que vous ruminez à propos de votre carte de crédit ?

- votre taux de retour va-t-il augmenter parce que vous vous faites du mouron sur les placements à long terme ?

Vous le savez bien, ces calculs mentaux autour de la gestion financière ont autant de chances de servir votre situation économique que de faire plonger votre indice des maux financiers. Il arrive parfois dans la nuit qu'on résolve une question financière, ou qu'on y rencontre certaines idées utiles pour augmenter ses revenus ou réduire ses dépenses. Mais une telle illumination est rare. La plupart des gens font surtout usage de la pression financière, du tracas et des pensées accélérées pour faire tourner leurs rouages à vide. Pourtant, peu de dormeurs difficiles empêtrés dans le mode préoccupé sont capables d'identifier les éléments constitutifs du tracas. Leur état de tension physique n'est pas plus dû au discours intérieur qu'aux idées négatives ou au stress, autant de facteurs imprécis qui accentuent sans doute le tracas mais n'en sont que rarement la force motrice.

Dégager la voie

Ce qui est ici en jeu, c'est la clarté des émotions :

- Vous redoutez de vous endetter ; la peur induit le tracas.
- Vous êtes contrarié de ne pas avoir reçu d'augmentation ; la colère induit le tracas.
- Vous êtes déçu de ne pas avoir les moyens d'offrir un cadeau à votre enfant ; la déception induit le tracas.
- Vous êtes frustré par la hausse du prix de l'essence, du fuel, et des frais médicaux ; la frustration induit le tracas.
- Vous êtes gêné ou honteux de n'avoir pu offrir de belles vacances à votre famille ; la gêne et la honte induisent le tracas.

En cas de préoccupation financière, chacune de ces sensations peut survenir de façon isolée ou en groupe. Toutes sont porteuses de messages émotionnels capitaux, hautement spécifiques et qu'on ne relève presque jamais quand on est pris dans la boucle souci-stress-souci-stress. Pour peu qu'on ait le courage d'écouter son cœur, ces messages sont très clairs :

- La *peur* vous dit peut-être qu'il faut envisager de chercher un second emploi pour surmonter la mauvaise passe actuelle.
- La *colère* vous dit peut-être que votre employeur n'est pas digne de confiance, ce qui signifie qu'il convient peut-être de reconsidérer votre avenir dans cette entreprise.
- La *déception* vous dit peut-être que vous avez accordé dans vos rapports avec vos enfants une importance excessive aux choses matérielles.
- La *frustration* vous dit peut-être que l'heure est venue de revoir votre budget.
- La *gêne* ou la *honte* vous disent peut-être qu'il est temps de redéfinir vos priorités et vos ambitions.

Que cela soit bien clair : les messages émotionnels vous sont délivrés dans l'instant, à condition que vous les entendiez, mais si vous choisissez la voie du tracas, vous ne découvrirez pas ce qui vous ronge de l'intérieur.

Parce qu'ils ont les idées confuses sur la fonction et la valeur des émotions, beaucoup de dormeurs difficiles ont appris à se préoccuper de leur stress ou à se focaliser dessus, ce qui équivaut à faire le tour d'une piscine par la pensée au lieu d'y plonger. On a toujours peur que l'eau soit trop froide, trop profonde ou qu'elle produise un choc sur notre système, alors on se fait des idées (du tracas) sur la sensation qu'on éprouverait dans l'eau au lieu d'y entrer pour de bon. Plus on s'investit dans le tracas, ou dans sa désignation instinctive comme source de stress, plus les véritables émotions premières, limpides, couvent, prennent de l'intensité au point d'acquérir une telle influence que lorsqu'on finit par se jeter à l'eau, ou qu'on nous y pousse, on éprouve l'impression fugace mais bien réelle de se noyer.

Votre garde-barrière du tracas prive votre conscience d'émotions plus profondes, plus claires et plus précieuses parce qu'elles vous mettent mal à l'aise ou parce que vous craignez les messages qu'elles recèlent. Curieusement, cette ignorance des sentiments clairs engendre des sensations brumeuses et préoccupantes. Vous avez fait le lit mais vous ne pouvez y dormir !

Que la vérité soit dite

Le tracas autour des questions financières illustre bien les pauvres tentatives qu'accomplit le dormeur difficile pour traiter ses émotions. Toute la journée, les sensations premières ne reçoivent pas de traitement ; on enregistre l'expérience en se disant « je suis stressé », « je suis déprimé », « je me fais du souci », ou « j'ai des angoisses ». À la fin de la journée, rien n'a changé ; on se livre à un autre type indirect de traitement émotionnel, que ce soit la consommation d'alcool, la télévision ou le bavardage en famille ou entre amis sur des sujets qui ne concernent pas l'émotion et rarement des sentiments précis. Les vraies sensations claires continuent de couver et de prendre de l'intensité ; puis l'heure du coucher arrive, les ondes cérébrales s'accélèrent, le corps/esprit s'agite et, inévitablement :

- la vague du sommeil reste au large ;
- la journée n'est pas accomplie ;
- on ne veut pas vraiment dormir.

Quand on a passé la journée à ignorer ses émotions, il faut bien que quelque chose ressorte au coucher, dans la nuit ou tôt le matin, et cette chose est une émotion non traitée qui prend la forme :

- de pensées accélérées et de ruminations si vous avez tendance à trop cogiter ;
- de sensations de tension et d'anxiété si vous êtes insensible à la présence de différentes couches d'émotions ;
- d'images déplaisantes si vous êtes peu porté sur le travail imaginatif.

Ces éléments prennent à présent le dessus, car chacun engendre de sérieuses difficultés de clôture qui vous coûtent au moins un retard d'une heure à l'endormissement, d'une heure ou deux d'éveils nocturnes, ou d'une heure tronquée au matin.

Pour résoudre ce problème, la meilleure méthode consiste

à travailler sur ses émotions dans la journée, parce que sur le plan strictement technique, *l'insomnie commence dès le matin, au moment où vous vous levez* – aussitôt que vous commencez à empêcher vos émotions d'affleurer à portée de vue. Il est possible d'acquérir progressivement de nouvelles techniques applicables toute la journée et qui constituent à long terme le meilleur traitement de l'émotion mais aussi de l'insomnie.

Petit grand pas n° 12a : par où commencer

Quel programme pouvons-nous mitonner pour qu'en pleine nuit, quand sortent festoyer les démons du tracas, vous puissiez inverser la marée en votre faveur et paisiblement reprendre votre quête de sommeil ? C'est l'étape la plus longue, que nous avons divisée en quatre parties, mais c'est aussi celle qui va vous apprendre comment dormir quand l'émotion est trop forte.

Lorsque les épées sont brandies au coucher ou dans la nuit et que la bataille du sommeil fait rage, votre première tâche consiste à mesurer la distance qui sépare la vague du rivage. À l'aide de la méthode SOLO, observez votre sensation de sommeil et évaluez le débit de vos pensées accélérées ou préoccupées. Il faudra ensuite transformer toute pensée ou souci en sensation précise, que vous laisserez venir et repartir, ce qui libèrera le déferlement de la vague du sommeil. Mais d'abord, commençons par décider de l'endroit où vous comptez accomplir cet exercice.

La prudence vous recommande de quitter le lit. N'oubliez pas qu'une fois familiarisé avec ces méthodes, vous serez assez à l'aise pour atteindre l'objectif en cinq à dix minutes. Il vous sera possible de conduire cette séquence et vous rendormir dans la foulée. Mais pour l'heure, mieux vaut opérer à distance de la chambre. Commencez par passer en revue certaines de vos pensées accélérées ou de vos inquiétudes, et recherchez-y une trame ou un thème se rapportant à ce qui galope dans votre paysage mental. À l'intérieur de ces pensées, l'observation minutieuse vous permettra d'identifier quelque chose qui vous travaille, c'est souvent dans le domaine relationnel, financier, celui des responsabilités ou des tâches réclamant du temps et de l'énergie. Tâchez de repérer un schéma ou un élément récurrent.

Dans notre exemple, vous constatez que vous avez l'esprit très occupé par votre rapport avec vos enfants, votre conjoint, vos parents, vos grands-parents, peut-être un ami ou un collègue. Vous remarquez qu'il se rejoue souvent le film d'un événement qui s'est réellement produit. Il faut que vous remarquiez aussi si des sensations surgissent, très probablement des sensations de malaise ou d'angoisse. L'événement survenu vous met mal à l'aise. Cela peut durer quelques secondes ou quelques minutes. Beaucoup de dormeurs difficiles ont du mal à passer ce cap, parce qu'ils ne parviennent pas à faire le saut qui sépare leurs pensées accélérées de l'inconfort ou de l'angoisse qu'ils éprouvent.

En cas de blocage, employez la technique SOLO et passez en revue quelques régions corporelles déterminantes pour tenter d'y déceler la sensation qui s'y loge. Il y a parmi ces régions déterminantes :

- la bouche, les dents, les gencives ou les mains : sont-elles crispées ?
- les épaules et la nuque : sont-elles douloureuses, malcommodes, tendues ?
- la poitrine et les flancs : entravent-ils quelque peu votre respiration ?
- l'estomac : est-il barbouillé, noué ?
- le dos : est-il douloureux ?
- les jambes : sont-elles agitées ?

Peut-être attribuez-vous ces sensations physiques à d'autres causes. Mais si vous êtes coincé, l'idée que l'émotion que vous ne parvenez pas à associer à vos pensées accélérées ait trouvé refuge quelque part dans le corps mérite considération. L'existence d'un tel lien trouvera confirmation si vous percevez un genre ou un autre d'altération des sensations du corps. La sensation diminue parce que vous vous êtes enfin autorisé à éprouver l'émotion que vous reteniez entre les dents, ou alors elle augmente parce que votre nuque toute raide refuse de lâcher prise. Dans un cas comme dans l'autre, le changement confirme la présence d'une émotion dans le corps.

Petit grand pas n° 12b : transformez une pensée en sensation

Quand on applique cette première partie du douzième petit grand pas, c'est souvent pour découvrir que les émotions cherchent à s'enfuir vers des cachettes plus profondes. Si vous êtes du genre à somatiser, vous allez probablement sentir s'intensifier la tension et les douleurs. Peut-être n'atteindrez-vous le terme de l'exercice qu'avec l'aide d'un psychothérapeute, d'un masseur ou d'un autre type de praticien manipulant le corps. Mettons que vous ayez localisé une sensation, et que votre première impression soit une certaine gêne, sans être plus précis.

L'étape qui s'annonce réclame que vous fassiez appel à vos facultés d'imagination. Réexaminez rapidement le discours intérieur qui vous a donné conscience qu'une affaire relationnelle était en demande de résolution. Essayez d'associer ce discours à la sensation de gêne éprouvée. Si ça coince, visualisez-vous en compagnie de l'autre et demandez-vous : « Qu'est-ce qui me met mal à l'aise ? »

ATTENTION !

Quand l'angoisse nous joue des tours

Si l'angoisse provoque davantage de pensées accélérées, demandez-vous si vous n'êtes pas en train de lutter contre le fait d'éprouver vos sensations. Le discours intérieur réapparaît, plus vif, accompagné d'angoisse, et cherche à reprendre le dessus, parce que vous haïssez la sensation que procure l'angoisse. À présent, le discours intérieur se remplit de jugements, de critiques et de sarcasmes plus déplaisants, qui s'empilent sur l'angoisse. Redisons-le, vous avez acquis ce fonctionnement pour vous empêcher d'atteindre les profondeurs de vos sentiments ; pis, ce bavardage intérieur négatif peut vous mener au bord d'un précipice émotionnel. Si tel est le cas, il vous faut peut-être une assistance professionnelle pour mettre un terme à votre usage autodestructif du système PSI.

À ce stade, attendez-vous à un nouveau changement ; le plus probable est que vous vous rendiez compte que ça n'est pas seulement de la gêne, c'est plus spécifique : de l'angoisse. Vous décelez de l'angoisse dans ce rapport, mais vous ne savez pas trop à quoi l'attribuer. Ce seul sentiment fait que vous méritez déjà des félicitations pour avoir transformé vos pensées accélérées en sensation. Si vous éprouvez de l'angoisse – que vous l'éprouvez vraiment dans votre corps, pas dans votre esprit –, vous constaterez un ralentissement de vos pensées. C'est le signe que vous êtes sur la bonne voie.

Petit grand pas n° 12c : laissez venir et repartir

Mettons que vous ayez pris conscience du sentiment d'angoisse et que le discours intérieur se soit quelque peu apaisé, l'étape suivante présente trois possibilités :

1. L'angoisse vient et repart d'elle-même ; rien d'autre n'est nécessaire. En général, les pensées accélérées ont nettement diminué, et la vague est en vue.
2. L'angoisse ne repart pas vraiment, mais si on passe un moment à l'éprouver, une reconnaissance mentale utile se produit à propos du problème relationnel et de la nécessité de s'y intéresser – demain. Ce genre de perspective suffit à laisser venir la vague du sommeil.
3. L'angoisse se transforme en une autre émotion – disons la colère – qui peut alors :
   - venir et repartir d'elle-même ;
   - venir et rester tant que vous n'aurez pas davantage de messages émotionnels susceptibles de transformer la colère en une autre émotion, qui, elle, viendra et s'en ira ;
   - venir et délivrer son message émotionnel qui reçoit un traitement immédiat, ou dont vous savez que vous serez capable de le traiter plus tard, ce qui résout le sentiment de colère ou l'apaise.

Dans ces trois cas, la vague trouve la force nécessaire pour atteindre la rive.

Observons à présent au sein du cas n° 3 les trois transformations de l'angoisse en colère. Pour atteindre la colère, il faut souvent que le dormeur difficile se tienne un discours motivant : « Pour l'instant, j'éprouve de l'angoisse, un sentiment garde-barrière qui sert souvent à en masquer un autre ; par conséquent, quel est le sentiment que je cache le plus probablement ? »

Puis visualisez mentalement votre relation avec l'autre. Si vous n'éprouvez pas encore vraiment la sensation, il vous est généralement possible de l'identifier sous une forme du genre : « Mais oui, le sentiment le plus probable est "…". » Ou bien, dans ce cas précis : « Oui, c'est probablement de la colère que j'éprouve. » Une fois cela établi, vous le ressentirez quelque part dans le corps, peut-être dans l'une des régions déterminantes abordées plus haut, même si ce n'est guère plus qu'une respiration raccourcie ou plus profonde, plus rapide ou plus lente. Les émotions comportent de fortes composantes physiques, facilement décelables une fois qu'on a pris l'habitude d'observer son corps.

Si vous avez physiquement éprouvé la colère, cette simple découverte peut suffire à vous faire relier tous les points entre eux : « Oui, c'est bien cela qui me travaille à propos de cette relation. À présent, je l'ai repéré, c'est tout ce que je voulais savoir, merci beaucoup. »

Et si la colère se cramponne encore ? C'est peut-être que d'autres messages émotionnels sont en attente de délivrance. Attardez-vous dans la colère une ou deux minutes, laissez-la émerger peu à peu. Le message émotionnel peut provoquer la transformation de la colère en une autre émotion comme la peur, la tristesse, la culpabilité ou la honte, qui livrent encore d'autres messages. Et, en vous autorisant à éprouver l'une de ces sensations plus claires, vous accédez beaucoup plus vite à ces messages, et la nouvelle émotion peut à présent venir et repartir.

Lorsque vous sentez que vous cernez les messages émotionnels sans vraiment les saisir, l'exercice évoqué au chapitre XVII du galet dans la mare et celui que nous verrons plus loin dans ce chapitre peuvent s'avérer particulièrement utiles.

Petit grand pas n° 12d : agitez vos mouchoirs pour dire adieu à l'insomnie

Mettons que vous soyez prêt à retourner au lit, ou pas loin de l'être.

Dans les scénarios ci-dessus, la vague n'est décidément pas loin, elle atteint même le rivage de certains, qu'elle endort en un rien de temps. En fait, après une séance de traitement émotionnel, il arrive qu'on s'endorme si vite qu'on oublie ce dont il s'agissait et comment on l'a fait. La raison de ce délicieux oubli c'est que la vague n'a jamais été très loin du rivage. Dès qu'elle a vu une ouverture, elle s'est empressée de venir vous emporter.

À des fins récapitulatives, et pour bien souligner la force des émotions nuageuses, redéfinissons l'inverse d'un traitement émotionnel efficace : la colère à laquelle vous vous cramponniez – sous son déguisement d'angoisse – vous privait du sentiment de journée accomplie en déclenchant des pensées accélérées et en entretenant un courant sous-jacent de tension et de tracas émotionnels brumeux qui s'employait sans relâche à repousser la vague du sommeil.

L'identification de ce problème et sa résolution peuvent vous rendre le sommeil en un clin d'œil. Ne vous y trompez pas : même si vous allez continuer de perfectionner vos capacités de traitement émotionnel pendant des années, la possibilité d'un soulagement immédiat est bien réelle, pour peu que vous les utilisiez dès le départ.

La plupart des dormeurs difficiles parviennent à accomplir ce genre d'exercice en moins de dix minutes dès la première tentative. Mais avec le temps et la pratique, résoudre l'équation n'en demande plus que quelques-unes, voire quelques secondes, surtout quand on est acquis à l'idée que l'équilibrage du système PSI offre sur les choses une perspective extraordinairement saine.

Récapitulatif des étapes du traitement émotionnel au coucher

1. Au coucher, votre pensée s'accélère.
2. Fort de votre capacité à associer la pensée accélérée à une émotion déguisée ou à une activité mentale conçue pour éviter l'émotion, vous vous exclamez : « J'ai des pensées accélérées ; je cache un sentiment. »
3. À l'aide du système PSI, choisissez une technique d'identification de la sensation par :
   - l'imagination, en visualisant les sentiments éventuellement en jeu ;
   - les sensations, en éprouvant directement quelque chose ;
   - la pensée, en prédisant de quel sentiment il peut s'agir.
4. L'outil le plus couramment employé est celui de la pensée, qui vous permet de percevoir que sous la pensée accélérée se nichent l'angoisse, le malaise, la tension ou un autre sentiment imprécis.
5. Une fois établie votre prédiction, la pensée accélérée ralentit quelque peu, vous pouvez alors appliquer votre connaissance du fait que l'angoisse est une émotion brumeuse, un garde-barrière.
6. Là encore, faites appel à votre système PSI pour éprouver l'angoisse comme :
   - une gêne à la poitrine ou dans la gorge ;
   - des nœuds à l'estomac ;
   - une tension dans les bras ou les jambes ;
   - une rigidité des mains.
7. Aussitôt que vous remarquez une sensation dans le corps, la pensée accélérée diminue parce que vous avez détourné votre attention et votre énergie de l'esprit vers le corps.
8. Ensuite, au cas où l'angoisse à son tour serait un garde-barrière, demandez-vous si elle est associée à une cause qui la justifie, ou si elle masque un autre sentiment qui a échappé à vos radars plus tôt dans la journée.
9. Faites à nouveau appel à votre système PSI, utilisez la pensée, l'imagination ou une sensation en impliquant

d'autres pour clarifier le vrai sentiment qui donne lieu à l'angoisse.

10. Enfin, un déclic se produit, qui peut être :
    - Une pensée : « Quelque chose me dit que c'est de la colère. »
    - Une sensation : « Mon corps ne ressent plus d'angoisse, mais autre chose qui comporte de la chaleur, du feu, une respiration plus forte... comme la colère. »
    - Une image : « Je reproduis par l'imagination un incident survenu dans la journée où quelqu'un a manqué d'égards envers moi, et où j'ai essayé de passer outre. »
11. Vous associez l'émotion à cet épisode ; ça a commencé par de l'irritation et viré à la colère parce que l'irritation a couvé et s'est intensifiée.
12. La pensée accélérée étant à présent réduite de moitié, voire plus, le dernier pas consiste à se demander : comment traiter ce sentiment de colère pour le faire venir et repartir ?

Ce qui conduit à se demander si vous croyez sincèrement que la colère va venir et repartir. Si c'est le cas, parce que l'éruption d'un geyser ne dure que rarement plus d'une minute, alors éprouvez la sensation, pêchez-y le message, et voyez la colère se dissoudre ou se transformer en nouvelle émotion, porteuse de nouveaux messages.

Ne perdez jamais de vue que cette voie est incomparablement plus claire que celle de l'ignorance des émotions. Le cheminement sera peut-être long, mais une fois que vous serez rodé à ces étapes et que vous exploiterez sereinement vos capacités, le processus entier deviendra comme une minute de SOLO – quelques secondes pour beaucoup d'entre vous. Vous savez désormais que le vrai coupable n'est pas la pensée accélérée, ni le souci, ni l'angoisse, mais une réelle sensation claire qu'il est possible de traiter de façon à autoriser l'accès à vos rivages de la vague du sommeil.

LA NUIT PORTE CONSEIL

Dormez de mieux en mieux

QUESTION : Quand ils perfectionnent leurs aptitudes émotionnelles et imaginatives, la plupart des gens y trouvent l'opportunité de combiner leurs opérations dans l'un et l'autre domaine. Vous considérez-vous capable d'associer vos images et vos sensations, ou bien redoutez-vous qu'elles vous submergent ?

COMMENTAIRE : Ici encore, le climat nous offre une métaphore pertinente sur l'attention qu'on porte aux sensations du corps. Selon qu'elle soit pluvieuse ou ensoleillée, une journée offre des images très différentes qui stimulent diverses sensations dans le corps. On n'éprouve pas seulement de la mélancolie ou du romantisme quand il pleut, on voit qu'il pleut. On n'éprouve pas seulement de la chaleur ou de la joie quand il fait beau, on voit qu'il fait beau.

Pourquoi cette notion est-elle si importante ? Dans presque toute situation, le sentiment s'accompagne d'une image, qui peut se trouver sous vos yeux au moment de l'épisode. Et l'imagination vous permet aussi de la revoir mentalement plus tard, à l'occasion d'un retour sur la sensation.

Les grands traumatisés connaissent bien le processus. La difficulté réside pour eux dans le fait que les images qui hantent leur esprit ne trouvent jamais de résolution et s'attardent, suscitant davantage de mauvaises sensations. Ces individus dont la santé mentale est en souffrance doivent travailler l'imagerie et l'émotion avec prudence, mais ils trouveront des bienfaits formidables dans une thérapie professionnelle qui leur apprenne à associer les images aux sentiments, pour mieux les traiter. Tout le monde agit à la fois sur la pensée, les sensations et les images. La seule question qui se pose est celle de votre réticence à adopter une position qui vous fera passer du temps aussi bien avec les pensées qu'avec les images pour rétablir l'équilibre de votre système PSI.

Dans certains des exercices précédents, vous avez exploité votre imagination pour résoudre un problème quotidien mineur. Essayons cette fois de relier l'imagerie à l'émotion. Le dernier exercice du présent chapitre s'attaquait au problème de l'angoisse au coucher. Tentons à présent de reproduire cet exercice en mettant l'accent sur l'imagination. Ensuite, vous essaierez de l'appliquer dès la prochaine fois que vous éprouverez de l'angoisse au lit.

LA PERLE

L'imagerie avancée : un billet de première pour le pays des rêves

Comme dans tout exercice sollicitant l'imagination, commencez par une scène plaisante et passez-y cinq minutes, en laissant venir et repartir les images. Puis, lancez le galet dans la mare, mais attaquez par n'importe quel point du scénario d'angoisse que vous avez choisi de travailler. Peut-être souffrez-vous de pensées accélérées, par exemple, ou peut-être est-ce directement l'angoisse. Les unes comme l'autre sont marquées d'un drapeau rouge qui signale qu'une émotion plus profonde et plus précise se cache quelque part. À ce stade, vous n'avez plus besoin de suivre la séquence en douze étapes pour découvrir le vrai sentiment. Visez plus haut et cherchez à découvrir le sentiment limpide à travers les images de votre esprit.

Vous pouvez toujours commencer par « je constate que mon esprit est au galop, » ou « je suis tendu, anxieux, » ou encore « je n'ai pas sommeil alors que je le devrais ». Puis lancez-vous dans la visualisation du galet dans la mare en soupesant l'un de ces thèmes. N'oubliez pas, contentez-vous d'avoir le thème à l'esprit, réfrénez le discours intérieur. L'objectif est de laisser des images surgir des ondulations de l'eau.

Prenons un exemple voisin : une relation qui produit de la frustration ou de la colère dans votre vie. Ce que prétend montrer cette réédition de l'exercice, c'est qu'en passant directement des pensées accélérées (pensée) ou de l'angoisse (sensation) aux images du galet dans la mare, vous acquérez le potentiel permettant de sauter toutes les étapes suivantes. Vous accédez alors directement au cœur du problème et pouvez y déceler en moins d'une minute le contenu émotionnel précis ainsi que les solutions émotionnelles concrètes au problème.

Il ne faut pas confondre cet exercice avec la répétition sans fin des images d'un conflit récent. Partez d'un point plus neutre, les rides sur l'eau de la mare : laissez les images surgir, puis changer. Beaucoup de nos patients en proie aux cauchemars qui ont appris ces techniques d'imagination font état d'un phénomène précis – une fois qu'ils laissent les images envahir leur esprit, ils découvrent qu'elles évoluent, et qu'elles paraissent chercher une solution ou une série d'options parmi lesquelles choisir.

L'évolution des images ou l'apparition de nouvelles déclenchent une altération des sensations, c'est un signe d'efficacité du recours à l'imagerie. Dans tous les secteurs de la vie, les gens qui réussissent sont ceux qui font régulièrement usage de leur imagination, que ce soit le psychothérapeute avisé qui propose à son patient en crise une solution par l'image ; le golfeur professionnel qui fait jaillir en lui l'image de la solution à un coup délicat ; ou l'homme d'affaires intuitif qui visualise un moyen de faire progresser l'entreprise.

L'image ou les images qui jaillissent de l'imagination – pour peu que l'on soit réceptif au processus – livrent une gamme impressionnante de messages, où se mêlent les informations issues de pensées, de sensations et d'images. Autrement dit, l'imagination est capable d'offrir à la demande un système instantanément équilibré. Quand on atteint la capacité à jongler sans effort avec toute la gamme des pensées, des sensations et des images, on est au pinacle du développement de ses capacités de traitement émotionnel.

L'application régulière des exercices de ce chapitre, avec une insistance particulière sur la coordination de vos pensées et vos sensations avec vos facultés imaginatives en plein essor, vous mettra rapidement en position d'user de vos aptitudes au traitement émotionnel pour supprimer l'insomnie chaque soir ou presque. C'est un outil particulièrement efficace pour ces nuits qui vous inspiraient autrefois tant d'exaspération.

CINQUIÈME PARTIE

Grandes transitions vers le bon sommeil

Adieu somnifères, bonjour chaînons manquants !

Les petits grands pas deviennent des pas de géant

Les commentaires sur le traitement émotionnel qui ouvrent le prochain chapitre vont profiter à tous les lecteurs, parce qu'ils contiennent des informations inestimables pour apprendre à dormir sans médicaments et découvrir de nouveaux modes de sommeil qui en garantissent la qualité. Certains trouveront par ailleurs aux chapitres XIX et XX des informations indispensables à propos du processus de transition.

Le chapitre XIX propose à tous ceux qui le souhaitent un programme échelonné pour arrêter les somnifères. Tout ce que vous avez appris jusqu'ici va s'avérer déterminant pour rendre la transition aussi douce que possible. Plus vous avez acquis d'assurance dans l'usage de votre imagination et le traitement émotionnel, plus grandes sont vos chances de réussir.

Nous aborderons au chapitre XX le passage du traitement mental des troubles du sommeil à leur traitement physique. Que vous vous contentiez de parcourir ce bref chapitre ou que vous le lisiez de plus près, cela dépend avant tout de votre disposition à vous attaquer aux troubles physiques du sommeil.

CHAPITRE XIX

La liberté émotionnelle de dormir sans médicaments

Les émotions l'emportent toujours !

Il est plus facile de tenter et de réussir le traitement émotionnel quand on a conscience de cette perspective agaçante : les émotions l'emportent toujours !

Ne comprenez pas cet adage de travers, comme s'il signifiait qu'elles nous dominent, car c'est bien tout le contraire : quand on reste attentif à ses réactions émotionnelles les plus claires, on conserve le pouvoir de réorienter les épisodes émotionnels qu'on vit, à partir des précieux messages émotionnels auxquels on accède librement. Puisque toute expérience humaine, ou presque, recèle des émotions cachées, l'effort que vous produisez pour les observer et les traiter au bon moment vous assure un mode de vie à la fois efficace et riche de sens. Vous n'éprouverez plus de gêne à vous pencher sur vos émotions, qui n'auront plus que de rares occasions de vous surprendre ou de vous submerger, notamment dans les circonstances sortant de l'ordinaire.

L'émotion finit donc toujours par l'emporter, parce que les sensations vous livrent leur message, mais que si vous choisissez de ne pas leur ouvrir la porte, il vous sera remis sous une autre forme, parfois plus urgente. Vous connaissez à présent les techniques d'évitement que vous avez adoptées, comme la pensée préoccupée, les maux de tête ou du dos, l'énervement, et bien d'autres. Il existe mille et une façons de renvoyer le livreur vers toute autre composante du système PSI que celle susceptible de traiter au mieux l'émotion : l'élément sensoriel.

Les émotions non traitées feront donc inévitablement leur chemin et alimenteront l'insomnie parce qu'en vérité, quand des sensations mal perçues exigent votre attention, vous ne voulez pas dormir. À chaque fois, les rouages de votre mécanique mentale s'emballent, mais il faut bien pour cela qu'un moteur tourne. Si vous jetez un œil sous le capot, vous découvrez que votre corps éprouve quelque chose, et que cette chose fournit le combustible qui permet aux rouages de continuer à tourner à l'heure du coucher et après. Vous n'auriez pas de souci si les affaires émotionnelles en suspens n'étaient pas là pour vous en donner. Les émotions conduisent parfois le dormeur difficile à imaginer que tout ce qu'il a accompli dans la journée n'était pas suffisant pour qu'on baisse à présent le rideau.

Il faut tôt ou tard que vous compreniez que si les émotions vous poussent à travailler la nuit, c'est quand même vous au départ qui avez choisi de faire des heures supplémentaires. L'ironie, c'est qu'il ne vous viendrait jamais à l'esprit de vous rendre sur votre lieu de travail pour y dormir, mais il est pourtant manifeste que vous vous rendez sur votre lieu de sommeil pour y travailler.

Les émotions l'emportent toujours !

Il se peut toutefois que vous persistiez à ne pas croire que les soucis ou l'angoisse puissent servir à la dissimulation d'émotions plus profondes. Beaucoup voient dans tout cela des théories irréalistes ou relativement vaines pour gérer ses émotions. Le traitement émotionnel n'est certainement pas une panacée, mais pour la plupart des individus qui connaissent des troubles du sommeil, c'est un outil valide, fiable, efficace et puissant ; il est en outre particulièrement utile et nécessaire à ceux qui en sont venus à croire que les somnifères ou d'autres médicaments constituent la meilleure, si ce n'est la seule façon de traiter les émotions perturbantes la nuit. La quasi-totalité des usagers de ces substances du sommeil y deviennent dépendants ou accoutumés, en grande partie à cause de leur méconnaissance de ce qu'est un travail efficace sur les émotions.

L'objectif, cette nuit comme les autres, est de vous aider à vous endormir et à le rester. Quand on procède au traitement de ses émotions dans la journée, il reste le soir très peu de résidu émotionnel susceptible d'empêcher la vague du sommeil de battre doucement la rive toute la nuit. Le moment venu, vous découvrirez que le traitement émotionnel est l'un des outils les plus efficaces de votre trousse médicale de réparation du sommeil.

Dormir à travers tout ça

En vous intéressant aux composantes psychologiques du mauvais sommeil, n'oubliez jamais que la réparation de votre sommeil abîmé consiste aussi à en réduire la fragmentation physique. Si les efforts fournis jusqu'ici ont porté leurs fruits, vous avez déjà ralenti votre esprit, votre corps et vos ondes cérébrales, et tout cela conduit au bon sommeil, celui dont vous avez vraiment besoin.

C'est le moment de se demander si vos médicaments – prescrits ou pas, et avec eux tout type de substance censée favoriser le sommeil – contribuent à réduire la fragmentation et à améliorer la qualité de votre sommeil. Certains patients y trouvent de réels avantages, alors ils feront peut-être mieux de poursuivre leur traitement. Pour savoir si vous êtes de ceux-là, il peut être utile de faire la comparaison entre les effets de vos médicaments et ceux de la thérapie dynamique du sommeil.

En procédant, gardez à l'esprit certains arguments controversés autour de l'usage de médicaments contre les troubles chroniques du sommeil.

- Vous faut-il ces médicaments parce que votre corps est différemment constitué de celui de ceux qui n'en ont pas besoin ?
- Le traitement psychologique et/ou physiologique de vos troubles du sommeil supprimerait-il la nécessité de sédatifs ?
- Pour bien asseoir notre conviction, il faut établir de façon catégorique que certains patients tirent un bénéfice radical des médicaments. La question se pose alors : est-ce votre cas ?

Somnifères ou pas

À l'état naturel, le système est en mesure d'assurer le sommeil sans médicaments. Si vous voulez arrêter de prendre des cachets, le plus utile avant tout changement de dosage ou de fréquence du médicament prescrit sera de commencer par démontrer les résultats de la méthode que préconise notre programme de thérapie dynamique du sommeil. Beaucoup des patients parvenus jusqu'à cette phase de la thérapie ont obtenu de bons résultats, voire excellents, et probablement envisagé la modification de leur traitement avec leur médecin traitant. D'autres qui prenaient des produits sans prescription ont parfois constaté une première baisse de leur consommation, voire un arrêt total. Ceux qui sont encore dépendants d'un médicament alors qu'ils ont déjà entamé le programme de la thérapie dynamique du sommeil prendront bonne note que cela peut être dû à deux effets :

1. Un trouble physiologique du sommeil continue de fragmenter vos nuits, et cela vous a empêché d'obtenir les meilleurs résultats dans la phase psychologique de notre thérapie dynamique. Vous avez tout intérêt à commencer par vaincre votre problème physique avant de réduire la prise de médicaments.
2. Votre prédisposition génétique, ou les marqueurs neurochimiques de votre cerveau, présentent une forme de déséquilibre plus réactive aux médicaments. Bien qu'à mon avis ce cas soit rare, il exige peut-être un traitement par les médicaments. Pour le savoir, la consultation d'un spécialiste du sommeil est sans doute votre meilleure option.

Petit grand pas n° 13 : planifier l'interruption d'un traitement par les médicaments

L'interruption d'un traitement à base de sédatifs ou d'autres médicaments pour dormir exige le respect de cinq grands principes :

- Établissez si le traitement a été prescrit pour ne traiter que les problèmes du sommeil.

  En cas contraire, déterminez ce qu'il conviendra de faire à l'égard des autres troubles quand vous interromprez ce traitement-là. Vous faudra-t-il autre chose pour l'anxiété ou la dépression, ou bien le traitement émotionnel suffira-t-il ?
- Clarifiez les grandes lignes de ce qui vous pousse à vouloir arrêter les médicaments.

  Les effets secondaires du manque de tonus matinal ou des défaillances de la mémoire dans la journée reviennent souvent, mais le motif le plus courant est que les somnifères ne procurent pas d'amélioration significative de la qualité du sommeil ni même de sa quantité.
- Sollicitez conseil et contrôle avant de réduire ou d'éliminer les somnifères.

  La plupart des médecins prescripteurs se montrent à cet égard généralement coopératifs, mais ils manquent souvent d'expérience pour vous accompagner dans le sevrage progressif. Le meilleur service qu'ils puissent vous rendre est celui de l'observation continue des effets secondaires et leur traitement immédiat en cas d'urgence.
- Écrivez le nom, le dosage et la fréquence des prises du médicament.

  Que ce soit sur Internet ou auprès de votre pharmacien ou de votre thérapeute, tâchez de découvrir quelle est la demi-vie du produit que vous consommez, c'est-à-dire le temps qu'il faut à votre corps pour en éliminer plus de la moitié. Si elle est brève, cela laisse entrevoir la possibilité d'un sevrage rapide, mais si elle est longue, il peut prendre des semaines, voire des mois.
- Établissez le calendrier du sevrage avec votre médecin traitant.

  Programmez un sevrage qui soit le moins perturbant ou contrariant pour vos schémas de sommeil. Certains patients habitués à 10 mg de zolpidem procèdent à des réductions successives de 2,5 mg tous les quinze jours, par exemple, de sorte qu'il leur faut deux mois pour totalement arrêter les prises. D'autres préfèrent réduire la dose de moitié dès la première semaine, se contentant de 5 mg un jour sur deux la suivante, puis d'une prise hebdomadaire, voire exceptionnelle.

Mais qui a dormi dans mon lit ?

À moins d'un effet secondaire grave ou de quelque urgence médicale ou psychiatrique, il n'est jamais recommandable que l'usager régulier d'un médicament cesse brusquement de le prendre. On conseillera presque toujours de s'en tenir aux cinq principes énoncés ci-dessus. Le manque a généralement pour conséquence de détériorer le sommeil et de produire des effets secondaires moins désirables que ceux du médicament lui-même.

Les personnes profondément dépendantes d'une substance censée favoriser le sommeil, notamment l'alcool ou les médicaments, auront grand intérêt pour leur santé, leur bien-être et leur sommeil à ne chercher à réduire ou éliminer cette dépendance qu'après avoir clairement progressé dans les autres domaines de la thérapie dynamique du sommeil, à moins de se trouver hospitalisées ou d'une collaboration étroite avec leur médecin ou leur thérapeute.

On n'insistera jamais assez sur ce point, notamment pour tous ceux qui se savent dépendants à un médicament prescrit et veulent en décrocher. Le moment est peut-être bien choisi pour le faire, mais il faut impérativement commencer par établir que vous savez utiliser les nouveaux outils de votre trousse de réparation du sommeil pour remplacer le produit. Il faut que vous montriez une maîtrise raisonnable de l'activation de votre imagination et du traitement émotionnel et que vous sachiez qu'au cœur de l'action vous allez perdre un peu de sommeil pendant le sevrage, mais que ça n'est pas grave.

Tout est dans le *timing*. Et, véritable baromètre de votre disposition, si vous avez vaincu la muraille du temps, vos chances de parvenir à vous sevrer des médicaments sont excellentes ; en revanche, si vous sacrifiez encore au rituel de la surveillance et du décompte des heures, mieux vaut y renoncer pour l'instant.

LA NUIT PORTE CONSEIL

Sevrage des somnifères

QUESTION : Un nombre considérable de dormeurs difficiles décrochent des somnifères par leurs propres moyens. C'est parfois parce qu'ils ont trouvé autre chose pour les aider à dormir. Mais le plus souvent, c'est simplement que l'approche médicamenteuse les a déçus par manque d'efficacité, ou qu'elle a aggravé leur état. Pourtant, il demeure qu'une part conséquente des usagers de somnifères devront soigneusement sonder les préoccupations, motivations et raisonnements qui les conduisent à vouloir arrêter leur traitement. Avez-vous fait cette évaluation ?

COMMENTAIRE : Les personnes souffrant à la fois de troubles de la santé mentale et du sommeil sont celles qui manifestent les plus forts niveaux d'anxiété et de crainte à la perspective d'arrêter les médicaments. Voilà des années ou plus qu'ils en sont venus à croire pour la plupart que les somnifères sont le plus raisonnable des recours contre l'insomnie. Puisqu'il ne fait aucun doute que leurs troubles mentaux dégradent la qualité et la quantité de leur sommeil, il paraît logique de poursuivre le traitement. Ces patients-là réclament aussi davantage de temps et d'assistance pour modifier leurs comportements d'échec acquis, trouver la clôture de la journée et améliorer la qualité de leur sommeil. Si notre programme les a hissés jusqu'au stade où la vague du sommeil parvient à atteindre leur littoral, leurs chances d'un sevrage réussi sont bien plus grandes. À présent qu'ils savent faire venir la vague, ils peuvent s'attendre à ce que le sommeil survienne naturellement.

Quels que soient les progrès que vous avez accomplis, si vous avez de bonnes raisons de réduire ou de supprimer les somnifères, vous pouvez intégrer au calendrier de votre sevrage la méthode spécifique que l'on connaît sous le nom de thérapie par restriction de sommeil, qui vous aidera à passer le cap. Sachez toutefois que la restriction de sommeil possède une dimension émotionnelle angoissante. Je ne la recommande que rarement dans les cas lourds tant que le patient n'a pas accompli de progrès suffisants dans son recours aux techniques imaginatives et au traitement émotionnel, qui rendent la restriction de sommeil à la fois moins intimidante, plus tolérable et plus efficace. Commencer par traiter les troubles physiques du sommeil simplifie aussi beaucoup les choses.

La thérapie par restriction de sommeil se fonde sur le principe homéostatique qui veut que moins on dort, plus on a sommeil. Elle consiste à restreindre votre sommeil avec un seul objectif : vous priver juste assez pour que vous ayez sommeil le soir venu. L'exemple classique est celui d'une personne qui passe huit heures au lit mais n'y dort que six. Il lui est demandé de ramener le temps passé au lit à six heures – soit l'équivalent du temps dormi. Les patients insomniaques y voient une pression très forte, parce qu'ils se disent qu'ils n'ont plus que six heures pour obtenir six heures de sommeil.

La méthode peut sembler extrémiste à première vue, mais la quasi-totalité de ceux qui s'y essaient constate généralement après deux ou trois jours, jamais plus d'une semaine, qu'ils ont sommeil à l'heure du coucher. La vague revient habituellement sous une forme relativement pure, l'individu retrouve avec bonheur les sensations plaisantes du sommeil et, après quelques jours, il fait état de progrès spectaculaires dans l'aptitude à s'endormir. Il constate aussi des progrès modérés dans sa capacité à faire durer son sommeil toute la nuit.

Pour les cas plus extrêmes – disons, ceux où l'individu ne dort que deux heures par nuit pour huit heures au lit –, le choix est plus effrayant. Il est quasiment impossible de se persuader qu'on ne va passer que deux heures au lit, parce que ça semble équivaloir à s'infliger une torture. Ceux-là pourront commencer par lentement réduire la durée d'occupation du lit, une heure par semaine, et constateront un allongement de leur sommeil bien avant d'atteindre cinq heures d'occupation du lit.

Toute variante de la thérapie de restriction de sommeil, qu'elle procède par réduction du nombre d'heures passées au lit ou dormies – au moyen d'un réveil –, est compatible avec le sevrage des somnifères. Ces derniers étant de nature à troubler votre perception de la vague naturelle du sommeil, il faut absolument vous assurer que vous en sentez bien la proximité avant de procéder au sevrage.

Beaucoup de spécialistes du sommeil établissent un programme de restriction adapté à chaque patient, et tous prévoient des étapes conçues pour s'appliquer parallèlement au calendrier de sevrage, comme suit :

LA PERLE

Guide du sevrage des somnifères

1. Faites votre possible pour définir un emploi du temps de votre sommeil une semaine avant le sevrage.
2. Notez les heures dormies et les heures passées au lit.
3. Pendant la semaine, relevez le nombre moyen d'heures dormies et divisez-le par le nombre moyen d'heures passées au lit.
   6 heures dormies ÷ 8 heures au lit = 75 % d'heures dormies.
4. Faites monter ce pourcentage (dit « sommeil efficace ») au-dessus de 85 %, ou mieux, 90 %.
   Pour rester sur notre exemple, réduire le temps passé au lit à 7 heures donne 86 % (6 ÷ 7), et c'est le meilleur moyen de commencer au plus vite, mais vous constaterez peut-être rapidement que le temps dormi total passe à 6 heures et demie, soit 92 % de sommeil efficace (6,5 ÷ 7).
5. Respectez ce nouvel emploi du temps pendant trois à sept jours, puis entamez le sevrage.
6. Tenez-vous à votre emploi du temps de restriction de sommeil pendant une semaine, mais si vous constatez une aggravation de l'insomnie, choisissez toujours de rectifier légèrement cet emploi du temps plutôt que celui du traitement par les médicaments. Les modifications du calendrier du sevrage doivent toujours intervenir après celle du planning du sommeil, pas l'inverse.
7. Choisissez un programme de sevrage confortable, qu'il réclame deux semaines ou huit.
   Ne l'oubliez pas, pour un calendrier raisonnable, il faut absolument connaître la demi-vie du médicament. Le sevrage de médicaments comme le lorazepam, l'alprazolam et beaucoup d'antidépresseurs prescrits pour le sommeil est plus long que celui de sédatifs comme le zolpidem.
8. Il vous sera peut-être nécessaire de légèrement modifier votre emploi du temps du sommeil dans un sens ou dans l'autre pour l'adapter aux circonstances et à votre bien-être, et le médecin du sommeil est tout indiqué pour vous conseiller dans ces changements subtils.
9. Pendant le sevrage, le recours actif à l'imagination et au traitement émotionnel vous fournira une aide consistante pour surmonter votre difficulté à faire venir la vague du sommeil.

10. C'est sans doute l'occasion ou jamais d'observer les instructions d'hygiène du sommeil évoquées au chapitre VI, elles vous aideront à maintenir la nouvelle organisation de votre emploi du temps du sommeil. Établir une heure régulière de réveil matinal peut s'avérer utile.
11. Une fois atteint l'objectif de réduction ou de suppression du médicament, prolongez la restriction de sommeil plusieurs semaines pour consolider vos progrès, puis évaluez les avantages ou les risques potentiels d'une augmentation progressive des heures passées au lit, si vous sentez avoir besoin de plus de sommeil.
12. Ne perdez pas de vue que l'insomnie et le sommeil de mauvaise qualité cachent souvent des troubles physiques du sommeil. Si vous interrompez votre traitement par les médicaments mais n'êtes pas satisfait de l'effet produit sur la qualité de votre sommeil, suivez pas à pas l'évaluation et les instructions de traitement des troubles physiques du sommeil, ou consultez un spécialiste du sommeil à cet effet. Chez beaucoup de patients, le traitement des troubles physiques devrait précéder tout sevrage.

CHAPITRE XX

Comptez les bienfaits plutôt que les moutons

Corporifier l'esprit

Il est des dormeurs qui, à ce stade, croient avoir obtenu la totalité des bienfaits qui leur étaient nécessaires, et d'autres qui en réclament davantage. En abordant l'étape suivante, beaucoup se diront que les troubles physiques du sommeil ne les concernent pas. Et d'autres s'imagineront que les méthodes enseignées jusqu'ici ne sauraient en aucun cas suffire.

Je suis persuadé que la plupart des lecteurs des deux prochaines parties de ce livre vont y faire une série de découvertes d'une telle ampleur qu'ils hisseront le pavillon du scepticisme en moins de temps qu'il n'en faut pour dire « la nuit porte conseil ». On croit si souvent le sommeil associé à l'esprit plutôt qu'au corps que l'attribution de causes physiques à la fragmentation en choquera profondément plus d'un.

Vous découvrirez en outre que vos émotions jouent un rôle déterminant dans votre aptitude à accepter cette nouvelle information et à appliquer les méthodes adéquates. Plus remarquable encore, vous allez découvrir une théorie séduisante sur la façon dont les émotions peuvent vraiment provoquer des troubles physiques du sommeil.

Vous serez sans doute heureux d'apprendre que l'ensemble du travail de développement de l'imagination et du traitement émotionnel est la meilleure arme contre tout ce qui fait obstacle au traitement physique du sommeil. Mon objectif est de vous amener à faire l'expérience du bon sommeil et de l'esprit sain qui l'accompagne. Bon nombre de lecteurs qui portent sur le sommeil un regard résolument psychologique estiment en avoir déjà suffisamment obtenu et se satisfont sincèrement de leurs résultats.

Je vous le dis avec la plus grande honnêteté : vous n'avez encore rien vu.

Petit grand pas n° 14 : consolidez, consolidez, consolidez

Votre trousse de réparation du sommeil comporte de nombreux outils de précision que vous pouvez employer à loisir pour améliorer votre sommeil. N'hésitez pas à relire les précédentes parties, notamment les petits grands pas et les « perles » pour maintenir la cadence de votre progression. Veuillez marquer à présent une pause pour constater que tout ce que vous avez appris peut se résumer à une phrase, assez longue tout de même :

Votre esprit et votre corps peuvent contrôler et développer un système d'exploitation fondé sur un flux régulier et souple de pensées, de sensations, d'émotions et d'images, qui vous valent des expériences quotidiennes plus riches et satisfaisantes, ce qui aboutit à un fort sentiment de clôture en fin de journée, qui déclenche alors une sensation puissante de sommeil et de petits rêves imaginatifs qui vous emportent dans le sommeil et vous y laissent le temps nécessaire ; grâce à vos capacités d'observation des pensées, des sensations, des émotions et des images qui habitent votre esprit et votre corps, vous pouvez simultanément apprendre à ralentir vos ondes cérébrales, à équilibrer votre système d'exploitation, et à le rééquilibrer dans les moments difficiles.

La plupart d'entre vous auront sans doute à présent accompli certains progrès significatifs :

- Ils mettent moins de temps à s'endormir au coucher.
- Ils se réveillent moins souvent dans la nuit.
- Ils se rendorment plus facilement en cas d'éveil nocturne.
- Ils obtiennent davantage d'heures pleines de sommeil dans la nuit.

- Ils tirent les bénéfices de l'amélioration qualitative du sommeil tels que :
  - davantage d'énergie ;
  - moins de somnolence, de fatigue ou d'épuisement dans la journée ;
  - des facultés mentales plus affûtées ;
  - une humeur plus stable, détendue ou heureuse.

Prenez à présent le temps de vous demander quelles ont été les grandes étapes qui vous ont valu ces bénéfices. Qu'est-ce qui vous a permis d'inverser ainsi les choses ? Tâchez de savoir ce qui a fonctionné pour vous et ce qui mérite d'être entrepris à l'avenir. Peut-être vaut-il la peine de revoir les instructions d'hygiène du sommeil, dont l'application vous paraîtra sans doute plus aisée à présent. En repensant à toutes les méthodes que vous avez essayées, constatez combien leur application est simplifiée si le système PSI est équilibré.

Correctement appliquées, les cinq règles d'hygiène du sommeil et méthodes associées suivantes comptent parmi les instruments les plus puissants dont vous disposiez. Avez-vous su les exploiter ?

1. Supprimer les comportements de surveillance du temps.
2. Se réveiller chaque matin à la même heure.
3. Dormir dans une chambre obscure.
4. N'utiliser la chambre et le lit que pour dormir et faire l'amour.
5. Ne pas passer de longues périodes à chercher le sommeil éveillé au lit.

Prenez un moment de SOLO, pensez aux progrès accomplis, et laissez-vous aller à la positivité, à l'optimisme et à la confiance à leur propos. Raccrochez-vous à cette confiance et apprenez à vous rappeler le sentiment de puissance qui vous gagne quand vous parvenez à résoudre un problème à l'aide de vos propres corps et esprit. C'est de cet état d'esprit qu'il faut vous munir pour la prochaine partie, parce que vous allez désormais avoir besoin de votre système PSI à chaque étape.

LA NUIT PORTE CONSEIL

Les signes des troubles physiques du sommeil

QUESTION : En abordant l'aspect physique des troubles du sommeil, vous allez découvrir une gamme entièrement neuve d'outils qui vont vous permettre d'accéder à la maîtrise totale de vos troubles du sommeil et de radicalement bonifier la qualité de votre sommeil. La clé de cette progression tient à la reconnaissance que les symptômes jusqu'ici attribués à des facteurs psychologiques sont peut-être dus, totalement ou en partie, à des facteurs physiques. Accordez à présent une attention particulière aux symptômes qui vous dérangent encore et demandez-vous :

- Est-il possible qu'ils soient dus à un trouble physiologique du sommeil ?
- La cause physique est-elle plus forte que la cause mentale précédemment considérée ?
- Puis-je prédire si le traitement physiologique apportera une amélioration du symptôme ?

COMMENTAIRE : Parmi la liste suivante de symptômes, passez ceux qui continuent de vous empoisonner au crible des questions qui précèdent. N'oubliez pas que vous venez de travailler intensément à un programme de traitement psychologique du sommeil, mais bon nombre des symptômes qui suivent persistent plus ou moins, ce qui vous offre l'occasion d'une énigme pour la nuit :

- Rêves perturbants ou autres types d'agitation pendant le sommeil.
- Se lever la nuit pour aller aux toilettes.
- Les draps sont très froissés au matin.
- Bouche pâteuse ou maux de tête au réveil.
- Signes de fatigue sur le visage et dans les yeux.
- Matins embrumés requérant un coup de fouet artificiel.
- Baisses d'énergie dans l'après-midi.
- Envie de sieste, même si l'on n'y cède ou n'y parvient pas.
- Recours à la caféine pour chasser la somnolence, la fatigue ou l'épuisement.
- Faibles progrès de la concentration, de la mémoire ou de l'attention.
- Pas d'accroissement de la motivation à faire de l'exercice.

- Faibles gains d'endurance à l'exercice physique.
- Aucune perte de poids.
- Aucun signe de baisse de la tension artérielle.

Les personnes se trouvant dans les deux cas particuliers suivants songeront à ceci :

- Pour ceux qui souffrent d'un problème cardiaque dont le diagnostic est établi, n'avez-vous encore qu'une maîtrise limitée des insuffisances cardiaques congestives, de l'arythmie ou l'angine de poitrine, spécialement pendant le sommeil ?
- Pour ceux qui souffrent d'un trouble mental et ont essayé divers médicaments contre l'anxiété, les troubles du stress post-traumatique ou la dépression, les symptômes de ces maux persistent-ils ?

Tout ce qui précède peut, plus souvent qu'on ne le croit, être dû entièrement ou partiellement à des troubles physiques du sommeil qui n'ont pas reçu de diagnostic ni de traitement ! Pour résumer, votre traitement sera d'autant plus rapide que vous envisagerez dès à présent la possibilité d'associer certains de vos soucis mentaux ou physiques à des troubles physiques du sommeil.

LA PERLE

Le chaînon manquant

Votre médecin et vous-même avez peut-être d'autres explications concernant ces signes et symptômes d'une santé défaillante, mais vous n'allez pas tarder à découvrir qu'un seul trouble physique du sommeil peut suffire à produire d'importants dégâts sur votre santé. Ce qui me rappelle ma citation préférée de Sherlock Holmes : « Une fois que tout ce qui relève du possible a été éliminé, ce qui reste, serait-ce l'impossible, doit être la vérité ! »

Attendez-vous dans ce qui suit à rencontrer l'improbable !

SIXIÈME PARTIE

Réveillez le géant qui dort

Trouvez le souffle du sommeil parfait

En route vers une nouvelle dimension

Imaginez que vous rencontriez quelqu'un qui n'a jamais goûté le chocolat. Mettons que vous veniez pour votre part d'en déguster un carré, comment lui en communiquer le goût, la texture, le parfum, la saveur, l'odeur et toutes ses exquises propriétés ?

Le plus juste consisterait à lui dire : « Je ne saurais l'exprimer, il faut que vous y goûtiez. »

Il en va de même pour le bon sommeil : il faut y avoir goûté pour savoir.

Combien de fois ce programme de thérapie dynamique du sommeil vous a-t-il fourni l'occasion de le faire ? À quel point avez-vous ralenti vos ondes cérébrales au coucher et dans la nuit ? Avez-vous un tant soit peu l'impression d'augmenter la durée ou l'intégrité du sommeil delta (le plus réparateur) ou du sommeil REM (celui où l'on est le plus conscient de ses rêves), qui sont les deux phases essentielles du sommeil ? Êtes-vous en train de réduire la durée du stade 1 non-REM, le sommeil le plus léger, qui favorise les éveils et la fragmentation ? Bref, êtes-vous en train de trouver le sommeil dont vous avez besoin ?

Vous n'allez pas tarder à le découvrir, rien ne saurait être plus efficace dans votre quête du sentiment de journée accomplie et de la vague du sommeil que de contrecarrer les causes physiologiques de la fragmentation de votre sommeil.

Ce sont des pistes de la plus haute importance, au point

qu'il ne sera question dans les deux prochaines parties que de trois troubles physiques du sommeil, qui sont probablement à l'origine d'une telle fragmentation et ont jusqu'ici échappé à votre attention. Tant que vous n'y aurez pas remédié, vous ne trouverez peut-être jamais le bon sommeil.

CHAPITRE XXI

Respirer, et peut-être dormir

Un moment pour souffler

Il n'est pas de bon sommeil sans bonne respiration... pendant le sommeil !

Peut-être imaginez-vous toutes sortes de choses pour vous persuader que votre respiration est normale, mais ne l'oubliez pas, quand vous dormez, vous êtes endormi. Vous ne pouvez en aucun cas juger de la qualité de votre souffle quand vous dormez. Pour bien percevoir l'importance de la respiration dans le sommeil, voici deux statistiques :

1. Si vous souffrez d'insomnie chronique ou d'un sommeil de mauvaise qualité, il y a 90 % de chances que vous soyez atteint d'un trouble de la respiration pendant le sommeil.
2. Si vous souffrez d'un trouble physiologique du sommeil, votre mal est dû à plus de 50 % à votre respiration, et ne vous étonnez pas de découvrir que ce pourcentage est encore supérieur.

Pas plus vous que votre médecin généraliste n'êtes en position de soupçonner cet état ni de prédire ses effets destructeurs sur le sommeil. La plupart des dormeurs difficiles et des professionnels de la santé n'abordant l'insomnie qu'en termes psychologiques, l'idée peut avoir quelque chose d'étonnant, de troublant et peut-être de menaçant. J'espère que vous y voyez au contraire un motif de soulagement et d'enthousiasme, parce que le diagnostic et le traitement d'une telle affection peuvent signifier la guérison de l'ensemble de vos problèmes de sommeil.

Il suffit de dire « troubles de la respiration du sommeil » pour qu'on pense le plus souvent ronflements, suffocation, étranglement et arrêt de la respiration (apnée). Ces symptômes extrêmes ne sont que le sommet d'un iceberg constitué de multiples autres formes de pathologies respiratoires du sommeil que nous allons bientôt aborder. Ce qu'il faut savoir dès à présent, c'est que ces pathologies respiratoires détériorent plus gravement le sommeil que n'importe quelle cause psychologique d'insomnie. Si cette information ne soulève en vous que du scepticisme, retenez bien ce souffle – euh, cette idée, cette sensation ou cette image – parce que vous vous apprêtez peut-être à faire une expérience qui va changer votre vie, voire la sauver.

Relions à nouveau les points entre eux

Quelle importance y a-t-il à déterminer si vous souffrez d'une pathologie respiratoire du sommeil (PRS) ? Hors des cas d'insomnie légère et modérée, et plus rarement sévère, la thérapie dynamique du sommeil n'a jamais guéri ni apporté le meilleur sommeil possible à un patient par les seules méthodes psychologiques, que ce soit la thérapie cognitive comportementale, l'imagerie ou le traitement émotionnel lié au sommeil. Le bon sommeil n'est invariablement survenu qu'une fois traitées les PRS.

Les différents traitements psychologiques ont permis aux patients de réduire le temps qu'ils mettaient à s'endormir et le nombre des éveils nocturnes, ainsi que d'améliorer la qualité de leur sommeil, mais pour vraiment les amener :

- à s'endormir en moins de dix minutes ;
- à faire chuter le nombre de leurs éveils à un par nuit, voire aucun ;
- à pouvoir immédiatement se rendormir en cas d'éveil ;
- à sensiblement réduire la somnolence et la fatigue diurnes et leur apporter un regain d'énergie dans la journée ;

INFO-SOMMEIL

Éveillez-vous aux pathologies respiratoires du sommeil

Des milliers de personnes atteintes d'insomnie ou de mauvais sommeil qui nous ont consulté depuis dix ans, 90 % n'auraient jamais imaginé que leur respiration pendant qu'ils dormaient puisse jouer un rôle important dans leur problème. Ils sont pourtant plus de 90 % à avoir reçu un diagnostic de pathologie respiratoire du sommeil, désignation générale couramment employée dans la médecine du sommeil et qui regroupe divers types d'affection.

Bien souvent, la PRS était la première cause isolée de l'insomnie de ces patients, ou au moins l'une des premières. Elle était en tout cas sans conteste le premier facteur d'éveil nocturne et un facteur aggravant de la difficulté à se rendormir. La plupart de ces insomniaques souffraient aussi de troubles mentaux, qu'ils avaient tenus pour l'unique cause de leurs problèmes du sommeil jusqu'à ce qu'on leur parle des PRS. Pour certains de ces cas psychiatriques, le plus choquant a été de découvrir que le traitement de leur PRS n'a pas seulement provoqué une amélioration de leur sommeil, mais aussi de leur santé mentale.

il a fallu traiter leur PRS. Voilà toute l'importance qu'il y a à en déterminer la présence. Il se pourrait bien que l'arme absolue dont beaucoup ont rêvé pour reconquérir leur sommeil soit le traitement réussi d'une PRS.

Cela soulève évidemment quelques questions :

- En quoi un problème respiratoire peut-il déclencher un trouble du sommeil ?
- Si j'avais une pathologie respiratoire du sommeil, cela ne sauterait-il pas aux yeux ?
- Comment et pourquoi développe-t-on une pathologie respiratoire du sommeil ?
- Le problème respiratoire est-il lié au stress ?
- Pourquoi les gens qui souffrent d'anxiété, de dépression ou de troubles du symptôme post-traumatique souffrent-ils aussi d'une PRS ?
- Jusqu'où ma PRS intervient-elle dans mes difficultés à m'endormir, à le rester ou à me réveiller frais et dispos ?
- Si les PRS sont courantes à ce point, pourquoi mon médecin ne m'en a-t-il rien dit ?

- Dernier point, et non des moindres, vous n'allez quand même pas me dire que je fais de l'apnée du sommeil, non ?

À toutes ces questions nous allons nous efforcer de répondre.

Ça presse, ça presse !

Les trois principaux symptômes permettant de mesurer l'effet d'une PRS sont la fatigue, l'épuisement et la somnolence diurnes, mais pour bien évaluer ce problème de type physiologique, d'autres signes sont à considérer, dont certains ne manqueront pas de vous surprendre. Les dormeurs difficiles et les insomniaques souffrant d'une PRS font couramment état du fait qu'ils se lèvent la nuit pour aller aux toilettes. Cela ne constitue pour certains qu'une gêne mineure, parce qu'ils n'ont aucun mal à se rendormir. Mais d'autres y trouvent suffisamment d'éveil pour ne plus parvenir à se rendormir avant au moins trente minutes, et au maximum deux heures ou plus.

Quel que soit l'effet sur votre sommeil de ce symptôme – qu'on appelle nycturie –, voici un fait qu'il convient d'établir sans tarder et que vous n'entendrez pas de la bouche des professionnels de la santé : la nycturie n'est pas normale. C'est un symptôme d'autre chose, et une part exorbitante des dormeurs difficiles qui se lèvent la nuit pour uriner souffrent d'une PRS, un trouble physiologique de la respiration, qui est à l'origine de leur nycturie.

Confrontés à ce fait, la plupart des dormeurs difficiles cherchent à évacuer la question de leurs visites nocturnes aux toilettes par l'une des explications suivantes :

- Je bois beaucoup avant de me coucher.
- Ce n'est pas l'envie de faire pipi qui me réveille ; je me réveille de toute façon, et c'est moi qui décide d'aller faire pipi.
- C'est sans doute un des médicaments que je prends.
- Mon médecin dit que ma prostate a grossi.
- Mon médecin dit que j'ai une petite vessie, ou très sensible.

- Mon psychothérapeute dit que mon anxiété irrite ma vessie.

Nombre de ces facteurs sont pertinents. Mais parmi les dormeurs difficiles, beaucoup voient leur nycturie décroître ou totalement disparaître une fois traitée la PRS. Pour bien s'imprégner de cela, penchons-nous sur les caractéristiques techniques des pathologies respiratoires du sommeil. Après cela, vous comprendrez que la logique scientifique, mais aussi le sens commun, veut qu'une personne atteinte d'une PRS se lève plus souvent pour uriner la nuit qu'un dormeur normal. Voici déjà un indice : les reins du premier produisent davantage d'urine pendant la nuit que ceux du second !

Ne retenez pas votre respiration

La respiration est la première des fonctions physiologiques indispensables à la vie. C'est facile à prouver. Si l'on cesse de respirer pendant plus de quelques minutes, on risque de mourir ou bien, si quelqu'un nous ramène à la vie par la respiration artificielle, d'avoir des séquelles profondes et irréversibles au cerveau. Notre corps/esprit est programmé pour reconnaître la fonction critique de la respiration. Tout arrêt conduit instantanément le cerveau à analyser le problème, puis, en quelques secondes, le système nerveux contraint le corps à réagir pour se protéger.

La moindre défaillance respiratoire vous incite à respirer un bon coup pour rétablir le souffle normal.

Pourquoi cette réaction est-elle instantanée et puissante à ce point ? À l'évidence, l'interruption de la respiration est interprétée par le cerveau comme une menace vitale qu'il faut immédiatement contrecarrer. Considérez un instant les pires de vos craintes. Mettons que vous ayez la phobie des espaces clos (claustrophobie) ou de l'altitude (acrophobie), de la ruine financière ou de la perte d'un être aimé. Aucune de ces phobies ne présente l'intensité physique de la peur qui vous saisit le corps et l'esprit lorsque vous vous étranglez ou que vous suffoquez. Pas une !

À mesure que s'égrènent les secondes, une seule pensée/sensation/image vous occupe : « Si je ne respire pas, je vais mourir. » Et votre corps/esprit met jusqu'à la dernière goutte d'énergie à retrouver le souffle. Rien au monde n'engendre une telle peur que celle qui explose en nous quand nous sommes sur le point d'étouffer. C'est une réaction saine, naturelle, issue de l'évolution, parce que pas de respiration = pas de vie.

Qu'on soit éveillé ou endormi, les capteurs du corps/esprit mettent en œuvre toutes les stratégies concevables pour répondre aux perturbations respiratoires. Dans le premier cas, quelques secondes à peine suffisent à nous faire réagir. Dans le sommeil, si l'on subit ce que le cerveau perçoit comme une mini-suffocation – une simple restriction du souffle ne menaçant pas la vie –, le corps/esprit n'en réagit pas moins rapidement. Si la respiration décroît au point d'atteindre l'interruption totale – l'apnée –, le corps cherche à réagir plus vite, mais selon le nombre d'années passées à souffrir d'apnée du sommeil, on peut s'arrêter de respirer de trente à soixante secondes avant de reprendre une cadence normale.

Premières réactions

Qu'est-ce donc précisément que cette réaction de rétablissement de la respiration normale ? Que peuvent donc accomplir le corps et l'esprit pour vous rendre le souffle pendant que vous dormez ? Devinez un peu :

1. Le cerveau émet une impulsion nerveuse.
2. Le corps change de position.
3. Le corps/esprit libère quelque chose dans le sang.

D'une certaine façon, toutes ces réponses ordinaires sont justes ; mais la question est trompeuse, parce que le corps/esprit ne peut finalement pas grand-chose pour résoudre les incidents respiratoires pendant que vous dormez. La réponse la plus complète serait plutôt : les ondes cérébrales paraissent accélérer pour vous réveiller, et cela vous permet de mieux respirer parce que c'est le propre de la physiologie humaine que de mieux respirer pendant l'éveil.

Mais « si le cerveau me réveille, pourquoi n'en ai-je aucun souvenir ? ». C'est faux, il vous arrive de vous en souvenir.

Si vous souffrez d'insomnie ou d'un sommeil de mauvaise qualité, vous ne dormez que rarement toute la nuit. Or, quand vous vous réveillez dans la nuit, vous n'en connaissez que rarement la cause… jusqu'à aujourd'hui !

Aussi difficile qu'il soit de l'admettre, veuillez considérer la possibilité que les irrégularités respiratoires sont la cause la plus répandue des éveils nocturnes, car elles activent le cerveau, probablement pour rendre le souffle au dormeur. Votre conscience de ces éveils est ténue, parce qu'ils ne durent qu'entre 1,5 et 60 secondes ; après quoi, le plus souvent, vous vous rendormez. Vous pensiez pouvoir conserver le souvenir d'aussi brefs éveils ou activations ?

Total trou de mémoire

Dans les études portant sur la capacité à distinguer les phases d'éveil de celles de sommeil ou à s'en souvenir, on a constaté que la plupart des sujets devaient rester éveillés entre une et huit minutes pour en garder le souvenir. Parmi les personnes atteintes de PRS, l'immense majorité des éveils durent moins de trente secondes, souvent quelques secondes à peine. L'esprit et la mémoire ne restent pas activés assez longtemps pour conserver ces épisodes pourtant récurrents.

Nous l'avons vu plus haut, les irrégularités respiratoires provoquent l'accélération des ondes cérébrales, sous la forme :

- d'éveils longs (plus de 15 secondes) ;
- d'éveils courts (de 3 à 15 secondes) ;
- de micro-éveils (1,5 à 3 secondes).

Si quelqu'un vous arrache aux limbes pour vous donner rendez-vous à déjeuner dans un restaurant mais que vous vous rendormez aussitôt, il y a peu de chances qu'on vous voie au restaurant, même si vous avez « entendu » l'information. Mais voilà le hic : si après l'éveil court vous êtes amené à ruminer au sujet du déjeuner ou d'autre chose, qui prend ensuite la forme de pensée accélérée, votre esprit s'éveille de plus en plus. Bien vite, l'épisode entre dans le domaine de l'éveil mémorable, voire dans celui de l'insomnie, et vous n'oubliez pas le rendez-vous au restaurant.

Faisons les comptes

Cela nous conduit à une grande question.

« Combien de fois peut-on subir ces éveils ou ces micro-éveils à cause d'une pathologie respiratoire… sans même le savoir ? » Avant de jouer aux devinettes, veuillez prendre en considération que la mémoire ne retient qu'un petit nombre d'éveils nocturnes – ceux qui se sont accompagnés de ruminations après l'éveil.

Voici à présent quelques faits établis :

- Pendant le sommeil, la plupart des gens respirent dix à dix-huit fois par minute.
- Si l'on se base sur une moyenne de 12 respirations par minute pendant soixante minutes, on obtient 720 respirations par heure.
- Si l'on dort six heures par nuit, cela donne pas moins de 4 320 respirations dans une seule nuit.
- Dernier fait : en cas de perturbation, même légère, de la respiration, il ne faut au cerveau que deux ou trois « mauvaises respirations » pour intervenir.

Et maintenant, faites vous-même le calcul : combien d'épisodes d'éveil ou de micro-éveil peut-on connaître chaque nuit ? Chez la plupart des personnes atteintes d'une PRS, généralement entre 200 et 500. Mais le problème ne tient pas vraiment à ce nombre ahurissant. La fragmentation du sommeil a pour effet de chasser le patient de ses stades plus profonds, comme le delta ou le REM, ou de lui en interdire l'accès, ce qui le conduit à passer bien trop de temps dans la phase 1 non-REM. Lorsqu'une PRS contraint le cerveau à vous réveiller, vous obtenez globalement moins de sommeil, à des stades plus légers, et finalement de mauvaise qualité.

Comme si cela ne suffisait pas, la fragmentation du sommeil fait elle-même interférence avec la respiration. L'activation qui ramène le souffle déclenche un cycle de sommeil plus léger, au sortir duquel la respiration perd à nouveau sa stabilité. C'est-à-dire qu'on est plus exposé aux incidents de la PRS quand on est au stade 1 non-REM du sommeil. Veuillez garder cela à l'esprit si vous souffrez de troubles de la santé mentale, parce qu'il est fort possible que votre détresse émotionnelle allège votre sommeil, et que cela détériore votre respiration.

Bouffée d'air frais

Percevez-vous que nous nous sommes passablement rapprochés d'une explication plus complète de la mauvaise qualité du sommeil ? Les PRS expliquent parfaitement qu'on puisse penser avoir dormi huit heures quand en fait les perturbations respiratoires ont régulièrement accéléré le cerveau, pour ne permettre en fin de compte qu'un total de quatre à six heures de sommeil.

Les PRS sont la première cause de la mauvaise qualité du sommeil, parce qu'elles dépouillent littéralement le sujet du nombre d'heures et dégradent celles qui lui restent. Vous ne conservez pourtant aucun souvenir du larcin qui se commet nuit après nuit dans votre chambre à coucher, et vous n'avez aucune chance de découvrir qui ou quoi accuser de ces crimes commis contre votre sommeil.

Si vous subissez toute la nuit des éveils ou des micro-éveils sans jamais entrer dans les stades profonds du sommeil, vous comprendrez aisément que vos nuits ne soient plus réparatrices, et cela rend parfaitement compte de la somnolence, la fatigue ou l'épuisement que vous éprouvez le lendemain. Tout bien pesé, le monstre responsable de la dégradation de la qualité de votre sommeil, ce pourrait être la PRS ! Mais c'est un monstre particulièrement sournois, parce qu'il se garde bien de vous secouer ou de se laisser voir au moment où vous vous réveillez. C'est un monstre silencieux, invalidant et parfois mortel.

Pour faire la démonstration de l'influence d'une PRS sur le corps et l'esprit, une mainmise parfois si forte qu'elle affecte votre santé mentale et physique, examinons la façon dont elle provoque la nycturie.

À l'écoute de vos reins

Le système cardio-vasculaire comporte dans le cœur et les vaisseaux sanguins connexes, qu'on appelle système circulatoire, un certain volume de liquide. Pour procéder à la régulation de son niveau, les reins en prélèvent une part. S'il y en a trop (surcharge vasculaire), la tension artérielle peut atteindre un niveau trop élevé. S'il n'y en a pas assez (déshydratation), elle peut tomber trop bas. Selon le cas, les reins réagissent en prélevant plus ou moins de liquide, et produisent par conséquent plus ou moins d'urine pour maintenir un volume circulatoire et une tension artérielle adéquats.

Pendant le sommeil, le dormeur normal traverse la nuit sans ingérer de liquide. Que font alors les reins ? En l'absence de tout apport liquide, les reins produisent moins d'urine pour maintenir la bonne hydratation du flux sanguin. La production d'urine décroît donc pendant le sommeil, alors à moins d'un autre problème, le dormeur normal ne se rend pas aux toilettes pendant la nuit.

Entrée en scène de la PRS.

L'obstruction ou la résistance que rencontre la respiration dans les voies aériennes supérieures oblige la poitrine à travailler bien plus fort que lors d'une respiration normale. Dans ce combat pour l'air, le corps produit davantage d'efforts pour attirer l'air dans les poumons, ce qui déclenche un important changement de pression dans la cavité thoracique. Ce changement de pression a pour effet collatéral de forcer un accroissement de l'afflux sanguin vers le cœur. Ce flux accru pénètre le cœur par l'atrium droit, dont les muscles s'étirent. Devinez comment les cellules musculaires du cœur interprètent cet étirement.

Si vous avez dit « le cœur perçoit ce changement comme un signe de surcharge vasculaire », vous méritez un bon point. L'atrium droit y voit une menace directe sur le corps, et doit rapidement intervenir pour répondre à ce signal de surcharge. De quelle façon ?

Si vous avez dit « il demande aux reins de produire davantage d'urine pour compenser la surcharge vasculaire », vous méritez un deuxième bon point. En fait, les muscles de l'atrium droit du cœur libèrent dans le sang une hormone nommée peptide natriurétique atrial (PNA) et qui est un diurétique – c'est-à-dire qu'il incite les reins à produire davantage d'urine. Les études contrôlées montrent que les patients souffrant d'une PRS produisent davantage de PNA et d'urine que les dormeurs normaux.

Tous ceux qui ont la vessie trop petite, trop sensible ou trop nerveuse perçoivent-ils qu'une légère augmentation de la production d'urine suffit à déclencher l'envie d'aller aux toilettes ?

Aussi étonnante que paraisse l'explication de la nycturie, le plus incroyable est qu'une PRS bien traitée réduit de façon rapide et massive la production de PNA et d'urine dès la première nuit de traitement. Les patients qui réagissent au traitement font état d'une diminution, voire d'une disparition totale de leurs visites nocturnes aux toilettes. Vous rendez-vous compte – ne plus devoir aller aux toilettes de la nuit parce qu'on a traité sa PRS ?

Il y a sans doute dans tout cela matière à ce que « la nuit porte conseil »... toute la nuit !

LA NUIT PORTE CONSEIL

Respirez un bon coup

QUESTION : Une fois qu'ils ont entendu parler des PRS, la plupart des dormeurs difficiles souhaitent savoir s'ils en sont atteints. Mais cela soulève aussi des sentiments ambivalents, parce que très peu entrevoient la façon dont se traitent ces affections. Si l'une de vos connaissances suit une thérapie qui implique l'usage d'un masque, vous risquez d'être amené à penser qu'il n'y a pas d'autre solution... mais ne mettons pas la charrue avant les bœufs. Avant de vous éclairer dans les rubriques suivantes « La nuit porte conseil » sur les traitements disponibles, il faut d'abord confirmer si une PRS perturbe bien votre sommeil, et avec quelle intensité. Par conséquent : quelles chances y a-t-il que vous souffriez d'une PRS ?

COMMENTAIRE : En apprenant qu'ils en sont atteints, les dormeurs difficiles réagissent de façon très diverse. Pour certains, c'est une révélation. Toutes les idées qu'ils se faisaient au sujet des troubles du sommeil s'illuminent, parce qu'ils se doutaient depuis toujours que leur problème avait une origine physique. Pour ceux-là, découvrir l'existence des PRS est une bouffée d'air frais. D'autres admettent nerveusement l'existence des PRS mais l'angoisse qu'elles leur inspirent les empêche de discerner le fait que leurs problèmes de sommeil sont dus en grande partie à une pathologie parfaitement traitable.

Parmi les personnes atteintes d'une PRS, beaucoup de celles qui souffrent aussi de troubles psychiques y trouvent matière à enthousiasme, parce qu'elles savent depuis des années que leur problème de sommeil n'est pas strictement mental et que leur médecin ou thérapeute ne les a jamais mis sur la voie d'une cause physique. Toutefois, chez certains de ces patients, l'idée d'une nouvelle source de tracas concernant leur santé provoque l'accablement. La PRS leur fait l'effet d'un poids supplémentaire, pas d'un soulagement ; ils y voient beaucoup d'ennuis pour peu de résultat.

Enfin, certains individus campent dans le déni, et affirment avec insistance ne souffrir d'aucune PRS. Ces patients entendent dire – depuis bien trop longtemps – que les troubles du sommeil ne peuvent s'expliquer que par le stress, les symptômes de santé mentale et les déséquilibres chimiques du cerveau. Après cinq, dix ou vingt années de ce discours, ils ne peuvent objectivement envisager qu'une cause physique puisse avoir la même importance, voire plus, que d'autres de type psychiatrique ou psychologique.

Face à une telle variété de réactions, et pour donner la priorité à la rapidité des soins, nous trouvons très utile de proposer à ceux qui souffrent d'une PRS certains traitements préliminaires relativement simples. Avec un peu de chance, les exercices qui suivent vous apporteront un soulagement immédiat. Sinon, vous y trouverez de nouvelles raisons de vous orienter vers d'autres traitements. Si vous reconnaissez la présence en vous d'une PRS et que vous désirez vous lancer dans un traitement avancé dès maintenant, n'hésitez pas à prendre rendez-vous au laboratoire ou au centre du sommeil le plus proche, parce qu'il faut parfois des semaines ou des mois pour en obtenir un.

LA PERLE

L'outil suprême du diagnostic rapide de la PRS : les chaussettes

Obtenir le diagnostic d'une PRS constitue donc notre première étape. Pour certains, ceux qui prennent conscience d'un problème respiratoire évident comme le ronflement, l'étranglement ou la suffocation, la chose est vite réglée. Mais beaucoup de personnes souffrant d'insomnie ou d'un sommeil médiocre n'ont qu'une conscience très limitée de leurs symptômes respiratoires.

Voici un moyen indirect et très simple de déterminer la probabilité de ce trouble. Ce soir, placez une paire de chaussettes au bout de votre lit, à une cinquantaine de centimètres du bord. En vous réveillant le matin, vérifiez leur emplacement. Répétez la manœuvre pendant quelques nuits pour voir s'il s'en dégage un schéma. Les dormeurs difficiles ont tendance à beaucoup remuer et se retourner dans la nuit, au point de trouver draps et couvertures en désordre au matin, ce qui n'est pas un signe de sommeil normal. Peut-être vous réveillez-vous parfois à un endroit inhabituel de votre lit, ou alors dans une position tordue. Les chaussettes placées le soir au bout du lit doivent encore s'y trouver au matin. Si elles sont tombées, c'est que vos remuements, vos retournements ou les mouvements de vos jambes pendant la nuit ont été largement au-delà de la normale. Vous souffrez probablement de l'une des deux affections suivantes.

Les PRS sont la première cause du sommeil agité, parce qu'on cherche à se repositionner pour mieux respirer. Mais aucune position ne s'avère satisfaisante, alors on continue de remuer. La deuxième possibilité est une pathologie des mouvements du sommeil qui provoque des gestes convulsifs, des saccades ou une agitation excessive des jambes pendant le sommeil.

Quelle qu'en soit la cause, tant de remue-ménage n'est pas normal, et il n'est que rarement dû à des facteurs mentaux. Les facteurs physiques sont la première cause du sommeil agité.

Si vous prenez des médicaments pour dormir, peut-être cela vous fait-il moins remuer, mais il est rare que ces produits améliorent réellement la respiration ou l'agitation des jambes. Certains sédatifs sont même susceptibles de provoquer une dégradation de la respiration, et certains antidépresseurs en font autant avec l'agitation des jambes. En outre, ces médicaments peuvent vous induire en erreur dans votre tentative d'établir le diagnostic de cet élément de vos troubles du sommeil.

Là encore, on se heurte au dilemme de l'impossibilité de s'observer dormir, et vous avez instinctivement tendance à normaliser votre comportement d'agitation. Ce qui nous conduit tout droit à la plus galvaudée des anomalies du sommeil : le ronflement.

CHAPITRE XXII

L'anti-marchand de sable : Le retour

Ennuyeux ronflements

Pour le médecin du sommeil, le ronflement est une question assommante et étonnamment complexe à laquelle l'essentiel du temps qu'il consacre est du temps perdu. Nous n'interrogeons que peu nos patients au sujet de leurs ronflements, parce que c'est un symptôme qui ne dit pas grand-chose quant à un éventuel diagnostic de pathologie respiratoire du sommeil (PRS).

En revanche, la question du ronflement perturbe le bon traitement des troubles du sommeil car :

- on est rarement capable de déceler son propre ronflement ;
- la plupart des ronfleurs ignorent sincèrement qu'ils ronflent ;
- beaucoup mentent ou minimisent leur conscience du fait qu'ils ronflent ;
- on a généralement honte de ronfler, alors on évite d'en parler ;
- le ronflement nuit incontestablement au sommeil de ceux qui partagent la chambre ;
- la seule évocation du ronflement suscite des sentiments de colère, de culpabilité ou de honte ;
- les laboratoires du sommeil sont fréquemment amenés à émettre des diagnostics de PRS sans qu'il y ait présence de ronflement ;

- il n'existe pas de définition ni de mesure scientifique claire du ronflement ;
- il n'est pas indispensable de ronfler pour avoir une PRS.

Ce dernier point fait l'objet d'un traitement sournois par la télévision, la radio, la presse ou l'Internet, qui véhiculent des informations inutiles et parfois dangereuses au sujet de votre santé. Qu'on me permette d'insister sur le caractère dangereux de ces articles et reportages superficiels, parce qu'ils privent les gens d'une évaluation correcte en les abreuvant du mensonge que le ronflement accompagne nécessairement toute PRS. Les enfants atteints d'une PRS ne ronflent pas nécessairement. En outre, le dormeur difficile en quête de soins élémentaires s'entend souvent dire : « S'il n'y a pas de ronflements, c'est qu'il n'y a pas de PRS. »

Les médecins du sommeil n'hésitent pas à aborder la question du ronflement, pour éviter toute confusion quant à sa signification. On définit par exemple de façon simpliste le ronflement comme la vibration du voile du palais lors de la respiration, mais les personnes atteintes d'une PRS peuvent émettre toutes sortes de bruits respiratoires en dormant. Que ce soient des ronflements, des grognements, des halètements, des étranglements, des sifflements nasaux, du souffle lourd ou rapide, il y en a vraiment pour tous les goûts. On peut mesurer l'intensité, la durée, la tonalité, la fréquence, la consistance et même l'origine probable du bruit, mais aucune de ces informations ne garantit ni n'exclut la présence d'une PRS. Certes, plus on respire fort, plus on a de chances d'avoir une PRS. Mais certaines personnes sujettes à une PRS n'émettent aucun son particulier en respirant.

Si le ronflement n'est pas un indicateur fiable, c'est aussi parce que beaucoup de gros ronfleurs, notamment les femmes approchant la ménopause, ne montrent pas vraiment d'apnée mais des formes plus subtiles de PRS. Et dans le laboratoire du sommeil où l'on teste nos patients, le ronflement est souvent absent alors même qu'on diagnostique une forme légère, modérée ou aiguë de PRS.

Virer au rouge…

Le premier ennemi du ronfleur est sans doute la honte. Il suffit d'observer le visage d'une personne à qui l'on demande : « Ronflez-vous ? » Voilà bien du langage corps/esprit. Rares sont ceux qui répondent sans embarras ni arrière-pensée. La plupart affichent immédiatement leur gêne, que ce soit par un rire nerveux, un vilain rictus, un regard fuyant ou perplexe, ou la soudaine nécessité d'émettre une réponse incohérente du type : « Vous savez, je ne pense pas ronfler, quoique ce ne soit pas vraiment l'avis de ma femme, et puis il y a eu ces vacances au camping où les enfants ont eu envie de me brûler vif, mais non, je ne pense vraiment pas ronfler beaucoup… peut-être un petit peu, mais certainement pas autant que le prétend ma famille… je crois. »

Nous avons vu aux cinquième et sixième parties de ce livre, à propos du traitement des émotions, que ces dernières finissent toujours par l'emporter ! Le ronflement nous fournit un exemple parfait de la façon dont le dormeur difficile, lorsqu'il se laisse conduire par l'émotion, peut parler et agir en vain. Beaucoup de patients des centres du sommeil évitent toute discussion sur le ronflement parce que cela suscite en eux de la gêne, de la honte ou de la culpabilité. Pourquoi ce genre de réaction ? Parce que leurs ronflements perturbent le sommeil de la personne qui partage leur chambre, mais le ronfleur n'est pas conscient du tort qu'il lui porte involontairement. Une fois le sujet abordé, le ronfleur éprouve de la gêne ou de la culpabilité de commettre un acte dont il n'est aucunement conscient.

Après des années de ronflements persistants, la relation nocturne peut s'envenimer, et amener le ronfleur à avoir honte de son comportement. Beaucoup n'imaginent pas que la question puisse être grave à ce point et produire des sentiments si intenses. Le ronflement et les troubles respiratoires sont pourtant une affaire sérieuse, dont les études scientifiques démontrent qu'elle peut engendrer assez d'infélicité conjugale pour conduire le couple à l'éloignement, la séparation ou le divorce.

Certains patients doivent surmonter leur honte du ronflement ou des autres sons que produit leur respiration difficile avant de suivre le traitement. Le plus efficace à cet égard est de faire appel aux techniques de traitement émotionnel. Ceux qui le font savent saisir cette occasion de trouver un meilleur sommeil et admettent que le meilleur moyen de supprimer la honte est d'en éliminer la cause pathologique.

... puis au jaune

Beaucoup de personnes atteintes sans le savoir d'une PRS ou de ronfleurs qui s'ignorent souffrent aussi d'un autre mal qui a précédemment mis leur vie en danger. Quand on se remet d'une crise cardiaque ou d'une agression traumatisante, on n'a pas très envie de parler ronflement ni de l'éventualité d'une nouvelle affection concernant son sommeil. Après parfois des mois ou des années à voir ses nerfs soumis à rude épreuve, on accueille toute mauvaise nouvelle à propos de sa santé avec une certaine méfiance. Pour les cardiaques et les grands traumatisés, la première émotion à identifier et à travailler est sans doute la peur, mais beaucoup sont aussi aux prises avec l'anxiété. Comme si cela ne suffisait pas, la plus infime gêne respiratoire, pendant l'éveil ou le sommeil, suscite chez ces patients davantage d'anxiété.

Chez une forte minorité de patients du sommeil, le ronflement ou la PRS ne suscite pas la moindre émotion ; ils rejettent l'information en bloc et n'ont aucune intention de procéder à son évaluation ou à son traitement. Qu'on ne s'y trompe pas : cette incapacité à entendre les sentiments pertinents que leur inspire la découverte d'un problème de ronflement ou un diagnostic de PRS prive beaucoup d'entre eux de l'accès au bon sommeil.

En fait, la plupart mentent au sujet de leurs ronflements. Beaucoup d'autres ignorent sincèrement qu'ils ronflent. Le ronflement et les troubles respiratoires soulèvent des questions difficiles, qui n'obtiennent que peu de réponses et ne font que compliquer les choses au moment du diagnostic et du traitement d'une PRS. Veillez à ne pas trop vous focaliser sur les symptômes respiratoires, parce qu'on n'est guère capable de les observer soi-même. En revanche, dans un centre du sommeil, ils donnent lieu à des mesures objectives.

INFO-SOMMEIL

Ne jamais sous-estimer la signification du ronflement

Quoi qu'en dise la sagesse populaire, le ronflement est un signe quasi universel d'obstruction des voies aériennes. Grâce aux derniers appareils de mesure, il apparaît désormais que le plus souvent, il dénote de fréquents mini-étouffements qui donnent lieu à de multiples micro-éveils ou éveils. Si vous ronflez, considérez que vous souffrez d'une PRS, même si beaucoup de médecins actuels ne souscriront pas à cette thèse.

N'attendez pas pour perdre du poids

Enfin, il est un autre facteur déterminant que la plupart des dormeurs difficiles et des soignants associent au ronflement et aux PRS, c'est l'obésité. Pourtant, dans notre domaine, nous rencontrons constamment des personnes ne souffrant ni d'obésité ni de surcharge pondérale (il y en a des dizaines de millions) qui ont entendu leur médecin généraliste leur déconseiller de prendre rendez-vous dans un centre du sommeil au prétexte qu'ils y perdraient leur temps. Ces patients et ces médecins sont mal informés, parce qu'il est rare que l'obésité soit à l'origine d'une PRS ; disons plutôt qu'elle l'aggrave. Lorsqu'un patient souffrant d'une PRS perd assez de kilos pour atteindre un poids normal, la PRS s'atténue parfois, mais elle ne disparaît que rarement.

Certains professionnels de la santé invitent leurs patients à perdre du poids plutôt qu'à consulter un centre du sommeil. C'est une erreur parce qu'il existe bien d'autres facteurs de risque de PRS, dont les deux principaux sont :

- le facteur génétique (selon que les parents souffrent ou non de PRS) ;
- l'anatomie des voies respiratoires, qui dépend encore de la génétique, mais aussi du développement à l'enfance et à l'adolescence, de la nutrition, de l'allaitement maternel, de la dentition actuelle, du poids actuel, de l'historique des dents perdues ou extraites, des antécédents orthodontiques, de l'obstruction physique de type déviation de la cloison nasale, encombrement des sinus

ou présence de polypes, des traumatismes à la tête, au visage ou au cou, ou des antécédents de chirurgie nasale ou buccale.

Les principaux facteurs déterminant la PRS sont la taille et la forme de votre tête et de diverses structures aériennes internes. Beaucoup de patients obèses montrent un encombrement de tissus dans les conduits, mais très peu de généralistes se penchent sur la structure même de ces voies aériennes. Il sera sans doute utile à certains patients atteints d'une PRS de perdre du poids, mais nous recommandons que soit simultanément traitée la pathologie respiratoire du sommeil.

LA NUIT PORTE CONSEIL

Ne pas donner du plat de la langue

QUESTION : Beaucoup de patients ont pris conscience de leurs voies respiratoires bien avant de se savoir atteints d'une PRS parce qu'ils ont remarqué :

- une certaine difficulté à avaler des comprimés ;
- qu'ils se mordaient accidentellement les bords de la langue ou la joue ;
- qu'ils avalaient occasionnellement de travers ;
- une nette difficulté à respirer pendant l'éveil.

Est-ce votre cas ? Croyez-vous que vos voies aériennes soient encombrées ? Êtes-vous dans l'un des cas suivants :

- On vous a extrait plusieurs dents quand vous étiez plus jeune, parce qu'on disait vos arcades dentaires défectueuses.
- Vous avez porté un casque orthodontique ou des bandes de caoutchouc pour retenir la croissance du maxillaire (mâchoire supérieure) pour permettre à la mandibule (mâchoire inférieure) de le rattraper et de corriger l'occlusion dentaire.
- On vous a retiré les amygdales trop tard pour que cela affecte la croissance de vos voies aériennes (c'est-à-dire après l'âge de deux ans).
- Vous vous êtes cassé le nez et ne l'avez jamais fait examiner.

COMMENTAIRE : L'encombrement des voies aériennes présente deux composantes. D'abord, vous tenez la structure de votre visage du côté maternel ou paternel de votre famille. Si l'un de vos parents possède une tête relativement étroite ou verticale, par opposition à une tête carrée ou ronde, et que vous avez hérité d'un visage allongé, vos voies aériennes sont plus susceptibles d'encombrement. Une tête étroite suppose un visage allongé et souvent un menton réduit. Cette combinaison laisse moins d'espace dans la région de la mâchoire inférieure et donne généralement lieu à des voies aériennes encombrées ou de petite taille.

La seconde composante concerne la structure interne de vos voies d'air. Le débit nasal est un élément déterminant de la respiration. La moindre déviation de la cloison nasale réduit considérablement le flux à l'arrière de la gorge. Un palais étroit et surélevé vers la cavité nasale laisse moins d'espace pour le passage de l'air dans le nez. Enfin, la base d'une langue trop épaisse peut encombrer le fond de la gorge et obstruer la voie respiratoire. Ce genre d'encombrement est fréquent dans les cas classiques d'apnée du sommeil. Cependant, ce n'est pas parce qu'une chose paraît encombrée qu'elle prête nécessairement à encombrement. Les structures aériennes sont dynamiques, et leur apparence est trompeuse.

LA PERLE

L'examen des voies aériennes nasales et buccales à la portée de tous

Quelques minutes d'observation de votre visage, de votre nez et de vos voies d'air peuvent vous fournir d'importants indices concernant votre respiration. Les illustrations des pages suivantes vous permettront d'identifier les différents types de structure buccale.

Installez-vous devant un miroir bien éclairé. Munissez-vous aussi d'une torche électrique. Commencez par doucement vous pincer les narines, puis n'en laissez qu'une ouverte et respirez normalement, sans forcer. Ensuite, bouchez celle-là et ouvrez l'autre. Recommencez l'opération plusieurs fois, jusqu'à ce que vous puissiez dire si le volume et la force de la respiration est à peu près identique dans les deux ou pas. Ensuite, placez l'index et le majeur au bout de votre nez et poussez légèrement vers le haut. À l'aide de la torche, constatez si l'espace à l'intérieur d'une narine paraît plus petit ou plus grand que l'autre, et si le cartilage central (la cloison, ou septum) est en biais ou tordu. Remarquez si votre respiration nasale paraît congestionnée. Beaucoup de gens souffrent d'un léger étrécissement à cause d'une allergie ou d'un assèchement, et cela affecte davantage leur respiration qu'ils ne le pensent.

Regardez à présent dans votre bouche grande ouverte, mais sans dire « aaah » ! Observez toutes les structures, le haut comme le bas. Tirez à présent la langue, mais là encore, ne dites pas « aaah ! » Normalement, vous devez voir une partie de l'orifice des voies aériennes. Si vous ne la voyez pas, les deux causes les plus probables tiennent au voile du palais ou à la luette (l'appendice qui pend au fond du voile du palais), ou à la base de votre langue. S'il est trop volumineux, le voile tombe à l'arrière de la gorge et obstrue la partie supérieure de l'orifice ; il est parfois si distendu qu'il en couvre plus de la moitié. Certains chirurgiens procèdent à l'ablation de ce tissu (uvulo-palato-pharyngoplastie, ou UPPP), mais je déconseille cette opération dans un premier temps, car elle ne présente pas seulement un taux de réussite médiocre, mais certains indices récents laissent supposer qu'elle aggrave certains cas de PRS ou qu'elle complique le recours à d'autres traitements. Même si elle interrompt le ronflement, il ne s'agit que rarement d'une intervention curative pour la PRS.

Après avoir observé le voile du palais, attardez-vous sur la luette ; si elle est allongée, enflée ou rouge, cela indique que vous ronflez ou que votre respiration rencontre à cet endroit beaucoup de friction, ce qui irrite les tissus et les fait gonfler. Les vibrations du ronflement en font autant.

Chez certains, la base de la langue s'élève trop haut à l'arrière de la gorge, au point d'obstruer la partie inférieure de l'orifice des voies aériennes, voire plus. Lorsque l'orifice est entièrement recouvert par la langue et/ou le voile du palais, la voie d'air se trouve extrêmement encombrée et le sujet court un risque élevé de PRS, notamment d'apnée. Toutefois, cet examen n'est pas toujours fiable, parce que beaucoup de patients souffrant d'un fort encombrement ne montrent aucun signe d'apnée au laboratoire du sommeil. On constate alors des formes de perturbation respiratoire plus subtiles qui réclament un traitement énergique.

Plus vous en saurez sur les PRS, plus vous éprouverez l'envie de tester votre respiration ou votre déglutition. Si tout cela vous met mal à l'aise, abstenez-vous, mais si vous voulez en savoir plus sur votre respiration, prenez des notes mentales sur ce que vous observez. Consacrez l'essentiel de vos efforts initiaux à examiner votre respiration nasale, parce que si vous y décelez la présence d'un problème, vous pouvez entamer des méthodes de traitement très simples.

Figure 3. Structure des voies aériennes buccales

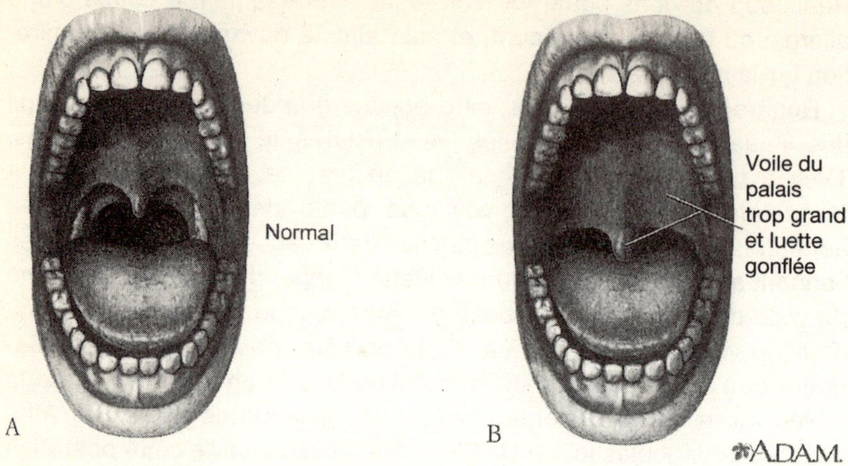

Dessin A. Voies aériennes normales
Les quatre structures essentielles sont la langue, le voile du palais, la luette (l'appendice qui pend au milieu du voile) et les amygdales, de chaque côté de la voie d'air. Constatez le degré de visibilité de la voie d'air. L'arrière ou la base de la langue ne s'élève pas au point de couvrir l'orifice. Le voile du palais et la luette ne tombent pas au point de l'obstruer. Les amygdales ne poussent pas vers le centre au point de l'obstruer non plus.

Dessin B. Hypertrophie du voile du palais
La luette est gonflée et le voile est trop grand, l'un et l'autre pendent si bas au fond de la gorge qu'ils réduisent l'orifice de plus de la moitié. Malheureusement, l'intervention chirurgicale sur le voile du palais ou la luette ne donne souvent que des résultats partiels chez les personnes atteintes d'une PRS, qu'elle aggrave même parfois, au point de priver le patient du recours éventuel à un masque respiratoire (thérapie CPAP).

Par ailleurs, l'examen provoque chez certains de la nervosité ou des craintes, parce qu'ils s'inquiètent de savoir s'il est possible qu'une PRS provoque l'étouffement et la mort pendant le sommeil. L'ensemble des statistiques scientifiques indique qu'il est rare de mourir d'étouffement pendant qu'on dort, parce que l'évolution nous a dotés d'une forte pulsion à retrouver le souffle lorsqu'il s'interrompt. Le décès peut toutefois survenir chez des patients atteints de graves problèmes cardiaques. Lorsqu'un épisode de PRS fait chuter leur taux d'oxygène, cela peut déclencher une anomalie du rythme cardiaque potentiellement fatale. Si vous vous pensez atteint d'une forme sévère de PRS et que vous souffrez d'un sérieux problème cardiaque ou pulmonaire, informez-en votre

Figure 3. Structure des voies aériennes buccales *(suite)*

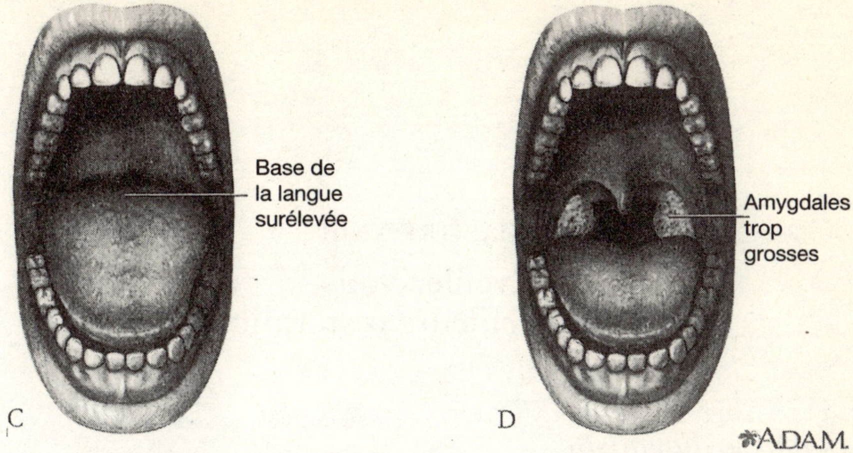

Dessin C. Base de la langue surélevée
La langue est gonflée à l'arrière de la gorge, ou simplement trop élevée, recouvrant l'essentiel de la voie respiratoire. On distingue à peine le sommet de l'orifice : il n'y a plus que deux petites ouvertures de chaque côté de l'endroit ou la langue couvre la luette. Le niveau d'encombrement de la langue est souvent indicateur d'une PRS sévère.

Dessin D. Hypertrophie des amygdales
Les amygdales sont très grandes et avancent vers le milieu de la voie aérienne. Dans certains cas, notamment chez l'enfant, leur taille est telle qu'elles se rejoignent au milieu. L'extraction des amygdales chez l'enfant est une méthode fiable pour réduire la sévérité d'une PRS. Chez l'adulte dont les amygdales sont hypertrophiées, la PRS présente une certaine amélioration après extraction des amygdales, mais il faut savoir que la phase postopératoire est parfois très douloureuse.

médecin pour qu'il organise rapidement l'évaluation de votre cas dans un centre du sommeil.

Rassurons tout de suite les anxieux avant qu'ils en apprennent davantage sur les PRS et qu'ils observent leurs voies aériennes : la majorité écrasante des sujets atteints ne réclame aucune attention urgente. Certains dont la PRS provoque d'importantes somnolences courent un grand risque d'accident de voiture, et il faut leur recommander d'arrêter de conduire tant que leur mal n'aura pas été traité, mais là encore, l'immense majorité des personnes atteintes d'une PRS n'exige pas de traitement immédiat. Redisons-le, il faut parfois des mois pour obtenir un rendez-vous dans un centre du sommeil, alors autant vous inscrire dès maintenant.

CHAPITRE XXIII

Éveillez-vous à une meilleure respiration

Établir le diagnostic

Le seul diagnostic fiable de pathologie respiratoire du sommeil (PRS) s'obtient dans un laboratoire du sommeil. C'est aussi là que vous pourrez confirmer la physionomie obstructive de vos voies aériennes et établir le lien avec des perturbations évidentes de la respiration. Ces mesures sont fiables, mais pas nécessairement opportunes dans l'immédiat. Le diagnostic qu'il faut plutôt chercher à établir est celui qui associerait vos symptômes du sommeil à un problème de fragmentation dû à une PRS ou à des mouvements périodiques des jambes. La plupart ont déjà fait ce lien parce qu'ils ont reconnu en eux les symptômes de la mauvaise qualité du sommeil, du sommeil non réparateur, de la fatigue ou de la somnolence diurne, et de l'envie de sieste pendant la journée. Peut-être n'êtes-vous toujours pas convaincu que ces symptômes signalent la présence d'une PRS.

Nous aidons nos patients à vaincre ce pessimisme en leur proposant deux autres méthodes de diagnostic présomptif rapide de la PRS. Le terme « présomptif » signifie qu'on ne peut avoir de certitude absolue tant que les tests n'ont pas été accomplis dans un laboratoire du sommeil, mais qu'on s'en approche beaucoup.

Comptez vos symptômes

Dans nos centres du sommeil, nous découvrons que la plupart des patients font état de certains des problèmes de qualité du sommeil que nous avons évoqués plus haut, notamment la présence de fatigue ou de somnolence diurnes, mais pour qu'un diagnostic de PRS soit confirmé, les six symptômes suivants sont les plus fiables :

1. L'éveil à n'importe quelle heure avec la bouche sèche.
2. La nycturie.
3. L'éveil matinal avec des maux de tête.
4. Des difficultés de concentration.
5. Des défaillances de la mémoire.
6. Des difficultés de l'attention.

Lorsqu'un patient fait état de quatre de ces symptômes, la probabilité qu'il souffre d'une PRS est extraordinairement élevée. Pourtant, vous l'aurez remarqué, aucun de ces problèmes ne ressemble à une plainte classique de l'insomniaque. En fait, ils s'inscrivent tous dans ce qu'on appelle l'atteinte des organes cibles – ils témoignent du fait que la PRS vise divers systèmes d'organes du corps, qu'elle détériore.

Le plus troublant concernant ces symptômes, c'est qu'ils peuvent être dus à une foule d'autres maladies. Mais il n'existe en fait pas beaucoup de pathologies susceptibles de provoquer les six à la fois. Face à un tel cadre, la plupart des médecins penseront immédiatement au diabète, par exemple, mais cette maladie mortelle ne s'accompagne généralement pas de maux de tête matinaux, et ne provoque de défaillances cognitives que chez certains sujets, alors que la quasi-totalité des personnes atteintes d'une PRS y est nettement susceptible à cause de la fragmentation de leur sommeil. Et ces défaillances sont sensiblement plus graves quand la PRS perturbe l'oxygénation du sang également.

La dépression nous fournit un autre exemple intéressant, puisque le patient peut simultanément présenter les six symptômes, notamment les défaillances cognitives. Toutefois, la bouche pâteuse, les maux de tête et la nycturie peuvent très bien constituer des effets secondaires des antidépresseurs – pas de la dépression elle-même –, alors il faut chercher à

INFO-SOMMEIL

Le diagnostic de PRS sans symptôme respiratoire

Nos chercheurs ont publié en 2006 dans le *Journal of Nervous and Mental Disease* un article soulignant l'importance des symptômes dus aux organes cibles dans les PRS. L'étude dressait un comparatif entre des sujets souffrant d'apnée classique du sommeil (groupe 1) et des grands traumatisés atteints d'une PRS (groupe 2). La plupart des premiers étaient conscients de ronfler et faisaient état de somnolence diurne. La quasi-totalité des seconds se plaignait surtout d'insomnie nocturne, et seuls 25 % étaient conscients de ronfler. Si l'ensemble des 178 patients (89 par groupe) présentait une PRS, dont le diagnostic a été établi à l'aide d'appareils de pointe, les deux groupes n'offraient que peu de ressemblance. N'importe quel médecin aurait décelé l'apnée du sommeil chez les patients du premier groupe, et n'aurait vu dans le second que des cas psychiatriques doublés d'insomnie. Mais après évaluation des symptômes provenant des organes cibles, on n'a plus constaté de différence entre les deux groupes. Tous deux faisaient état de nombreuses défaillances cognitives, de nycturie et de maux de tête matinaux ou de bouche sèche. Ces similarités montrent toute l'importance des symptômes attribuables aux organes cibles chez ceux qui ne se plaignent d'aucun symptôme respiratoire.

savoir si l'on présentait déjà ces symptômes avant d'entreprendre le traitement par les médicaments.

N'oublions pas ici l'explication la plus fréquemment avancée : l'âge ! Notre demi-douzaine de symptômes est évidemment le propre du vieillissement, inutile d'aller chercher plus loin ! Sauf que lorsqu'on traite la PRS, tous les six connaissent des progrès qui dépassent de loin ce que peut produire tout traitement contre la vieillesse jamais découvert, inventé ou recommandé.

À propos des organes cibles

Parmi ces six symptômes, vous savez que la nycturie peut être due à une PRS et les défaillances cognitives à la fragmentation du sommeil. Concernant ces dernières, qu'il me soit permis de redire ici que la dégradation de la mémoire, de la concentration et de l'attention compromet la capacité du patient à constater qu'une PRS lui atrophie l'esprit. Une fois encore, le monstre vous dépossède des moyens mêmes de constater les torts qu'il cause à votre sommeil.

Passons à la bouche pâteuse et aux maux de tête au réveil. Lorsqu'un dormeur difficile éprouve des difficultés à respirer par le nez, il a le réflexe d'ouvrir la bouche pour tenter de prendre davantage d'air par voie buccale. La respiration par la bouche est un signe clair d'obstruction des voies respiratoires, généralement nasales, qui laisse au réveil une sensation d'assèchement des lèvres, de la bouche, de la langue ou de la gorge.

Les maux de tête matinaux peuvent provenir d'une mauvaise irrigation sanguine du cerveau, due à une fluctuation de l'oxygénation ou du taux de dioxyde de carbone, elle-même imputable à la PRS ou au fréquent repositionnement de la tête et du cou en quête d'une meilleure ventilation. Des six symptômes énumérés plus haut, les maux de tête sont les moins répandus. Si vous souffrez de quatre d'entre eux, c'est un indicateur fiable de la présence d'une pathologie respiratoire du sommeil cliniquement significative.

Diagnostic du sommeil à faire soi-même

La deuxième façon d'obtenir un diagnostic probable de PRS consisterait à le traiter pour ensuite constater une éventuelle régression des symptômes. Une baguette magique du sommeil ne serait alors pas de trop, parce que l'effet d'une seule nuit de PRS pleinement traitée confirme dès le lendemain matin le diagnostic chez quasiment tout dormeur difficile.

Il existe quatre grandes approches de traitement d'une PRS, qui diffèrent en termes d'intensité, de coût et d'effort requis. Elles n'offrent pas non plus le même degré d'efficacité dans l'allègement des symptômes. Certains traitements modestes peuvent quand même s'avérer relativement efficaces, et confirmer que vous souffrez bien d'une PRS. Voici les quatre options :

1. Modifier la position de votre corps quand vous dormez.
2. Entreprendre des soins agressifs sur les voies nasales.
3. Recourir aux appareils respiratoires sophistiqués.
4. Recourir à la chirurgie.

Commençons par les deux premières méthodes, aussi simples que peu coûteuses.

Placebos

Dans ces méthodes plus modérées, le résultat dépend beaucoup du désir qu'on y investit. L'effet placebo est un concept parfaitement valide, mais à mon sens souvent mal compris et mal appliqué. Si vous choisissez l'une de ces méthodes simples contre votre PRS présumée, comment être sûr que le recul de la somnolence éprouvée les jours suivants n'était pas le fruit de l'effet placebo ? On obtient presque toujours la réponse suivante à cette question : « Combien de temps a duré l'amélioration ? »

L'effet placebo n'est que rarement durable. Si vous avez eu recours à des traitements prudents de la PRS et constaté que les symptômes continuaient de s'alléger après quelques semaines, sachez qu'il est rare qu'un effet placebo perdure aussi longtemps. Une fois franchi le cap d'un mois de progrès consistants, il devient franchement peu probable que l'effet placebo soit en jeu, à moins que vous ne fassiez partie d'un programme de recherche qui applique une technique de « duperie » visant spécifiquement à le renforcer.

Les dernières études ont tendance à confirmer ce que l'essentiel des médecins, des chercheurs et des patients sait depuis longtemps : en moyenne, les réactions au placebo ne sont pas très consistantes. En fait, elles sont même plutôt mineures. Mais rien de tout cela ne doit suffire à écarter le risque, et tout recours à un traitement prudent exige qu'on soit attentif à la part d'effet placebo. Voici les trois grandes règles qu'il convient de considérer :

- Suivez la méthode de traitement pendant au moins un mois, si possible plus.
- Mettez en place un mode systématique d'observation des changements obtenus pendant le traitement.
- Préparez-vous à observer l'altération de multiples symptômes, pas seulement d'un seul.

Questionnaire en 28 points sur les pathologies respiratoires du sommeil

Répondez aux questions suivantes concernant des signes et des symptômes déterminants des pathologies respiratoires du sommeil :

	Fréquence (combien de fois vous arrive-t-il d'éprouver...)			
	Jamais	**Parfois**	**Souvent**	**Toujours**
1. Sommeil non réparateur	☐	☐	☐	☐
2. Insomnie nocturne	☐	☐	☐	☐
3. Fonctionnement au ralenti	☐	☐	☐	☐
4. Reflux d'acidité pendant la nuit	☐	☐	☐	☐
5. Manque de tonus dans la journée	☐	☐	☐	☐
6. Somnolence dans la journée	☐	☐	☐	☐
7. Éveils pendant la nuit	☐	☐	☐	☐
8. Trop grande préoccupation générale	☐	☐	☐	☐
9. Anxiété dans la journée	☐	☐	☐	☐
10. Irritabilité dans la journée	☐	☐	☐	☐
11. Baisse du niveau d'activité	☐	☐	☐	☐
12. Difficulté à s'endormir	☐	☐	☐	☐
13. Excès de tension	☐	☐	☐	☐
14. Fatigue ou épuisement diurnes	☐	☐	☐	☐
15. Difficulté à rester endormi	☐	☐	☐	☐
16. Tout réclame un effort	☐	☐	☐	☐
17. Baisse de la libido	☐	☐	☐	☐
18. Dépression diurne	☐	☐	☐	☐
19. Perte d'intérêt pour les choses	☐	☐	☐	☐
20. Réveil prématuré	☐	☐	☐	☐
21. Pensées accélérées la nuit	☐	☐	☐	☐
22. Étouffement ou halètements pour retrouver le souffle en dormant	☐	☐	☐	☐
23. Difficultés d'attention	☐	☐	☐	☐
24. Difficultés de concentration	☐	☐	☐	☐
25. Problèmes de mémoire	☐	☐	☐	☐
26. Bouche sèche le matin	☐	☐	☐	☐
27. Maux de tête matinaux	☐	☐	☐	☐
28. Visites nocturnes aux toilettes	☐	☐	☐	☐

Autosurveillance

Le questionnaire en 28 points sur les pathologies respiratoires du sommeil reprend certains éléments de l'indice des maux du sommeil (p. 45) et des signes des troubles physiques du sommeil (p. 261). Tous les symptômes ici énumérés étant imputables à une PRS, on peut précisément surveiller l'efficacité du traitement. Pour confirmer la validité d'un changement, il faut le constater dans plusieurs symptômes. Le PRS-28 est un excellent outil de surveillance de ses progrès, dont vous profiterez en vous accompagnant de la méthode SOLO :

- à l'entame de chaque nouvelle étape du traitement de la PRS ;
- tous les trois mois, pour clarifier vos progrès ;
- au moins une fois par an pour obtenir un instantané limpide pour le check-up annuel.

LA NUIT PORTE CONSEIL

Laissez-vous porter par le souffle

QUESTION : Quand on traite une PRS, que traite-t-on au juste ?

COMMENTAIRE : On ne trouve dans les textes scientifiques aucune explication complète ou appropriée du détail des mécanismes par lesquels on développe et on souffre d'une PRS. On distingue toutefois trois facteurs actifs :

1. La langue tombe vers l'arrière de la gorge et obstrue la voie aérienne pendant le sommeil.
2. La physionomie même de la cavité buccale et de la gorge est obstructive, ce qui cause une résistance à votre respiration pendant le sommeil.
3. La physionomie de la cavité nasale est obstructive, ce qui cause une résistance à votre respiration pendant le sommeil.

On peut tirer parti de ces faits pour chercher à repositionner son corps pendant le sommeil ou améliorer sa respiration nasale et/ou buccale.

La position du corps pendant le sommeil est un facteur déterminant, car la respiration est souvent plus difficile chez l'adolescent et l'adulte qui dorment sur le dos. La gravitation n'arrange pas les choses, sans doute parce qu'elle fait tomber la langue dans le fond de la gorge, et accroît la résistance à la respiration. Les recherches effectuées jusqu'ici plaident en faveur du sommeil sur le flanc ou le ventre. Certains préfèrent naturellement ne pas dormir sur le dos, ce qui est déjà une indication possible quant au diagnostic. Quand un patient du sommeil se déclare incapable de dormir sur le dos, la PRS est une explication probable. L'individu s'est adapté au problème en dormant sur le flanc ou sur le ventre, mais encore faut-il savoir s'il conserve cette position tout au long de la nuit.

LA PERLE

Tournez le dos à votre PRS

Si vous êtes de ceux qui dorment sur le dos, il vous sera peut-être difficile de changer vos habitudes, cela demande une adaptation. On peut commencer à se motiver en testant la méthode pendant l'éveil. Allongez-vous et essayez différentes positions pour voir laquelle favorise la meilleure respiration. Le fait de constater une amélioration quand vous êtes sur le flanc ou sur le ventre devrait accroître votre détermination à essayer de ne plus dormir sur le dos. Au cas où vous voudriez vous aider d'accessoires peu onéreux, Internet fourmille d'articles qui vous *empêcheront* de dormir sur le dos, comme des tee-shirts sur lesquels on a cousu des balles de tennis pour vous obliger à rouler sur le côté.

Nombreux sont ceux qui déclarent que rien ne vaut le bon coup de coude, généralement dans les côtes, les reins ou l'épaule, de la part d'un conjoint attentionné vous invitant à vous remettre sur le côté pour que vous cessiez de ronfler. Mais c'est surtout le signe que vous vous étiez remis sur le dos. Si vous ne parvenez vraiment pas à renoncer au sommeil en position dorsale, cette étape ne sera sans doute pas très probante.

Certaines personnes tiennent à dormir sur le dos pour soulager des douleurs articulaires ou dorsales. Si la position dorsale est pour vous indispensable, n'hésitez pas à faire l'acquisition d'un oreiller spécial de maintien de la nuque favorisant la ventilation. L'efficacité de ces accessoires prête à débat, mais pour peu qu'on y mette le temps et l'application nécessaires, on finit souvent par trouver celui qui soulage, alors si vous êtes un incorrigible dormeur dorsal, ne vous fermez surtout pas à cette option.

Enfin, ne sous-estimez pas votre propre capacité à trouver des solutions, parce qu'il est fort possible que vous inventiez quelque chose pour vous empêcher de vous remettre sur le dos ou pour vous maintenir le cou. Beaucoup racontent qu'ils ont garni de balles de tennis un soutien-gorge qu'ils portent dans le dos.

Il demeure malgré tout que renoncer à la position dorsale suffit rarement à guérir une PRS, et que le sommeil de certains patients montre autant de perturbations quand ils dorment sur le flanc. Ceux-là passeront à la prochaine étape du traitement.

AVERTISSEMENT

Petit avertissement en guise de conclusion et concernant les bébés. La dernière recommandation des chercheurs contre le risque de mort subite du nourrisson est d'éviter de les faire dormir sur le ventre, et de préférer la position dorsale. L'abandon de la position dorsale n'est donc pas recommandable chez le bébé.

CHAPITRE XXIV

Le nez sait

Nasofibroscopie

Quand un oto-rhino-laryngologiste (ORL) introduit un nasofibroscope dans votre nez pour observer l'alignement des conduits et ce qui se trouve plus profond dans le nasopharynx – l'arrière des conduits nasaux raccordés à la gorge, juste derrière le voile du palais –, c'est souvent pour y trouver des mucosités sèches collées aux parois, des amas de sécrétions ou de la morve.

Quand il irrigue ces régions et procède à l'aspiration des saletés, c'est non seulement dégoûtant et désagréable, mais cela laisse ensuite une extraordinaire sensation de mieux respirer. Nous hébergeons pour la plupart davantage de matières dans le nez ou la gorge que nous ne le pensons, même quand nous souffrons d'allergie ou d'encombrement. Très peu de gens assurent résolument l'entretien de leur respiration nasale pour optimiser le flux d'air qui leur traverse le nez. L'homme tendant à normaliser ses comportements, on souffre pendant des années d'encombrement ou de congestion nasale chronique en se disant que ces symptômes ne requièrent aucune évaluation ni traitement. Passé un certain degré d'encombrement, on se décide à aller chercher dans une pharmacie un remède en vente libre. Et quand la situation s'aggrave encore, on finit généralement par solliciter un avis médical, qui aboutit à la prescription de médicaments et d'un vaporisateur nasal.

Quiconque entend traiter un trouble de la respiration du

sommeil et préciser un diagnostic doit impérativement optimiser sa ventilation nasale. Les moindres allergies, congestions ou encombrements non traités sont susceptibles de compromettre l'ensemble du traitement de la PRS. Le soin agressif du nez visant à obtenir la meilleure respiration possède une influence spectaculaire sur les symptômes du sommeil et la sévérité de la PRS.

En parcourant les recommandations suivantes, demandez-vous si vous avez été jusqu'ici de ceux qui entretiennent leur respiration nasale.

La force de l'eau salée

Avant tout, munissez-vous auprès de votre pharmacien d'un flacon de solution saline. Ou alors d'une poire de succion et d'une demi-tasse d'eau chaude à laquelle vous aurez ajouté une demi-cuiller à café de sel (de préférence sans additif). Peu avant le coucher, consacrez quelques minutes à ce qui suit.

Installez-vous dans la salle de bain, près d'un lavabo et d'une douche. Commencez par vous asseoir dans le calme, à écouter et ressentir votre respiration nasale. Guettez la présence d'un sifflement ou tout autre signe sonore de congestion nasale. Si vous souffrez d'allergies évidentes, vous n'aurez aucun mal à percevoir et éprouver la présence de sécrétions.

Faites maintenant usage du vaporisateur nasal en vous penchant au-dessus l'évier, et consacrez quelques minutes à vous nettoyer le nez. Vous pouvez associer à cette phase une douche d'eau très chaude dont vous éviterez, dans la mesure du possible, le jet. L'idée est que l'eau soit assez chaude pour produire de la vapeur, mais n'allez surtout pas vous brûler !

Dans la douche, faites ou refaites usage du vaporisateur pour soigneusement achever le nettoyage des narines, ce qui implique que vous vous mouchiez et que vous vous curiez le nez avec les doigts. Le plus souvent on voit sortir des narines des mucosités et d'autres types de saletés. Une fois sorti de la douche et séché, asseyez-vous pour écouter et éprouver à nouveau votre respiration nasale. La plupart des patients constatent une amélioration, ils respirent avec plus d'aisance.

Renouvelez l'expérience un jour ou deux avant de passer à l'étape suivante, et envisagez de vous nettoyer le nez au moins deux fois par jour, au réveil et dans la demi-heure précédant le coucher.

Débridez votre respiration nasale

On ne connaît pas le pourcentage exact des patients atteints d'une PRS qui souffrent aussi d'allergie, mais on le situe entre 70 et 80 % ; une part considérable, mais inférieure, souffre d'une affection des sinus. Cette prépondérance peut s'expliquer par le fait que les pathologies respiratoires du sommeil provoquent l'irritation et l'inflammation des tissus des voies respiratoires nasales et buccales. Cette inflammation résulte des turbulences de l'air ou des vibrations (ronflement) que produit une respiration problématique. Beaucoup de patients atteints d'une PRS devront s'employer avec détermination à nettoyer leurs conduits et à prendre leurs traitements antiallergiques pendant des semaines avant de passer aux techniques plus avancées de traitement respiratoire. En fait, parmi les utilisateurs du masque de la thérapie par pression positive continue sur les voies aériennes – PPC, ou *Continuous Positive Airway Pressure* –, qui consiste à insuffler de l'air dans les conduits pour empêcher leur affaissement –, l'air ajouté peut aggraver certains états allergiques ou d'inflammation des sinus, notamment chez les personnes atteintes d'une maladie moins courante appelée rhinite non allergique ou vasomotrice. Pour ces patients, divers types de facteurs comme le vent, la température de l'air, les changements climatiques, les agents irritants de l'environnement et même la solution saline provoquent l'encombrement du nez.

La plupart des patients montrent une bonne réaction au Nasalcrom, un vaporisateur disponible sans ordonnance pour le traitement de certaines allergies. Beaucoup d'individus atteints d'une PRS réclament en plus un traitement sur prescription, que ce soit un médicament antihistaminique ou un vaporisateur de stéroïdes. Il est absolument indispensable de tout entreprendre contre la congestion nasale, l'allergie ou l'encombrement. Un conseil : n'employez pas les vaporisateurs vantés pour leur action immédiate. Ils produisent à l'usage quotidien des effets secondaires, notamment l'aggravation de la congestion dès qu'on cesse de les employer.

L'établissement d'un programme énergique d'hygiène nasale exige de la patience. Les cas les plus extrêmes sont ceux des patients souffrant de troubles allergiques ou de sinusite sévère, ou encore de rhinite vasomotrice aiguë nettement compliquée d'une PRS. Ceux-là feront bien de consulter un allergologue ou un ORL. Qu'ils envisagent aussi de se doter des outils nécessaires au lavage régulier de leurs conduits nasaux. Maintenir propres ces régions ne permet pas seulement de prévenir les sinusites, c'est un complément substantiel à n'importe quel traitement contre l'allergie ou la sinusite aiguë. Les personnes souffrant de rhinite vasomotrice doivent particulièrement veiller à ne pas aggraver leur congestion nasale, il sera donc prudent de consulter un allergologue.

Pour beaucoup d'autres, qui souffrent de maladies moins graves, les solutions salines, le Nasalcrom et/ou un vaporisateur de stéroïdes devraient suffire. Certains renâclent devant ces trois types de soins, notamment ceux qui font état de sensations de brûlure, de picotements ou d'autres effets désagréables ou douloureux. Les vaporisateurs s'avérant extrêmement efficaces contre la congestion, ces patients-là auront quand même intérêt à faire le tour de ce qui existe sur le marché pour trouver un modèle moins irritant.

Observation des résultats

Établissez un programme d'utilisation de ces méthodes sur deux semaines, avec la complicité de votre médecin s'il vous faut une ordonnance, et consacrez-vous avec détermination à l'hygiène de votre nez. Il est essentiel de se fixer un plan établi, qui pourra par exemple consister en deux ou trois prises quotidiennes de Nasalcrom pendant deux semaines avant diminution des doses. Une part importante des personnes souffrant d'une PRS est soumise à ce traitement toute l'année. Attendez-vous à constater des résultats sous deux à sept jours, et très certainement à atteindre 99 % de votre capacité nasale au bout de deux semaines. C'est-à-dire, si l'on admet que le dégagement des conduits nasaux fait reculer la PRS, que vous devriez aussi constater une amélioration de vos troubles du sommeil dès le septième jour.

Si vous n'avez pas obtenu pour votre nez les résultats espérés, ne vous résignez pas. L'allergie, la rhinite vasomotrice ou les maladies des sinus obéissent à divers facteurs, il dépend donc de vous de procéder à une évaluation plus poussée de votre état. Pour certaines maladies des sinus, seuls les rayons X, que ce soit par scanner ou par IRM, permettent de prendre la mesure complète et précise du problème. Ces difficultés peuvent provenir d'une déviation de la cloison nasale ou, plus rarement, de la présence de polypes à l'arrière des conduits nasaux. Répétons-le, n'hésitez pas à consulter, car y manquer peut définitivement vous priver des thérapies avancées contre les PRS.

Le football américain et votre sommeil

Le prochain traitement comporte une part de mystère. Nos chercheurs ont conduit et publié la première étude randomisée contrôlée sur l'usage d'un dilatateur nasal auprès d'un groupe de sujets insomniaques. Le modèle spécifique que nous avons testé est celui de la marque Breathe Right, très apprécié des joueurs de football américain, et cela nous a valu une allocation de son fabricant.

Avant d'en venir à l'étude proprement dite, les précisions suivantes paraissent indispensables :

- L'argent de CNS Inc., fabricant de Breathe Right, n'a servi qu'à financer notre étude, et rien d'autre.
- CNS Inc. n'a exercé aucun contrôle sur l'étude, n'a pas procédé à l'analyse des résultats, ni publié de rapport de recherche.
- Personne dans notre centre, moi compris, ne détient d'actions de CNS Inc.

Plan de l'étude randomisée contrôlée

Cette étude, publiée en 2006 dans la revue *Sleep and Breathing*, portait sur 80 sujets insomniaques se plaignant d'éveils nocturnes relativement sévères et totalisant plus d'une heure de sommeil perdu chaque nuit. Le groupe de contrôle de 38 patients a suivi un cours d'ordre général sur le sommeil ; le groupe expérimental de 42 patients a entendu un exposé sur les rapports possibles entre les PRS et l'insomnie ainsi que sur l'emploi d'un dilatateur nasal. Nous n'avons pas confirmé la présence de PRS par polysomnographie (test du sommeil), mais interrogé les patients à propos de leur respiration et des symptômes attribuables aux organes cibles, pour établir un diagnostic présomptif. Quarante-cinq des 80 sujets de l'étude, par exemple, ont fait état de ronflements, d'étranglements ou de suffocation pendant le sommeil, et 95 % ont confirmé la présence d'au moins l'un des symptômes de nycturie, de maux de tête ou de bouche sèche au réveil.

Pour exclure les autres causes possibles d'éveil nocturne, nous avons éliminé plus de 150 volontaires qui souffraient simultanément d'autres maladies, de troubles psychiatriques, d'allergie persistante, d'obésité ou d'autres désordres du sommeil. Nous avons fait en sorte que les participants restants ne présentent qu'une gamme étroite de troubles du sommeil, de façon à maximiser la probabilité d'un lien entre leur PRS et leurs éveils nocturnes.

Pour éviter toute influence parmi le groupe doté d'un dilatateur nasal, nous avons commencé par nous assurer qu'aucun de ses membres n'en avait jamais fait usage auparavant, mais surtout, nous avons demandé aux patients s'ils pensaient que leurs éveils pouvaient être dus à un problème respiratoire. Au début de l'étude, pas un des participants ne croyait possible que sa respiration soit liée à son insomnie, mais ils étaient 88 % après avoir suivi le cours à juger la thèse plausible. Le groupe expérimental a porté le dilatateur vingt-sept nuits sur vingt-huit en moyenne, et pendant quasiment toute la nuit.

Résultats de l'étude randomisée contrôlée

Après un mois, nous avons comparé les modifications intervenues dans le sommeil des sujets du groupe expérimental et du groupe de contrôle, les seconds n'ayant pas employé de dilatateur nasal. La grande surprise est venue de la perception même qu'ont eu les sujets des progrès accomplis sur le plan des troubles du sommeil et du fonctionnement quotidien, alors que les bénéfices réellement obtenus étaient variables. Les sujets traités ont fait état d'améliorations importantes ou très importantes en matière d'insomnie ou de qualité du sommeil, mais aussi en matière de profondeur et de faculté réparatrice de leur sommeil. Les progrès rapportés quant à la fatigue et la somnolence diurnes ont été jugés moyens ou importants.

Surtout, les utilisateurs de dilatateur nasal ont rapporté de très nettes différences de fonctionnement dans la journée, coïncidant avec une amélioration de la qualité de vie. Ces résultats avaient de quoi impressionner, parce qu'il n'est que rarement fait mention d'amélioration de la qualité de vie dans les études scientifiques fondées sur la thérapie cognitive comportementale ou les médicaments.

Les résultats objectifs avaient un caractère moins impressionnant, car les patients rapportaient encore deux éveils nocturnes (contre trois auparavant), ceux du groupe de contrôle ne déclarant aucun changement significatif du nombre d'éveils. Et les sujets du groupe expérimental n'ont reconquis que vingt-quatre minutes sur leur sommeil perdu, contre vingt et une dans le groupe de contrôle. Ces chiffres ne peuvent s'interpréter comme une réussite qu'en termes de quantité de sommeil, mais notre propos était surtout d'observer les changements de sa qualité.

Vingt-trois des 42 patients traités ont fait état quant à leur insomnie de progrès marqués, et 10 autres de progrès relatifs, soit un total de 79 % ayant constaté un changement net, contre moins d'une poignée des 38 participants du groupe de contrôle.

LA NUIT PORTE CONSEIL

Thérapie du dilatateur nasal

QUESTION : Le dilatateur nasal constitue souvent la meilleure deuxième option de traitement de votre PRS. Il est facile d'emploi, peu onéreux, et quasiment dépourvu d'effet secondaire. Son utilisation appropriée, chaque soir pendant deux à quatre semaines, permet généralement de déterminer s'il améliore la qualité de votre sommeil, ce qui équivaudrait à confirmer un diagnostic présomptif de PRS. Ça vous dit de l'essayer ?

COMMENTAIRE : L'un des faits les plus intéressants de notre étude est que la plupart des patients ayant trouvé un bénéfice dans le dilatateur nasal ont fait état d'une amélioration progressive dans la durée. Sur la première période d'un mois de contrôle randomisé, par exemple, on a constaté certains progrès de l'insomnie et de la qualité de vie après deux semaines d'usage du dilatateur, mais ces progrès ont été encore supérieurs au terme de quatre semaines. Beaucoup de sujets traités ont déclaré n'avoir vraiment perçu l'effet du dilatateur qu'après deux bonnes semaines d'usage. Seule une poignée de patients a clairement ressenti dès la première ou la deuxième semaine que le dilatateur leur faisait du bien.

Une autre surprise nous est venue de plusieurs participants qui n'ont pas fait état d'amélioration après un mois d'usage du dilatateur, mais auxquels il a été demandé de persévérer. Ce n'est que dans le deuxième ou le troisième mois d'utilisation régulière que certains ont commencé à faire état d'améliorations. Il peut donc être utile de prolonger l'usage du dilatateur plus d'un mois pour bien juger de son efficacité, mais veillez à ce que cela ne retarde pas l'établissement d'un diagnostic complet dans un laboratoire du sommeil, dont vous trouverez les détails dans la septième partie.

LA PERLE

Instructions sur la thérapie du dilatateur nasal

Voici quatre recommandations qui vous assureront un usage efficace du dilatateur :

1. La taille compte : trouvez celui qui s'adapte le mieux à votre nez.
2. Position : l'instrument doit reposer au-dessous de l'arête du

nez, sans quoi il n'ouvrira pas les conduits nasaux. Touchez du doigt le bord inférieur de la partie osseuse du nez et assurez-vous de placer le dilatateur au-dessous.

3. Préparatifs : avant d'installer l'instrument, il faut vous laver l'extérieur du nez pour en supprimer toute matière grasse, sans quoi l'instrument tombera pendant la nuit. Installer le dilatateur dans la minute qui suit.
4. Retrait : il faut absolument déterminer un moyen de le retirer avec délicatesse le matin, parce que si l'on se contente de tirer dessus on risque d'irriter ou d'arracher la peau. Le plus utile à cet effet sera :
   - de le retirer sous la douche une fois que la vapeur a humidifié l'adhésif,
   - ou de verser doucement quelques gouttes d'eau savonneuse sous les bords des bandes pour défaire le joint, puis frotter doucement des deux doigts en avançant progressivement vers la crête du nez jusqu'à ce qu'ils se rencontrent.

Les bandes dilatatrices provoquent parfois des irritations, peut-être dues à la poudre que contient l'emballage de l'article. On peut y remédier en ouvrant l'enveloppe, en tapotant l'instrument sur le plan du lavabo et en jetant l'emballage. Ensuite, lavez-vous les mains, le nez et le visage au savon et à l'eau, et posez le dilatateur.

La moindre amélioration de la respiration et du sommeil est extrêmement motivante, parce qu'elle indique que vous êtes sur la bonne voie. Le dilatateur nasal devrait s'avérer moins efficace pour les individus souffrant d'obésité ou de troubles psychiatriques sévères, mais nous sommes toutefois surpris d'en voir certains obtenir de bons ou d'excellents résultats.

CHAPITRE XXV

Un autre ballon à gonfler

Évaluez vos progrès

Changer de position de sommeil et user de méthodes énergiques pour le nez produit généralement en moins d'un mois des changements constatables chez la plupart des dormeurs difficiles. Si ces changements sont profonds, vous avez peut-être intérêt à prolonger votre programme d'un mois ou deux, mais sans cesser de tenir le journal d'évaluation des progrès accomplis pour être bien sûr qu'ils sont durables et se consolident. Si l'amélioration tarde à venir ou si vous savez que vous pourriez en attendre davantage, l'heure est venue de se pencher de plus près sur le problème de la pathologie respiratoire du sommeil (PRS) et d'envisager de passer une nuit au laboratoire du sommeil.

Gonflez votre ballon

Considérons un ballon en forme de saucisse. Sans air, il est plat, semblable à un tuyau où l'eau ne coule pas. Dès qu'il y a assez d'air dans le ballon, ou assez d'eau dans le tuyau, le profil aplati fait place à un tube. Le débit d'eau ou d'air donne au ballon sa pleine forme cylindrique, mais aussitôt qu'on l'interrompt, on provoque l'affaissement du tube.

Pendant le sommeil, les voies aériennes de l'homme ressemblent à un tuyau susceptible de s'affaisser. Dans le cas de l'apnée du sommeil, il s'aplatit complètement et empêche

INFO-SOMMEIL

Vers des PRS mieux définies

Au début des années 1980, la politique de Medicare, l'assurance-maladie américaine, consistait à ne réclamer aux laboratoires que le nombre des apnées ; pis, Medicare s'échinait à tenir l'apnée pour seule composante légitime des PRS et ignorait ostensiblement les recherches en cours qui montraient toute la pertinence d'autres formes de perturbation respiratoire. Était établie une « règle des trente apnées » qui, en restreignant la définition du mal, posait un obstacle majeur au traitement des victimes de PRS. Les médecins estimaient que l'apnée du sommeil était la seule forme possible de PRS. Persuadés qu'en cas d'absence de ronflements et de somnolence diurne il ne pouvait y avoir d'apnée du sommeil, ils ne considéraient qu'une présentation partielle des symptômes de ce trouble complexe du sommeil. Cette vision tronquée a hanté le domaine de la médecine du sommeil pendant vingt ans, mais de nombreux praticiens ont refusé de baisser les bras et, en 2001, Medicare a fini par adopter une nouvelle réglementation incorporant l'hypopnée à la définition des PRS.

tout passage de l'air. Mais redisons-le, l'apnée n'est que le sommet de l'iceberg que constituent les épisodes courants de PRS. S'il paraît évident que l'apnée est de nature à activer le cerveau pour relancer le souffle, sauriez-vous dire quel degré d'aplatissement est déjà susceptible de déclencher un éveil ?

Autrement dit, qu'éprouve-t-on quand on étouffe *juste un peu* ? L'étouffement ne génère aucune sensation plaisante. On étouffe quand on est totalement privé d'air, c'est le cas le plus paniquant, mais on peut aussi étouffer partiellement, et cela déclenche un peu de panique, d'angoisse ou d'inconfort, qu'il vaut mieux éliminer tôt que tard.

Admettons que notre tuyau mou soit ouvert à la moitié de son plein diamètre. À partir de 50 % de réduction du débit des voies aériennes, la médecine parle d'« hypopnée ». Pendant de nombreuses années, depuis la découverte scientifique formelle des pathologies respiratoires du sommeil dans les années 1960, l'hypopnée n'a pas été considérée problématique. Chercheurs et médecins se sont focalisés sur l'apnée, la cessation complète de la respiration. Depuis, les meilleurs chercheurs ont constaté que l'hypopnée provoque aussi chez le patient atteint d'une PRS des éveils et des micro-éveils, ainsi que des fluctuations de l'oxygénation – avec des épisodes de « désaturation », c'est-à-dire au-dessous du seuil normal de 90 %.

Une fois ce lien établi, d'innombrables chercheurs et médecins du sommeil ont reconnu qu'en se limitant au seul comptage du nombre des apnées, on ne pouvait produire qu'un diagnostic et un traitement incomplets, et que c'était une grave restriction à notre compréhension des PRS.

Mauvaises petites inspirations

J'aimerais pouvoir dire que le revirement de Medicare a signé la fin d'une fable qui verrait ensuite chacun dormir heureux jusqu'à son dernier jour, mais rappelons-nous qu'un léger étouffement est un étouffement quand même. La recherche a poursuivi ses travaux, et le Dr Christian Guilleminault, pionnier phénoménal du domaine, a découvert des formes subtiles de trouble respiratoire. Il a démontré que ces types partiels d'étouffement ou d'affaissement des voies aériennes provoquent aussi l'accélération du cerveau et l'éveil du patient. Il a appelé sa version des PRS « syndrome de résistance des voies aériennes supérieures » (SRVAS), un nom qui sous-entend que même lorsque le conduit ne s'effondre que peu, voire pas du tout, diverses causes peuvent provoquer une résistance au passage du flux aérien dans les voies nasales ou orales.

La *figure 4* vous présente, page suivante, l'ensemble de ces incidents respiratoires.

Le Dr Guilleminault a découvert que les patients, notamment les femmes et les enfants, pouvaient souffrir d'une PRS sans qu'il y ait le moindre épisode d'apnée ou d'hypopnée. Ils rencontraient une telle résistance dans les voies aériennes supérieures que leurs symptômes étaient similaires à ceux de la fragmentation du sommeil constatée chez les individus souffrant d'apnée. Pour ces patients, on pouvait diagnostiquer et traiter la PRS comme s'ils avaient fait de l'apnée du sommeil. En 1995, à partir d'un large échantillon de femmes souffrant presque exclusivement de résistance des voies aériennes supérieures, le Dr Guilleminault a non seulement démontré que le traitement énergique des PRS faisait

Figure 4. Épisodes de pathologie respiratoire du sommeil

A. Respiration normale

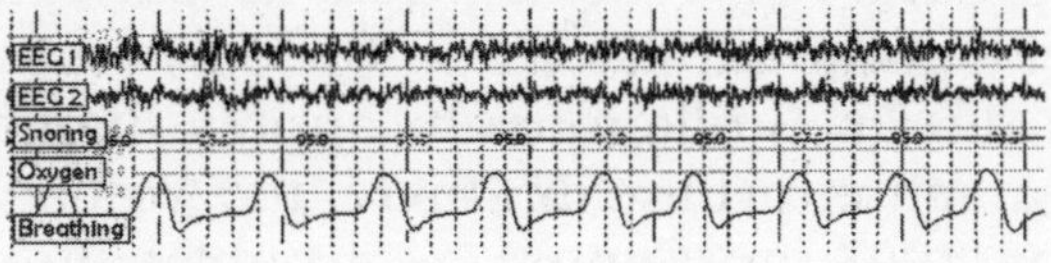

B. Résistance des voies aériennes supérieures

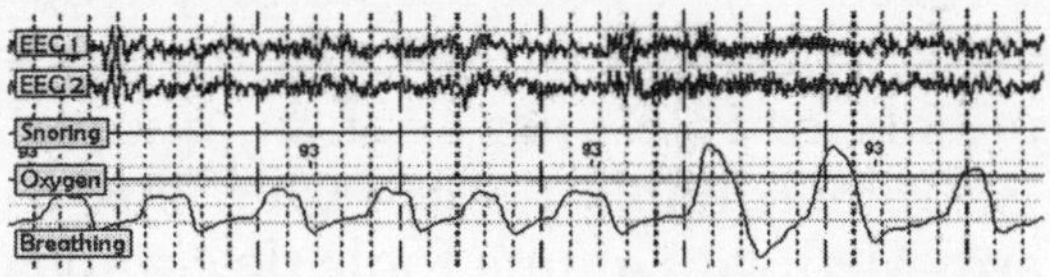

C. Hypopnée

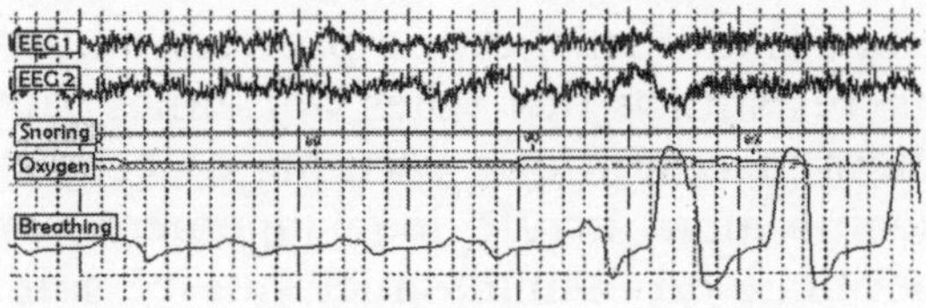

D. Apnée obstructive du sommeil

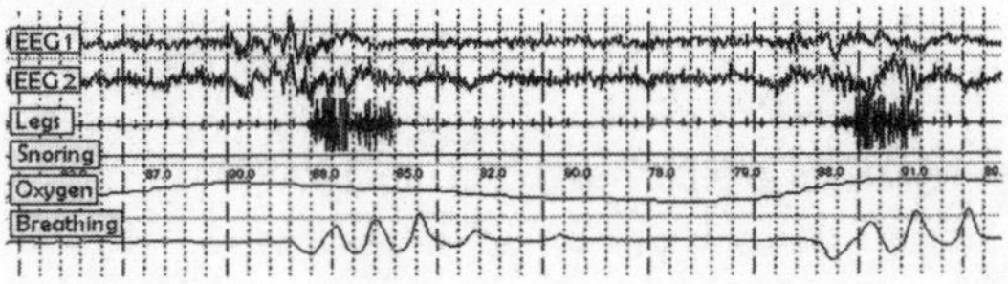

Chaque graphique représente soixante secondes ; les pics de la courbe respiratoire représentent les inspirations, et les creux, les expirations. La courbe respiratoire commence de façon normale, et montre une détérioration progressive. Remarquez dans chaque cas *l'absence* de ronflement. Observez aussi les fluctuations, légères ou importantes, des niveaux d'oxygène. (A) Respiration normale. Les pics de la courbe respiratoire semblent réguliers, mais les creux se prolongent sous forme de plat : c'est la pause naturelle qui précède l'inhalation. Remarquez que le niveau d'oxygène reste stable, à 95 %. (B) Résistance des voies aériennes supérieures. Les pics de la courbe respiratoire sont aplatis ou fendus, ce qui indique une restriction du flux d'air qui finit par provoquer un éveil, suivi de deux grandes respirations normales (notez l'accélération des ondes cérébrales juste avant la respiration). L'oxygène reste constant, autour de 93 %. (C) Hypopnée. Le débit d'air est cette fois radicalement réduit, mais on constate encore une certaine ventilation. L'oxygène fluctue dans une certaine marge, entre 88 et 90 %. (D) Apnée obstructive du sommeil. Le flux d'air produit un aplatissement de la courbe (aucune circulation d'air), suivi d'un éveil, d'une secousse des jambes aussitôt après, puis de trois respirations rapides qui précèdent une nouvelle apnée, suivie du même cycle. Remarquez l'importance des fluctuations de l'oxygénation, entre 78 et 91 %. Il se peut que la secousse des jambes corresponde à un éveil dû à l'apnée.

régresser la somnolence diurne, mais aussi les séjours nocturnes aux toilettes. Cette étude particulière lui a aussi permis de produire une description de patientes atteintes d'une PRS et ne ronflant pas.

Les idées du Dr Guilleminault, auprès duquel j'ai eu le plaisir et l'immense fortune de suivre une formation pendant trois mois en 1993, au Centre des troubles du sommeil de l'université Stanford, n'ont pas rencontré beaucoup d'écho, ce qui n'a rien d'étonnant pour cet homme trop en avance à la pointe de la science. Car c'est dès la fin des années 1970, alors qu'il étudiait les PRS chez l'enfant, que le Dr Guilleminault a fait sa remarquable découverte. Plus d'un quart de siècle plus tard, Medicare et une foule de compagnies privées d'assurance-maladie, mais aussi bon nombre de praticiens n'appartenant pas au champ de la médecine du sommeil continuent, aux États-Unis, de ne pas reconnaître le rôle du syndrome de résistance des voies aériennes supérieures. Il semble malheureusement que certains de ces organismes et de ces médecins aient arrêté leur jugement sans posséder quelque expérience ou connaissance que ce soit des réalités de la médecine clinique du sommeil.

Perles de la résistance des voies aériennes supérieures

Dans certains centres du sommeil, les difficultés continuellement rencontrées avec les compagnies d'assurances ont fini par dissuader les médecins de chercher à dépister la résistance des voies aériennes supérieures. C'est un vrai problème, parce que la mission du médecin du sommeil est de faire tout son possible pour aider le patient, mais l'assureur dicte souvent sa loi, souvent en connivence avec Medicare, et rend parfois impossible la prescription du traitement adéquat.

Il n'est pas dit que ces querelles ne compromettent pas votre traitement, parce qu'il semble que les épisodes de résistance des voies aériennes supérieures concernent beaucoup d'insomniaques. On remarque en outre que les recherches de la médecine du sommeil portant sur l'insomnie ou sur les patients souffrant de troubles psychiatriques ont globalement ignoré la résistance des voies aériennes. Ce défaut d'attention porté à la respiration en général et au détail de ses perturbations en particulier a engendré une immense confusion dans notre connaissance des troubles du sommeil chez les insomniaques ou les personnes atteintes de troubles psychiatriques.

Notre institut de recherche sur le sommeil a conduit la première étude sur la résistance des voies aériennes supérieures chez les patients en psychiatrie, parue en 2001 dans la revue *Biological Psychiatry*. Sur un échantillon de 44 victimes d'un incident de type criminel, atteintes de syndrome de stress post-traumatique et venues soigner leur insomnie, nous avons diagnostiqué 40 cas de PRS. Les données que nous avons recueillies corroboraient ce qui précède, et démontraient qu'il est primordial de tenir compte de tous types d'incidents respiratoires relatifs à une PRS pour en établir le diagnostic correct et en évaluer la sévérité. L'observation des événements d'apnée, d'hypopnée et de résistance des voies aériennes nous a conduits à constater que les victimes d'un incident criminel subissent en moyenne près de 40 perturbations respiratoires par heure, soit plus de 200 éveils ou micro-éveils par nuit, tous dus à la seule PRS.

L'œuf ou la poule ?

Cette découverte soulève la question passionnante d'une éventuelle prévalence des PRS chez les patients de la médecine psychiatrique. Nos études ont avancé deux théories, articulées autour de ce qu'on sait communément de l'insomnie et de la souffrance émotionnelle chez ces patients. D'abord, une part énorme des individus sujets aux troubles psychiatriques connaissent des irruptions involontaires d'insomnie qui les harcèlent pendant des années. Il se trouve que l'insomnie semble elle-même accroître le risque de PRS, parce qu'elle maintient trop longtemps le sujet au stade 1 du sommeil non-REM. Lors de cette phase de sommeil léger, le souffle est plus susceptible de subir la perturbation d'apnées, d'hypopnées ou de résistance des voies aériennes supérieures. Il est donc possible qu'un sujet souffrant de troubles psychiatriques n'ait dans un premier temps que de simples insomnies, sans PRS,

INFO-SOMMEIL

Théorie spéciale corps/esprit du sommeil : le modèle matriciel de la menace de l'insomnie chronique sur la respiration

Ces questions intéressantes s'harmonisent avec une autre de nos théories, selon laquelle les PRS ne sont pas seulement responsables des éveils nocturnes, mais qu'elles empêchent aussi le sujet de s'endormir au coucher ou de se rendormir lorsqu'il s'est réveillé dans la nuit.

On imagine aisément qu'une PRS réveille le dormeur. Si la lutte pour une bouffée d'air se prolonge trop longtemps, et que l'esprit se met à bouillonner, il ne faut pas longtemps avant qu'on soit réveillé pour de bon. C'est la perturbation respiratoire qui a déclenché l'ensemble de l'incident, mais on n'en a pas souvenir, alors on attribue l'éveil et l'incapacité à se rendormir à la pensée accélérée et aux ruminations.

Laquelle de ces deux phases de la PRS comporte la plus grande intensité : la mini-suffocation ou les pensées accélérées ? C'est évidemment l'interruption respiratoire qui est la plus éprouvante pour les nerfs et chargée de sensations plus fortement déplaisantes. Les ruminations sont sans doute ennuyeuses, mais un incident de type PRS est bien plus immédiatement menaçant. Imaginez qu'un oreiller soit placé sur votre visage quand vous vous endormez. Il vous provoque des mini-suffocations, alors vous le repoussez, mais, allez savoir pourquoi, il revient toujours en place. Voilà un peu ce que sont les incidents de PRS. Même si vous n'aviez jamais conscience de la présence du coussin, cela ne vous ferait-il pas quand même hésiter à aller vous coucher ? Au moment de pénétrer dans la chambre, et plus encore d'entrer dans le lit, n'y aurait-il pas de quoi être pris d'anxiété ?

Et voilà la phrase-choc qui propulse de nombreux patients dans une nouvelle orbite. Et si vous étiez bien plus malin (ce dont je ne doute pas) concernant vos troubles du sommeil que vous ne l'auriez pensé ? Malin au point de décider qu'il est bien plus sage de rester réveillé plutôt que de vous rendormir ? D'avoir développé un instinct qui vous dissuade vraiment de dormir, parce que l'éveil est un moyen évident de prévenir les incidents respiratoires et les sentiments de suffocation ?

Et si, donc, vous aviez « choisi » de ne pas dormir, quel serait alors le moyen le plus rapide, le plus simple de vous en empêcher ? Vous l'avez compris : ce serait de brasser suffisamment de pensées accélérées et de ruminations pour ne plus se rendormir et échapper à un nouvel incident respiratoire. Ça paraît incroyable, n'est-ce pas ?

Il ne s'agit pour l'heure que d'une théorie, sur laquelle nous travaillons dans notre institut de recherche, mais beaucoup de personnes atteintes d'une PRS font état d'une diminution des pensées accélérées et des ruminations après le traitement de leur seule maladie respiratoire. Plusieurs ont carrément parlé de petit miracle, parce qu'ils n'avaient entrepris aucune autre thérapie, qu'elle soit psychologique ou à base de médicaments. Il avait suffi de poser un masque respiratoire au coucher pour leur rendre le sommeil sans autre forme de procès. Ils s'enthousiasmaient aussi du fait de ne plus éprouver le moindre mal à se rendormir en pleine nuit. Sans jamais avoir été invités à le faire, ces patients ont rapporté des progrès phénoménaux quant à leurs pensées accélérées et ruminations, qu'ils ont naturellement associés à la thérapie pour leur PRS.

Les cas les plus étonnants, et les plus étonnés eux-mêmes, ont été ceux qui souffraient d'insomnie sévère au coucher, qui mettaient une ou deux heures à s'endormir, généralement à l'aide de cachets. Certains ont déclaré que le traitement de leur PRS avait totalement supprimé les pensées accélérées et ruminations, mais aussi leur recours aux somnifères, parce qu'il leur fallait désormais moins de dix minutes pour trouver le sommeil.

Nous avons constaté chez beaucoup de ces insomniaques sévères la présence de fréquentes irrégularités respiratoires – en phase d'éveil – pendant qu'ils cherchaient en vain à s'endormir. Aucun n'avait conscience de la moindre difficulté respiratoire, que ce soit à l'éveil ou dans le sommeil. Mais quand on a remplacé leurs « mauvaises respirations » par de bonnes à l'aide de la pression positive continue (PPC) au moment de l'endormissement, il semble que leur esprit ait remplacé les pensées accélérées par la vague du sommeil.

Que s'est-il donc passé ? La pression positive a-t-elle simplement produit une réaction générale de relaxation en stabilisant la respiration, ou a-t-elle éliminé la possible peur de suffocation, et avec elle la « nécessité » des pensées accélérées ? Nous l'ignorons encore, mais on notera avec le plus grand intérêt que beaucoup de ces patients ont déclaré que leur niveau d'anxiété diurne avait aussi baissé depuis qu'ils pratiquaient de façon régulière la pression positive continue.

et que cette dernière se développe au terme d'une période de fragmentation persistante du sommeil.

Nous pensons aussi que la souffrance émotionnelle, notamment l'anxiété, agit directement sur les voies aériennes, dont elle provoque tension ou restriction. En d'autres termes, nous nous demandons s'il est possible qu'un individu développe le syndrome de résistance des voies aériennes supérieures, par exemple, pour la seule raison qu'il est depuis trop longtemps sur les nerfs et que cela agit négativement sur sa respiration.

Les altérations induites par l'insomnie ou la souffrance émotionnelle pourraient donc finir par provoquer l'émergence clinique d'une pathologie respiratoire du sommeil, particulièrement sous la forme de résistance des voies aériennes supérieures. Nous avons été amenés à travailler avec de nombreux survivants traumatisés qui déclaraient n'avoir jamais connu d'insomnie avant l'événement qui les a frappés. Puis, en phase post-traumatique, ils se sont mis à faire des cauchemars et de l'insomnie, qu'ils n'ont jamais traités. Leur sommeil s'est progressivement dégradé, jusqu'à ce qu'ils passent le dépistage et qu'on leur trouve une PRS. Il serait particulièrement intéressant de découvrir à quel moment de l'évolution de leurs troubles du sommeil sont apparus les premiers signes réels de PRS. Pour toutes ces raisons, nous mettons beaucoup plus d'insistance aujourd'hui à recommander aux insomniaques de pratiquer le dépistage de la PRS le plus tôt possible.

Que chaque respiration compte

Quand on procède au dépistage d'une PRS dans le laboratoire du sommeil, la méthode correcte, celle qu'exige l'American Academy of Sleep Medicine, consiste à compter tous les incidents de la PRS. Le résultat du test comptabilise à la fois les épisodes d'apnée, d'hypopnée et de résistance des voies aériennes supérieures. Ce total est ensuite divisé par celui des heures dormies. Un individu qui a subi 210 incidents respiratoires en sept heures de sommeil obtient un quotient de 30 incidents par heure (210 ÷ 7). On appelle cette valeur « indice de perturbation respiratoire » (Respiratory Disturbance Index, ou RDI), qui dans notre exemple est égal à 30.

On définit souvent les niveaux de RDI comme suit :

- PRS légère = RDI entre 5 et 20 incidents par heure.
- PRS modérée = RDI entre 20 et 40 incidents par heure.
- PRS lourde = RDI supérieur à 40 incidents par heure.

Dans l'étude que nous avons conduite auprès des victimes d'un incident criminel, si nous n'avions compté que les apnées et les hypopnées mais pas la résistance des voies aériennes supérieures, leur RDI n'aurait été que d'une dizaine d'incidents par heure, ce qui les aurait classés parmi les cas légers. Une fois prise en compte la résistance des voies aériennes supérieures, leur RDI est monté à une moyenne proche de 40 incidents par heure, ce qui dénote un cas beaucoup plus grave. Au moment de choisir un laboratoire du sommeil, assurez-vous qu'il mesure pleinement le RDI.

Apnées centrales

Enfin, si la plupart des perturbations respiratoires sont dues à différentes formes d'obstruction ou de résistance, certains patients, notamment ceux qui souffrent d'une maladie du système cardiaque, pulmonaire ou cérébral, connaissent des incidents « centraux » provoqués par des dysfonctionnements du système nerveux central dans les régions du cerveau qui contrôlent la respiration. Les incidents centraux sont parfois dus à un changement de la concentration d'oxygène et de dioxyde de carbone. Lorsque le sang alimente les centres cérébraux de la respiration par des concentrations supérieures ou inférieures de ces gaz, cela peut provoquer une interruption momentanée de la respiration.

Lors d'un incident de type central, on constate que la poitrine et l'abdomen ne décrivent pas le mouvement qu'ils produiraient s'ils cherchaient à surmonter une obstruction. Ils restent immobiles, parce que le cerveau a commandé au corps de ne plus respirer. Peut-être le constaterez-vous par vous-même, le patient souffrant d'apnée centrale qui cherche à appliquer la thérapie par pression positive continue subit parfois un tressaillement à l'arrivée du flux d'air pressurisé, et cesse momentanément de respirer. Quelles que soient les causes de ce qui afflige les victimes d'apnée centrale, il faut que les techniciens et les médecins du sommeil unissent leurs efforts pour leur venir en aide.

LA NUIT PORTE CONSEIL

Vérification du niveau d'oxygène

QUESTION : Dernière étape d'évaluation pour le diagnostic, il faut à présent déterminer si la PRS influence d'autres maladies chroniques dont vous pourriez souffrir. Avez-vous abordé l'éventualité d'un diagnostic de PRS avec votre médecin, et les relations entre les PRS et vos autres maux ?

COMMENTAIRE : La respiration du dormeur normal présente une régularité qui induit la stabilité des niveaux d'oxygène. Le détecteur d'oxygène d'un dormeur normal produit une courbe inaltérable. Le niveau d'oxygène peut rester à 95 % pendant trente ou soixante secondes, voire plusieurs minutes. Chez les personnes atteintes d'une PRS, on observe des fluctuations du niveau d'oxygène ; il tombe fréquemment de quelques points ou plus au moment d'une perturbation respiratoire, puis revient à la normale après un éveil ou un micro-éveil. S'il commence à 95 %, il peut descendre à 94, 92 ou 90, en trente secondes, parfois moins. Et la courbe peut passer toute la nuit à osciller dans cette marge étroite.

Dans les cas de PRS lourde, la désaturation de l'oxygène passe sous le seuil normal de 90 % et atteint des niveaux dommageables compris entre 80 et 70 %. Dans les formes les plus graves d'apnée centrale, le patient voit son niveau d'oxygène tomber jusqu'à des valeurs périlleuses pour sa vie, inférieures à 70 %, susceptibles de produire au cœur et au cerveau des dégâts à court et long terme, et qui génèrent de graves arythmies (perturbations du rythme cardiaque).

Toute interférence pendant le sommeil avec le niveau minimum d'oxygénation naturelle du corps, extrêmement stable, et la fragmentation du sommeil qui en découle, sont nettement préjudiciables pour la santé. Dans le sommeil normal, par exemple, le processus naturel de récupération prévoit l'abaissement de la tension artérielle pendant une bonne partie de la nuit, de façon à permettre le repos du système cardio-vasculaire. Mais les personnes atteintes d'une PRS qui souffrent de fragmentation du sommeil ou de fluctuation de l'oxygénation ne connaissent pas cet abaissement de la tension, qui atteint des niveaux supérieurs à ceux qu'on pourrait attendre la nuit. De façon remarquable, le traitement énergique de la PRS rétablit ce phénomène et abaisse la pression chez certains patients. Si la PRS affecte un processus physiologique aussi complexe que la tension artérielle, que risque-t-elle d'affecter encore, la nuit comme le jour ?

INFO-SOMMEIL

Les PRS sont davantage qu'un trouble du sommeil

Pourquoi les PRS atteindraient-elles autant d'aspects différents de la santé mentale et physique ?

La réponse est simple : *les PRS sont une maladie multisystémique* qui affecte presque tous les grands systèmes du corps. La raison de cette influence généralisée des PRS dépasse la fragmentation du sommeil et la désaturation en oxygène. Les PRS favorisent aussi le stress oxydatif, un phénomène biochimique fondamental qui provoque la circulation dans le corps de diverses biomolécules nocives, et cause l'endommagement ou la destruction pure et simple de cellules.

C'est par le stress oxydatif que la fumée de cigarette, les maladies cardiaques et diverses maladies infectieuses provoquent l'inflammation des tissus et des organes, suivie de leur dysfonctionnement. On a aussi associé le stress oxydatif au vieillissement, et il ne fait aucun doute qu'une PRS possède un effet négatif sur le vieillissement, ce qui nous amène à un fait que vous n'oublierez pas de sitôt : la quasi-totalité des personnes qui ont traité leur PRS ont vu leur famille, leurs amis et leurs collègues émettre des commentaires sur l'allure rajeunie ou plus saine qu'ils affichaient après quelques semaines de traitement.

Lentement mais sûrement, la PRS vous rend de plus en plus vieux et vous dépouille de votre santé physique et mentale. Aujourd'hui plus que jamais, il faut réagir et recouvrer votre santé en ciblant résolument ce monstre pour récupérer le sommeil sain qui doit être le vôtre, nuit après nuit.

LA PERLE

Effets de la PRS sur l'ensemble de votre santé

Voici quelques considérations importantes dont vous avez grand intérêt à évaluer la faisabilité dans le cadre de vos efforts pour déterminer la présence d'une PRS. Si vous souffrez :

- De tension artérielle, le traitement énergique de votre PRS produira une baisse notable, au point parfois de devoir réduire les prises de médicaments contre la tension.
- D'une forme de diabète connue sous le nom de résistance à l'insuline, le traitement énergique de votre PRS peut signifier une amélioration de votre contrôle du glucose.
- D'une maladie cardiaque sous forme d'insuffisance congestive,

d'infarctus ou de perturbations du rythme cardiaque, il y a des chances que le traitement énergique de votre PRS réduise le risque d'aggravation de ces états.

- D'épisodes dépressifs chroniques ou intermittents, le traitement énergique de votre PRS peut atténuer la dépression, au point de réclamer un réajustement de la prise d'antidépresseurs.
- De fibromyalgie ou d'autres symptômes de douleur chronique ou d'épuisement, tous susceptibles d'aggravation par un trouble du sommeil, le traitement énergique de votre PRS réduira peut-être en partie ces symptômes.
- D'alcoolisme, d'abus de stupéfiants ou de problèmes de dépendance, le traitement énergique de votre PRS atténuera la fatigue et la somnolence, ce qui peut faire décroître le besoin d'user de ces substances.

SEPTIÈME PARTIE

La haute technologie au secours du sommeil

Traitement sur mesure

La guérison est au coin de la rue

Vous souvenez-vous de la baguette magique du sommeil que j'évoquais au début de ce livre ? Apprêtez-vous à découvrir une machine à dormir vraiment magique. Elle est facile d'emploi (je l'utilise moi-même chaque soir, toute la nuit), mais apprendre à s'en servir demande du temps et des efforts. Justement, des centaines de centres du sommeil ne demandent pas mieux que de vous y aider.

L'essentiel de la partie qui s'ouvre traitera de la façon de procéder avec les spécialistes du sommeil de votre région et les fournisseurs de matériel respiratoire.

Vous trouverez également un chapitre sur les jambes sans repos, et un autre, final, sur les perspectives d'avenir et les mesures à envisager pour vous rapprocher du bon sommeil si vous n'êtes pas satisfait du résultat obtenu jusqu'ici.

Pour beaucoup, cette partie de l'ouvrage est à lire dans le cadre des préparatifs d'une visite au centre du sommeil ou de travaux avec un spécialiste local.

CHAPITRE XXVI

Réussir son examen du sommeil

Une nuit au labo

Nous vivons une ère technologique formidable qui nous offre la possibilité de mesurer sans mal un vaste éventail de fonctions physiologiques du corps humain, comme le taux de sucre dans le sang, la densité osseuse, les rythmes cardiaques, la capacité pulmonaire, la tension artérielle, le diamètre des coronaires, l'efficacité de pompage du cœur, et ainsi de suite. Nous savons aussi désormais mesurer la respiration du sommeil avec une grande précision.

Pour cet examen, il faut quand même que vous acceptiez de faire une chose étrange : passer une nuit dans un laboratoire du sommeil, raccordé à une vingtaine de capteurs, pendant qu'un technicien vous observe jusqu'au matin par l'intermédiaire d'une caméra à infrarouge et d'un écran de contrôle, et pénètre plusieurs fois dans votre chambre pour vérifier le raccordement de vos capteurs, votre ronflement, votre respiration par la bouche, la position de votre corps et tout autre mouvement ou bruit que vous produisez... et pendant ce temps, vous êtes censé dormir !

Les choses qu'on apprend au laboratoire à propos de son sommeil sont particulièrement excitantes et instructives – souvent même à en couper le souffle –, mais il est un obstacle de taille qui risque de compromettre votre inscription dans le carnet de rendez-vous du laboratoire : il va falloir vous convaincre de bien vouloir passer une nuit au labo !

Vos émotions sont ici incontestablement ce qui déterminera en premier lieu si :

- vous allez passer une nuit au laboratoire ;
- une fois au laboratoire, vous allez parvenir à dormir ;
- vous trouverez dans les informations obtenues au laboratoire une source de motivation.

Ce qui, plus que tout, vous dissuade de passer une nuit au laboratoire, c'est la réaction émotionnelle que le lieu suscite en vous, et les sentiments que vous inspirent la probabilité de souffrir d'une pathologie respiratoire du sommeil (PRS). La gêne, la honte, la culpabilité, l'angoisse, la douleur ou le malaise pèsent clairement sur la détermination de chacun. Cherchant à éviter ces accès émotionnels, beaucoup se réfugient derrière le désagrément général que suppose la procédure et se cachent des préoccupations plus profondes.

Pour vous motiver à aller jusqu'au bout du test du sommeil et du traitement avancé de votre PRS, l'argumentaire doit porter sur votre réaction émotionnelle, et cela demande du temps. Mais vous êtes aujourd'hui outillé pour parcourir vos préoccupations émotionnelles et les travailler afin d'aller de l'avant.

Que vous inspire l'idée de dormir dans un laboratoire du sommeil ? Ne voudriez-vous pas connaître le nombre d'incidents de votre indice de perturbation respiratoire (RDI) ?

Centres du sommeil et spécialistes du sommeil

La plupart des spécialistes du sommeil ont été formés à la pneumologie. D'autres viennent de la médecine interne, de la médecine familiale, de la pédiatrie ou de la neurologie, et, dans une moindre mesure, possèdent une formation préalable en psychiatrie ou en psychologie. Quand on travaille avec un spécialiste certifié du sommeil, on a au moins l'assurance de se trouver en de bonnes mains pour ce qui concerne strictement le sommeil ; toutefois, seule une faible part de ces spécialistes pratique une médecine de style corps/esprit adaptée à la thérapie dynamique du sommeil dans toutes ses composantes. Très peu sont rompus aux thérapies cognitives comportementales, par l'imagerie, ou au traitement émotionnel.

L'expérience d'un médecin du sommeil dépend en grande partie du type de patients qu'il examine et de la fréquence parmi eux des cas complexes. Même s'il possède une grande connaissance de la gestion émotionnelle du patient en cas de troubles du sommeil, il évolue le plus souvent dans l'univers de « l'aménagement des soins », où l'objectif est de rationner les moyens de santé et le temps que le médecin passe auprès de son patient. Nous pensons qu'une part importante des dormeurs difficiles requiert plus de temps pour gérer le trouble émotionnel et les blocages que lui inspirent les thérapies avancées contre la PRS, ce qui implique qu'il faut autant que possible avoir travaillé sur ses émotions avant la première visite.

Au risque de compliquer encore les choses, beaucoup de locaux de la médecine du sommeil ne sont que de simples laboratoires, où aucun rapport clinique n'est possible. On y trouve généralement un médecin du sommeil assermenté qui lit et interprète les résultats des examens, mais il ne vous est pas proposé de le rencontrer. Les informations sont ensuite transmises à votre médecin traitant, dont la formation à la médecine du sommeil est généralement négligeable. Ce dernier, selon son degré d'intérêt et d'expérience en la matière, vous apportera beaucoup ou peu de soutien et de supervision technique dans la gestion du traitement de votre PRS. Aux yeux des médecins assermentés du sommeil, vous avez donc clairement intérêt à consulter un spécialiste. Reste que dans certaines régions aux moyens quelque peu limités, le laboratoire du sommeil demeure la seule option.

Une lueur apparaît à l'horizon, c'est une nouvelle spécialité de notre domaine, la médecine comportementale du sommeil, qui préconise le recours aux techniques cognitives comportementales. Un médecin du sommeil doté d'une formation, d'expérience ou d'un diplôme en médecine comportementale du sommeil est toujours un apport précieux dans un laboratoire du sommeil, parce qu'il maîtrise certaines méthodes avancées contre l'insomnie.

La recherche d'un centre du sommeil adapté à vos besoins exige la prise en considération de nombreux facteurs. Si vous habitez une grande ville, ou près d'une grande ville, le choix devrait vous permettre d'être plus sélectif.

Découcher

Le secret d'une nuit réussie au laboratoire du sommeil tient à deux choses :

1. La présence de techniciens du sommeil efficaces attentifs à vos besoins.
2. L'emploi d'un matériel sophistiqué pour mesurer votre respiration du sommeil.

Le technicien en polysomnographie – le spécialiste du sommeil qui va passer la nuit avec vous – vous pose les capteurs et observe votre sommeil. C'est la pièce maîtresse de tout centre des troubles du sommeil. Un laboratoire ou un centre du sommeil dépourvu de techniciens compétents, fiables, communicatifs, dignes de confiance, capables de compassion et d'empathie se ferait vite une mauvaise réputation que le meilleur médecin ou les meilleurs infirmiers de jour ne sauraient redresser. C'est avec le technicien que vous passez la nuit, alors il est indispensable que ce soit un professionnel qui comprenne bien son travail et se soucie du patient. Il pose des capteurs sur votre corps pendant que vous êtes en pyjama, voire moins vêtu encore, il va et vient dans votre chambre, que vous dormiez ou pas, pour apporter quelques ajustements, faire quelques observations et s'assurer que les données recueillies correspondent à certaines normes.

Le degré de qualification de ce technicien est très variable, il dépend du type de patients qu'il a rencontrés dans le laboratoire du sommeil où il a été formé. Certains établissements ne sont pas spécifiquement adaptés aux cas de troubles du stress post-traumatique ou à d'autres cas psychiatriques réclamant une étude de leur sommeil. C'est malheureux, parce qu'il est de plus en plus fréquent que ces cas soient orientés vers un centre du sommeil. Incapables de répondre à leurs besoins spécifiques, ces centres enregistrent régulièrement la défection de leurs patients qui manquent de se présenter le jour venu, ou s'en vont avant le terme de l'examen, parce qu'ils ont tendance à vite perdre patience et décident de tout laisser tomber en pleine nuit.

En vous y prenant un peu à l'avance, vous devriez pouvoir choisir le bon centre du sommeil.

Choisir son centre

Évaluer un centre ou un laboratoire du sommeil à l'avance n'est jamais facile. Si vous êtes dans une zone un peu isolée, il sera raisonnable d'opter pour le plus proche de chez vous. Si vous avez le choix, inquiétez-vous de cinq critères :

1. Dispose-t-il de matériel permettant la mesure de la résistance des voies aériennes supérieures ?
2. Procède-t-il à l'évaluation du syndrome de résistance des voies aériennes supérieures, et y inclut-il le RDI ?
3. Si votre assurance-maladie se fait prier pour rembourser le diagnostic de syndrome de résistance des voies aériennes supérieures, le centre du sommeil vous soutiendra-t-il ?
4. Propose-t-il dans la journée du temps de désensibilisation au masque respiratoire, où vous pourrez faire des essais pendant trente à soixante minutes ?
5. Est-il prévu d'afficher les résultats de vos tests sur un écran d'ordinateur, de façon à vous exposer les grandes lignes de votre trouble du sommeil ?

Les centres et laboratoires qui disposent de tout cela sont probablement des établissements plus sophistiqués, où l'on apprécie pour l'essentiel l'approche corps/esprit. Peut-être avez-vous aussi des exigences ou des requêtes personnelles ; y a-t-il un réfrigérateur, par exemple, au cas où il vous faille grignoter quelque chose au moment du coucher ou en pleine nuit ? Comment sont les matelas ? Ce genre de souci est généralement pris en compte dans n'importe quel centre ou laboratoire du sommeil. Ils ont déjà rencontré quasiment toutes les exigences de ce type, et ils y ont pourvu.

D'autres types de frustrations et d'ennuis peuvent survenir au moment de l'examen ou après :

- Aurez-vous votre mot à dire quant au choix du type d'étude prévue ?
- Le technicien du sommeil se montrera-t-il peu coopératif ou peu communicatif la nuit du test ?
- Combien de temps avant la livraison des résultats ?
- Serez-vous amené à rencontrer un médecin ?

Les types d'étude du sommeil

Certains centres du sommeil appliquent un protocole consistant à scinder la nuit en deux moitiés, la première étant consacrée au diagnostic de PRS et la seconde aux essais de masque de pression positive sur les voies aériennes, pour observer votre réaction et déterminer les pressions qui vous conviennent le mieux. Il s'agit d'un compresseur qui pousse l'air à travers un tuyau relié à un masque qu'on vous pose sur la bouche, le nez, ou les deux, ce qui maintient ouvertes vos voies respiratoires. Le protocole consistant à scinder une seule nuit au lieu de consacrer deux nuits entières à l'examen est assez communément employé, parce qu'il est reconnu à la fois efficace et économique. Nous approuvons cette méthode dans les cas d'apnée classique sans complication – ceux qui ne souffrent pas d'insomnie et de troubles mentaux tels qu'un traumatisme, la claustrophobie ou d'autres. Cette restriction conduit par exemple notre propre centre à ne prescrire de nuit scindée que dans moins de 10 % des cas, parce que nous ne rencontrons que peu de patients de ce type. Nous soupçonnons beaucoup de centres du sommeil de régulièrement choisir ce protocole alors qu'ils accueillent un grand nombre de patients souffrant de telles complications, et cela donne souvent des résultats insuffisants.

Si vous avez le choix, nous recommandons que votre première nuit soit entièrement consacrée au diagnostic, et qu'elle ne soit pas scindée. L'examen de diagnostic simplifie les choses et allège toute tension envers l'usage du masque avant que vous n'y soyez prêt. Il facilite aussi la communication avec le technicien, qui rechigne peut-être à scinder la nuit d'un patient souffrant d'insomnie ou de troubles mentaux. Si toutefois vous ne supportez pas l'idée de subir deux nuits d'examen, il est possible de tout faire en une nuit divisée en deux.

Si le technicien se montre peu communicatif ou peu coopératif, les données obtenues seront sans doute correctes, mais peut-être vaudra-t-il mieux songer à en solliciter un autre pour les essais du masque respiratoire.

Dans la plupart des centres du sommeil, on vous fait d'abord rencontrer un médecin du sommeil, qui commande les analyses appropriées, mais dans un laboratoire, on se

INFO-SOMMEIL

Dormez branché

Quand on vous raccorde aux appareils du laboratoire du sommeil pour surveiller les signes physiologiques du sommeil, les altérations de la respiration, etc., on vous pose des capteurs et des fils sur tout le corps :

- des fils reliés à un électroencéphalographe (EEG), pour mesurer les ondes cérébrales, à l'éveil et pendant le sommeil ;
- des fils sur les yeux pour suivre leurs mouvements et déterminer le sommeil REM ;
- des capteurs de flux aérien mesurant la respiration nasale et buccale ;
- un capteur au menton pour observer les modifications de la tension musculaire et les grincements de dents ;
- un capteur de ronflements, généralement posé au cou ;
- des fils reliés à un électrocardiographe pour surveiller votre cœur ;
- des sangles à la poitrine et l'abdomen pour surveiller le mouvement pendant la respiration ;
- des capteurs aux jambes pour observer le mouvement ;
- une sonde au doigt ou ailleurs pour mesurer le taux d'oxygène et de dioxyde de carbone.

Apportez un appareil et faites-vous prendre en photo, vous ferez la joie des enfants et des amis.

contente de réaliser l'examen. Après l'examen de diagnostic, les informations sont transmises au médecin compétent, qui décide de la nécessité de procéder à des examens complémentaires en vue de la thérapie par pression positive. Dans certains établissements, le médecin évoquera personnellement avec vous la suite des événements, ou alors il vous téléphonera, sinon il émettra ses recommandations à votre médecin traitant et à vous-même. Certains laboratoires, par exemple, ne proposent pas de rencontre avec le médecin du sommeil, ou alors à l'autre bout de la ville.

On trouve à peu près de tout, alors n'hésitez pas à poser toutes les questions qui vous permettront une planification adaptée.

Technologie de pointe

Pour obtenir le meilleur de votre examen du sommeil, il faut vous assurer que la mesure de votre respiration soit efficace et précise. On employait autrefois à cet effet des capteurs nommés « thermistances » qui mesuraient indirectement la ventilation en surveillant les changements de température entre l'air inspiré (plus froid) et expiré (plus chaud) ; le différentiel des températures produit une estimation de l'affaissement du conduit. Le problème de la thermistance, c'est qu'il s'agit d'un dispositif lent et indirect, qui ne saisit pas la respiration proprement dite. C'est un peu comme utiliser une règle n'indiquant que les centimètres quand on doit mesurer en millimètres. Si vous choisissez un laboratoire n'employant que les thermistances, vous risquez de passer à côté de nombreuses informations concernant la PRS.

Beaucoup de nouveaux laboratoires se dotent d'un instrument plus récent, le « transducteur de pression », qui mesure directement le flux d'air et décèle les moindres perturbations de la respiration – les incidents de résistance des voies aériennes supérieures. L'apnée y apparaît sous la forme d'une ligne plate qui indique l'absence de respiration ; l'hypopnée montre une réduction d'environ 50 % du débit ; et le transducteur de pression trace des sommets « aplatis », ou « écrêtés », au faîte de l'inspiration (ou, chez certains, de l'expiration), qui correspondent à la résistance des voies aériennes supérieures. Comme le montre la *figure 4*, au précédent chapitre, cette résistance respiratoire est reconnaissable à sa conclusion habituelle – un micro-éveil ou un éveil complet. Les sommets aplatis se succèdent pour constituer un cycle au terme duquel le cerveau accélère pour obtenir une meilleure respiration. On observe ensuite quelques respirations normales ; l'individu se rendort et l'aplatissement ou l'écrêtage reprennent. Chez les patients atteints du syndrome de résistance des voies aériennes supérieures, ce cycle se répète des centaines de fois chaque nuit.

LA NUIT PORTE CONSEIL

Utilisez votre sommeil à bon escient

QUESTION : La plupart des esprits soucieux ou anxieux imaginent tout type de mauvais dénouement à leur examen du sommeil, comme ne pas découvrir ce qui perturbe leur sommeil parce qu'ils ne dormiront pas de la même façon qu'à la maison. Et vous, craignez-vous que quelque chose échappe à l'observation ?

COMMENTAIRE : Ce qu'il y a de remarquable dans le fait de dormir au laboratoire, c'est qu'en cas de présence d'un trouble respiratoire, il apparaîtra presque toujours. Quelles que soient les complications que vous redoutez de voir brouiller les résultats, il est très rare que ces craintes se concrétisent.

Considérons l'un des pires scénarios possibles, où le sujet ne dormirait que soixante minutes pendant la nuit et resterait éveillé six, sept, huit ou neuf heures. Lorsqu'un tel cas se présente, le problème respiratoire n'apparaît pas seulement pendant les soixante minutes dormies, et une foule de données intéressantes sont recueillies pendant le temps d'éveil. Beaucoup de ces individus présentent des irrégularités respiratoires à l'éveil également, et ces perturbations constituent clairement un obstacle à l'endormissement. Le plus souvent, une mauvaise nuit au laboratoire fournit quand même assez d'éléments pour qu'un médecin du sommeil parvienne à un diagnostic, ou qu'il soit tout près de le faire.

Le dormeur difficile est généralement du type soucieux, alors il croit deviner ce qu'il adviendra de son sommeil au laboratoire, mais souvenez-vous, vous êtes le moins fiable des témoins de votre sommeil. Même si vous n'y dormiez pas du tout – un cas si rare que la plupart des centres du sommeil ne le constatent que moins d'une fois par an –, nous parviendrions à amasser la quantité nécessaire d'informations sur la respiration, les mouvements des jambes ou d'autres facteurs physiques affectant le sommeil.

LA PERLE

Une histoire d'un soir qui vaut d'être vécue

Si vous vous faites du tracas à l'idée de vous réveiller au laboratoire dans la nuit, voici quelques conseils à conserver en tête :

- D'abord, pas de panique ! La quasi-totalité des patients qui se soumettent à un examen du sommeil se réveille plusieurs fois dans la nuit et parvient à se rendormir.
- Chez vous, envisagez de restreindre votre sommeil d'une heure par nuit, une ou deux nuits avant le test, vous aurez un peu plus sommeil à l'heure dite.
- Prévoyez résolument d'exporter au laboratoire l'une des techniques qui vous servent actuellement à vaincre vos éveils ; centrez-vous sur les techniques de relaxation ou de divertissement, pas sur celles de productivité.
- Élaborez un protocole d'imagerie spécifique au laboratoire. Si possible, visitez la salle d'examen à l'avance. Puis, à la maison, imaginez-vous en train d'y dormir. Autrement, élaborez les images d'un séjour d'une nuit hors de chez vous, où aucune responsabilité ne pèse sur vous.
- Élaborez un outil d'imagerie spécifique pour un éveil en pleine nuit. Apportez un livre d'images dont vous savez qu'il vous aide à retrouver le sommeil.
- Nous demandons aux patients qui suivent déjà un traitement médicamenteux de jour ou du soir de ne rien changer à leurs prises. La plupart des centres et laboratoires du sommeil font de même.
- Ne sous-estimez jamais vos capacités de traitement émotionnel. L'angoisse est l'émotion qui a le plus de chances de faire interférence avec votre sommeil. Nombreux sont ceux qui nourrissent la crainte de ne pas bien se comporter pendant leur nuit au laboratoire. L'idée de dormir devant un étranger ou une caméra à infrarouge les rend nerveux. Les émotions l'emportent toujours, alors soyez bien attentif à vos sensations pendant vos préparatifs.

Un séjour correct au laboratoire peut être compromis par un mauvais technicien du sommeil. S'il arrive que le personnel soit mal formé ou inexpérimenté, nous ne voyons que rarement des personnalités peu communicatives exercer ce métier. La plupart de ces individus aiment prendre soin du patient. Beaucoup sont eux-mêmes sujets aux troubles du sommeil et utilisateurs d'un masque de pression positive, ce qui les met en position idéale pour vous aider. S'il vous arrive d'avoir à vous endormir dans un environnement peu coopératif, envisagez les recommandations suivantes :

- En premier lieu, ne vous racontez pas d'histoires quant au degré d'angoisse que génère le laboratoire. Un technicien du sommeil peu coopératif ou mal formé n'a que peu de chances de vous calmer par la parole. Si vous craignez d'être très angoissé ou si vous manquez de confiance dans vos aptitudes au traitement émotionnel, n'hésitez pas à envisager avec le médecin du sommeil le recours éventuel à un médicament. Qu'il s'agisse d'un sédatif, ou d'un médicament délivré sans ordonnance, cela ne fait généralement pas interférence avec les résultats de l'étude en matière de PRS.

- Ne soyez pas trop susceptible, sans pour autant aller jusqu'à accepter qu'on manque de professionnalisme à votre égard. La plupart des laboratoires disposent d'un technicien pour deux patients, parfois trois, et ils doivent quand même aussi manger pendant la nuit, et aller aux toilettes. Il arrive à beaucoup de s'assoupir quelques minutes, bien que le fait de dormir soit contraire à l'éthique et aux usages. Pour être techniciens, ils n'en sont pas moins hommes et selon leur humeur et leur talent pour le traitement émotionnel, vous pouvez être amené à tomber sur un excellent technicien qui manque de sommeil parce qu'il a fait plusieurs nuits de suite, ou qui brûle la chandelle par les deux bouts en ne récupérant pas assez dans la journée. Tel est le métier qui les nourrit et pour lequel ils ont été formés. S'il se montre discourtois, exprimez clairement votre préoccupation, mais avec diplomatie, parce qu'il faut surtout éviter de passer la nuit à bouillonner de frustration et de colère à l'endroit du technicien.
- Enfin, certains survivants traumatisés, notamment les anciens combattants et les victimes d'agression sexuelle, éprouvent une telle inquiétude quant à ce qui pourrait survenir au laboratoire, et passent de toute façon de si mauvaises nuits qu'il est peut-être préférable de les faire dormir au laboratoire dans la journée, même pour une durée inférieure. Le test ne sera peut-être pas aussi complet, mais il suffira à établir un diagnostic, et le dormeur difficile juge l'expérience nettement moins angoissante. Signalons cependant que beaucoup de laboratoires du sommeil ne prévoient pas la possibilité d'un test diurne.

CHAPITRE XXVII

Retour au laboratoire

Montrez-moi les résultats

Si vous vous présentiez aux urgences avec une jambe cassée, croyez-vous que le médecin vous montrerait la fracture réelle sur la radio ? L'établissement du sommeil qui vous traite doit apprécier l'importance du fait que vos yeux perçoivent et digèrent les informations concernant votre santé. Non seulement faut-il le voir pour le croire, mais l'image est porteuse d'assurance pour le patient au moment de décider de la suite à donner au traitement.

Nous instruisons nos patients en leur montrant l'étude réelle au cours d'une séance qui peut prendre moins de dix minutes ou plus d'une heure. Dans plus de 50 % des cas, nous commençons par montrer au patient quelques images pertinentes extraites de leur étude dès le matin, au saut du lit. Nous aimerions pouvoir en faire autant avec chacun, mais certains impératifs logistiques tels que le travail ou l'école des enfants les empêchent souvent de voir les graphiques le matin même, alors nous leur donnons un rendez-vous spécifique, ou prévoyons d'entamer l'examen suivant par un passage en revue des résultats de celui-ci.

Ces séances ne servent pas à établir le diagnostic, que seul le médecin du sommeil est habilité à produire. Leur objectif est surtout de renforcer la détermination du patient. La plupart des personnes atteintes d'une pathologie respiratoire du sommeil (PRS) montrent d'évidents incidents respiratoires. Pour certains, c'est le ronflement, alors qu'ils ne pensaient pas ronfler. Lorsqu'un patient ressort de chez nous avec en tête l'image d'un incident d'apnée, d'hypopnée ou de résistance des voies aériennes supérieures, il est plus motivé quant à la suite des événements thérapeutiques.

Promesse de retour

La perspective d'un retour au laboratoire peut avoir des airs de corvée, mais cela peut aussi s'avérer déterminant pour transformer votre perception des troubles du sommeil et carrément changer votre vie. Le traitement du masque respiratoire consiste à employer un masque pour assurer une ventilation sous pression positive – c'est la thérapie par pression positive. La pression empêche l'affaissement des conduits respiratoires en maintenant stable leur dilatation, ce qui libère votre corps/esprit du souci d'avoir à vous réveiller plusieurs centaines de fois chaque nuit.

On ne pressurise que de l'air, pas de l'oxygène, sauf dans les cas de PRS sévère. La sensation de pression est présente à l'inspiration comme à l'expiration. Une seule nuit de pression positive, pour peu que vous vous y adaptiez, vous fera découvrir dès le lendemain tout ce qui sépare le mauvais du bon sommeil.

La *figure 5* ci-dessous montre la respiration normale d'un patient recourant à la pression positive. La normalisation de son flux respiratoire signifie que les incidents d'apnée, d'hypopnée ou de résistance des voies aériennes supérieures ont disparu. Toutefois, comme vous pouvez le constater sur le schéma et le découvrirez dans ce chapitre et le suivant, votre sommeil peut encore être pollué par des mouvements de jambes ou d'autres types d'excitation, même si votre respiration est normale.

Si vous êtes tenté par l'option de la nuit scindée, parce que vous souhaitez tout régler en une seule nuit, elle est disponible dans de nombreux centres du sommeil. Si vous êtes vraiment très motivé et que vous ne craignez pas de montée d'anxiété, de peur, de gêne, de honte, de malaise ou de douleur associés au port du masque ou à la pression, n'attendez plus. Veuillez toutefois considérer quelques-uns

Figure 5. Respiration normalisée par pression positive à deux niveaux

A. Respiration normale

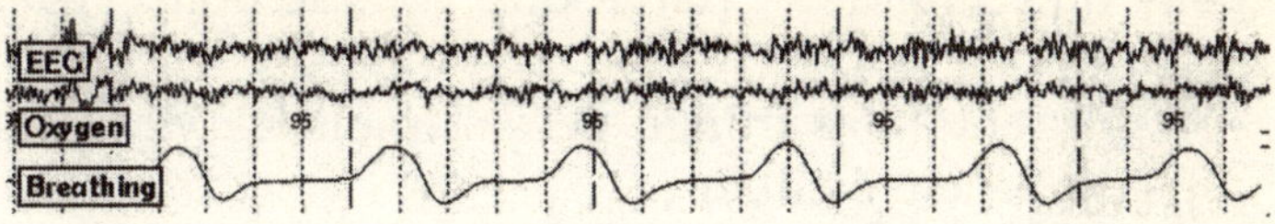

B. Secousses des jambes avec éveil

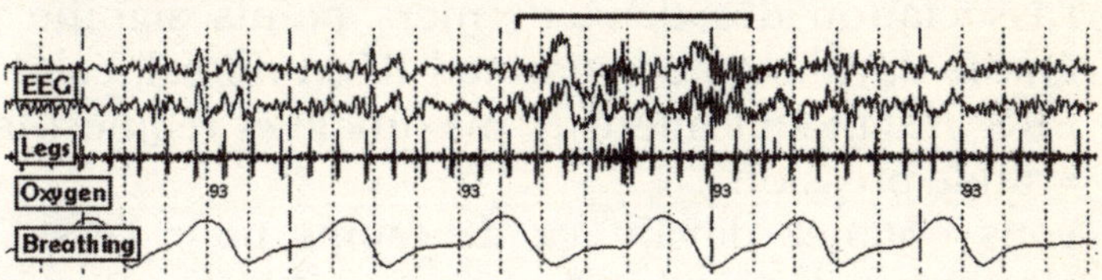

C. Secousses des jambes sans éveil

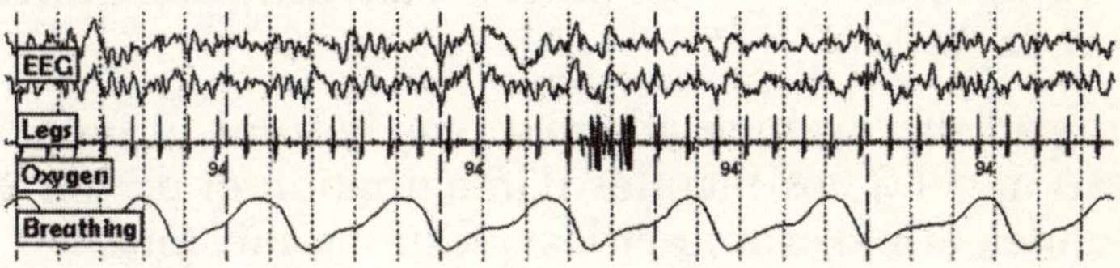

D. Éveil spontané

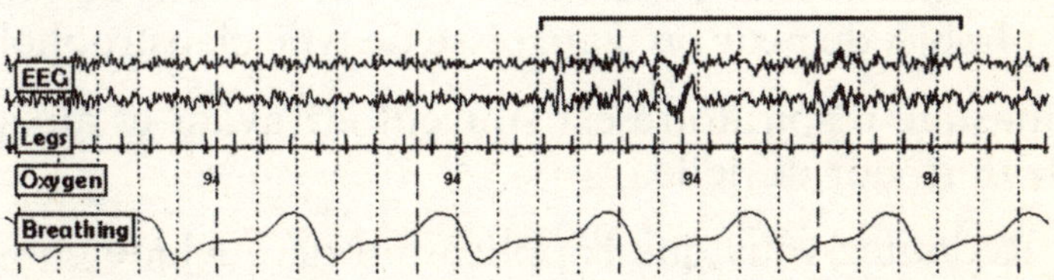

Chaque courbe représente soixante secondes. Dans chaque cas, la respiration a été normalisée par pression positive à deux niveaux. (A) Respiration normale. L'oxygène est très stable, et les ondes cérébrales ne montrent aucun éveil. Quand un patient souffrant d'une PRS atteint ce stade optimal toute la nuit, cela peut réduire ou supprimer l'insomnie. (B) Secousses des jambes avec éveil. Bien que sa respiration soit normale, le patient secoue les jambes et s'éveille. Ces secousses peuvent causer davantage de fragmentation du sommeil, ou priver le patient de la meilleure réaction possible à la thérapie par pression positive. (C) Secousses des jambes sans éveil. Ces secousses n'accélèrent pas les ondes cérébrales, et elles n'ont pas toujours de répercussion sur la qualité du sommeil. On voit souvent ce schéma chez les personnes atteintes d'une PRS et qui prennent des antidépresseurs. (D) Éveil spontané. La respiration, l'oxygénation et les jambes affichent des courbes normales, mais les ondes cérébrales s'accélèrent de façon spontanée. Tout le monde connaît un certain degré d'éveils spontanés, mais les insomniaques en montrent davantage avant la thérapie par pression positive ou après.

des avantages d'une seconde nuit d'étude au laboratoire avec la pression positive :

- l'adaptation au dispositif pose moins de problèmes de peur ou d'angoisse, parce que vous le conservez toute la nuit ;
- vous obtenez davantage de sommeil REM, le stade le plus difficile à évaluer ;
- vous obtenez davantage de sommeil sur le dos, la position la plus difficile à évaluer ;
- l'association des deux derniers points signifie qu'on étudie davantage de sommeil REM dorsal, celui où la PRS atteint son intensité maximale et requiert la plus grande pression ;
- vous obtenez davantage de temps pour l'essai et le choix du modèle le plus confortable de masque, de mentonnière si vous respirez par la bouche et de compresseur, qui est parfois l'élément déterminant de l'adaptation.

Pour choisir l'examen adapté à vos besoins, il faut faire à nouveau appel à vos facultés d'imagination et de traitement émotionnel, afin d'examiner les questions suivantes :

- L'idée de poser un masque sur votre visage pour mieux respirer suscite-t-elle en vous des sensations de claustrophobie, de peur ou d'angoisse de type claustrophobe ?

Le masque respiratoire est souvent effrayant et anxiogène pour le dormeur difficile.

- Redoutez-vous que l'application de quelque chose sur votre visage soit inconfortable ou douloureuse, au point de rendre le traitement impossible ?

L'idée de dormir avec un masque peut être un motif de renoncement. Chez certains, cela commence par nuire au sommeil, parfois pendant des semaines, parce que le patient ne s'y fait pas.

- Des conflits relationnels ou des croyances personnelles risquent-ils de déclencher en vous des sentiments d'embarras, de honte ou de culpabilité si vous employez un masque ?

Beaucoup imaginent que le port d'un masque signifie la fin de leur vie sexuelle. D'autres y voient un dispositif réservé aux malades, comme l'injection d'insuline pour le diabétique. De ce que nous avons cliniquement constaté, la première cause isolée de refus d'utiliser le masque est l'embarras.

Prenons les choses à l'envers

Trois facteurs déclenchent les sensations et émotions décrites ci-dessus :

- La sensation physique du port du masque.
- La sensation de l'air pressurisé dans le nez ou la bouche.
- L'effet de l'ensemble du dispositif sur soi et dans ses relations.

Si la thérapie dynamique du sommeil s'est développée sous forme de programme impliquant le corps et l'esprit, c'est à partir de notre constat que l'appareil respiratoire s'avérait bénéfique pour l'écrasante majorité des dormeurs difficiles. Un traitement psychologique est parfois nécessaire pour que le patient accepte de se soumettre à un traitement physiologique aussi inhabituel que le masque. Voici venu le moment de mettre à contribution tous les outils disponibles pour vaincre les pensées, sensations et images déplaisantes que suscitent ces réticences.

Le point de départ n'a pas forcément d'importance, mais il faut savoir que le processus d'adaptation risque de prendre des jours, des semaines, des mois, voire une année entière pour aboutir à la pleine acceptation de l'usage quotidien de la thérapie par pression positive. Oui, jusqu'à une année pour certains cas – rares –, alors la patience sera une vertu importante, et si l'on considère que vous souffrez de perturbations du sommeil et de PRS depuis des années, ou même des décennies, vous pourrez vous estimer heureux d'être de ceux qui ne mettent qu'un mois.

Le plus important est de partir du bon pied. Nos statistiques montrent qu'un mauvais départ – disons dans les quatre premiers jours de pression positive à la maison – débouche souvent sur la mise de tout le dispositif au rancart.

Il est donc particulièrement important que votre première nuit de ventilation, au laboratoire, soit productive. Constatez que je n'ai pas parlé de bonne nuit. Une nuit productive signifie :

- que vous avez dormi quelques heures d'affilée avec le masque en place ;
- que le technicien a pu tester plusieurs niveaux de pression et différents compresseurs afin de déterminer le matériel à installer chez vous dans un premier temps ;
- que vos sensations sont différentes le lendemain matin ou dans l'après-midi, ce qui signifie que la qualité de votre sommeil s'est améliorée cette nuit-là ;
- que l'expérience n'a pas été traumatisante, douloureuse ni malcommode, ce qui vous permet d'envisager de la reproduire à la maison.

Visite de jour

L'une des meilleures préparations qui soient pour cette première nuit au laboratoire consiste à ne pas vous y rendre… la nuit. Si les circonstances le permettent, faites la visite d'un centre quelque temps avant l'examen, pour y suivre une séance de désensibilisation et d'adaptation. Beaucoup de centres proposent cette étape la veille même de l'examen. Le moment est sans doute soigneusement choisi, mais il ne suffira peut-être pas à vous préparer à une pleine nuit de détermination par titrage de la pression positive. Relevez parmi les conseils suivants de désensibilisation ceux qui correspondent le mieux à votre situation et à vos préférences personnelles.

Inconfort et douleur. Peut-être le seul fait d'installer cette chose sur votre visage vous inquiète-t-il profondément. L'objectif est de trouver un masque qui vous paraisse confortable avant d'envoyer l'air pressurisé. L'évolution technologique du secteur fait que tout le monde ou presque peut aujourd'hui trouver le masque qui lui convient. Si le stock du centre du sommeil n'offre qu'un choix limité, trouvez-en un autre dans le commerce après la nuit du premier test. J'utilise pour ma part le modèle Puritan Bennett Breeze à coussinets nasaux depuis des années, parce qu'il épouse parfaitement la structure étroite de mon visage, et que rien n'appuie sur la peau excepté les petits embouts qui s'adaptent naturellement à mes narines. Si un élément du masque vous fait mal, il y a peu de chances que vous vous adaptiez à la thérapie. Quand un masque suscite de la douleur, c'est qu'il n'est pas adapté au visage, pas de la bonne taille ou mal posé. Ne vous résignez pas à la douleur ; partez du principe qu'il faut y remédier.

Anxiété et peur. Vous n'auriez aucune réticence à mettre un masque, qu'il couvre seulement le nez ou aussi la bouche, si c'était pour faire de la plongée. (À ce propos, les plongeurs s'adaptent plus vite que les autres au masque respiratoire. Peut-être pourriez-vous commencer par faire un peu de plongée avant de vous lancer dans la thérapie par pression positive.) Certains patients arrachent le masque dès l'instant où l'on fixe les sangles qui servent à le maintenir. Alors commencez par ne pas le fixer, contentez-vous dans un premier temps de le maintenir de la main.

Une fois qu'un patient se déclare satisfait d'un masque, nous essayons la thérapie par pression positive, de préférence en position assise au départ, le masque étant fixé ou pas, peu importe, mais si la peur ou l'anxiété font une apparition, ne le fixez pas. L'une et l'autre déclenchent chez certains une montée de claustrophobie ou de panique ; c'est une réaction qu'ils ont généralement acquise tôt dans la vie. La plupart des mauvais dormeurs sujets à la claustrophobie font aussi état de la survenue à l'enfance d'au moins l'un des événements suivants :

- Ils ont échappé de peu à la noyade.
- Leurs frères et/ou sœurs leur ont fermement appliqué un oreiller sur le visage.
- On les a enfermés dans un placard à titre punitif.
- Ils ont suffoqué lors d'une mêlée ouverte avec d'autres enfants.

Quel qu'ait été le motif de ces épisodes, ils ont été légèrement ou très traumatisants. La plupart des patients claustrophobes sont capables de localiser l'événement du passé à l'origine de leur phobie, mais ils parviennent à surmonter le problème à travers des phases de désensibilisation du type de celles dont il est ici question.

Quand le visage s'empourpre

Le masque engendre moins souvent la claustrophobie que la sensation même que produit la pression positive, alors si vous prenez le temps de bien vous adapter à sa présence sur votre visage, la peur et l'anxiété ne devraient pas tourner à la claustrophobie. Une fois placé, il vous apparaîtra clairement qu'il n'empêche pas l'inspiration ni l'expiration, sans même que l'air pressurisé ne soit émis, au point qu'on peut dire qu'il est plus facile de respirer à travers un masque de ventilation qu'avec un masque de plongée et un tuba. Sachez quand même que tous ces masques sont conçus pour qu'on puisse rapidement les retirer si l'on en ressent le besoin.

Embarras, honte, culpabilité. Ces émotions peuvent donner lieu à de gros problèmes d'adaptation. Il se peut que vous n'ayez pas envie d'en discuter avec le technicien présent ce soir-là, ou que vous ne les éprouviez pas avant d'avoir à essayer le dispositif à la maison. Il y a une certaine ironie au fait que l'embarras soit associé à la crainte du patient d'un impact négatif sur sa vie sexuelle alors précisément que la thérapie par pression positive est clairement en mesure de l'améliorer en lui donnant de l'énergie et en rendant des couleurs à sa libido. On a même rapporté des cas de résolution de problèmes érectiles grâce à la thérapie par pression positive. Étant donné que plus de 75 % des patients de notre laboratoire du sommeil se plaignent d'une baisse de leur libido ou de leur plaisir sexuel, la pression positive devrait au contraire susciter chez eux une immense motivation, puisqu'elle est capable de régénérer leurs ardeurs.

Peut-être qu'à long terme l'amour finit toujours par l'emporter, mais dans l'immédiat, pour l'individu en proie à l'embarras ou à des sentiments similaires, il faut commencer par en parler, généralement avec la personne qui partage son lit ou sa chambre. Il nous arrive parfois d'orienter nos patients vers la thérapie conjugale ou de couple pour les aider à sortir de l'impasse. Ce sont incontestablement des émotions fortes et prépondérantes, mais on ne trouve que peu d'écrits scientifiques sur la question, qui nous apparaît pourtant comme le premier repoussoir inavoué de la thérapie par pression positive.

L'imagerie à la rescousse

Il se peut que l'ensemble de ces émotions ressurgisse au moment d'entamer le test. Nous qualifions ce test de détermination par titrage du flux d'air pressurisé produisant une respiration normale. La sensation que produit la pression est difficile à décrire, mais elle évoque à certains ce qu'on ressent quand on sort la tête par la fenêtre d'une voiture roulant à vive allure et qu'on tente de respirer. C'est assez déconcertant au départ, notamment parce que la respiration est la première fonction physiologique qu'on puisse contrôler. Tout ce qui perturbe cette sensation de maîtrise, illusoire ou pas, nous met en l'alerte, parce qu'une menace est perçue. La plupart des gens s'accommodent assez vite de la sensation de l'air entrant, parce qu'elle concorde avec l'inspiration, qui ne tarde pas à devenir relativement revigorante, et même à donner l'impression qu'on inspire plus facilement avec la pression positive que sans.

Le plus difficile est d'expirer contre le courant d'air entrant. La quantité d'air insufflé et la pression réelle sont en réalité très faibles, alors cela n'a rien d'insurmontable. C'est là qu'entrent en jeu l'anxiété et la peur, et qu'elles peuvent inverser les choses. Expirer de l'air contre n'importe quelle pression opposée est une sensation étrange qui produit une réaction somatique par laquelle l'individu ne parvient pas à s'adapter et se focalise sur cette étrangeté. Son sentiment s'intensifie, parce qu'un esprit anxieux se dupe lui-même en se racontant que ses sensations sont plus intenses qu'elles ne le sont réellement.

Ressentir les choses de la sorte produit de la confusion, parce qu'on refuse de croire que les sensations viennent et s'en vont. La réaction émotionnelle a sans doute été déclenchée par la première sensation d'inconfort à l'égard du masque, qui a ensuite soulevé de l'anxiété, qui a ensuite fait monter la tension des voies aériennes, ce qui a aggravé l'incommodité de la pression, qui a engendré davantage d'angoisse, etc.

Pour combattre ce problème, nous enseignons aux patients de la thérapie par pression positive à détourner leur attention de l'opposition de leur souffle contre le courant pressurisé. Se focaliser sur autre chose permet de rompre le cycle de l'angoisse, jusqu'à ce que l'individu ne remarque plus la sensation éprouvée au départ. Bien vite, elle fait place à une sensation guère différente de la respiration normale. Nous favorisons cette transition par les images. Pendant la désensibilisation, on enseigne au patient des exercices d'imagination. Selon son aptitude à le faire, il imagine des scènes plaisantes pendant une à dix minutes, en respirant dans le masque pressurisé. C'est alors invariable, il dit que cela modifie sa perception de sa respiration à contre-courant. Nous lui demandons alors sciemment d'interrompre sèchement l'exercice d'imagination et d'éprouver le retour des sensations déplaisantes, puis de le reprendre pour les faire décroître. Elles finissent par totalement disparaître, ou en tout cas par ne plus poser de problème du tout.

Cette séquence charge le patient de confiance, parce qu'il perçoit clairement que ses sensations déplaisantes obéissent à ses propres réactions, au moins en partie. C'est par l'imagination qu'il intervient sur ces réactions, et cela lui procure un réel sentiment de maîtrise. Si l'exercice lui donne du mal, il répète la séquence d'imagerie la veille du test, puis, le soir dit, nous le préparons à fréquemment user de son imagination. Nous continuons de mettre l'accent sur ces exercices d'imagerie pendant les deux premières semaines ou le premier mois d'usage du masque à la maison ; les instructions pour la production d'images plaisantes exposées dans la troisième partie du présent ouvrage suffisent. Le travail par l'imagination apporte rapidement la preuve au patient de la nature psychophysiologique de l'anxiété que suscite la respiration à contre-courant, et qu'elle peut être dissoute par les images plaisantes.

Sieste et pression positive

Dans certains centres, cette désensibilisation se fait pendant la journée, où l'on vous propose de faire une sieste avec le masque posé et la pression enclenchée. L'objectif est de vous donner un avant-goût de ce qui vous attend au laboratoire. Cette procédure nous paraît extrêmement importante pour les patients atteints d'une maladie cardiaque ou les victimes de traumatisme, qui semblent plus exposés que les autres à l'anxiété et à la méfiance envers l'ensemble du traitement par masque.

Cette procédure est particulièrement utile chez les cardiaques parce que leur PRS comporte généralement une part importante d'apnée et que beaucoup souffrent de sévères déficits d'oxygénation, parfois périlleux pour la vie. Nous leur installons le masque respiratoire au beau milieu de la nuit – c'est-à-dire en suivant le protocole de la nuit scindée. Mais la plupart des patients cardiaques sont des individus d'âge mûr, auxquels le masque inspire beaucoup d'angoisse et de crainte. Une sieste avec pression positive quelques jours avant la nuit scindée leur donne l'occasion d'éprouver la thérapie pendant une heure ou deux et de savoir à quoi s'attendre.

Pour les patients traumatisés, nous commençons par consacrer une nuit complète au diagnostic ; puis, en cas de grande anxiété, nous passons à la sieste avec pression positive. Nous ne prévoyons ensuite de nuit de test que si la sieste s'est bien passée. Autrement, nous employons d'autres méthodes de désensibilisation ou d'autres traitements.

Dynamique des voies aériennes

Pendant la respiration, une fonction spéciale du compresseur permet de détecter la « transition » de l'inspiration à l'expiration, parce qu'il maintient une pression unique et fixe, que l'on mesure en « centimètres d'eau », et qui reste stable. Pour la plupart des patients, cette pression est comprise entre 6 et 18 cm d'H_2O, mais cela peut légèrement fluctuer au-dessus ou au-dessous. Avec la pression positive *continue*, on maintient la même pression toute la nuit. Mais la logique porte à penser que les voies aériennes étant soumises à de nombreux facteurs, comme la position pendant le sommeil ou des variations de l'anatomie humaine, un réajustement de la pression au cours de la nuit est nécessaire.

La technologie dans ce domaine a considérablement progressé, et l'on dispose aujourd'hui d'appareils capables de :

- régler automatiquement la pression en fonction d'une surveillance précise de la respiration pendant le sommeil ; la machine met à peine quelques secondes à s'adapter à la demande supérieure ou inférieure de pression ; c'est ce qu'on appelle généralement la pression positive *automatique* ;
- faciliter l'exhalation, en réduisant légèrement la pression de façon automatique, pour ceux qui ne parviennent pas à surmonter la gêne d'avoir à expirer contre le courant ; notamment avec le modèle déposé CFLEX, mais on en trouve d'autres ;
- fournir deux niveaux préétablis de pression positive, l'un pour l'inspiration et l'autre, plus faible, pour l'expiration ; on parle généralement d'appareils « bilevel », ou à deux niveaux ;
- réguler le volume, ce qui est particulièrement utile dans les cas d'apnée centrale ; c'est la *ventilation auto-asservie*.

Le système à deux niveaux existe depuis plusieurs années, mais on l'emploie de plus en plus souvent aujourd'hui, et il a lui aussi connu d'importantes innovations technologiques. Si la pression continue vous dérange vraiment, vous trouverez peut-être rapidement la solution dans l'une de ces variantes du dispositif.

Et encore

Nous souhaiterions que le masque et la pression soient les seules questions à exiger votre attention, mais d'autres facteurs interviennent de façon déterminante dans votre tolérance de la thérapie par pression positive, votre aptitude à porter le masque pendant toute la nuit et votre approche générale du traitement.

- *Rampe*. Le bouton *rampe* de votre machine permet de démarrer ou redémarrer à partir d'une pression plus basse qui montera de façon progressive, parce que celle qui a été définie pour l'ensemble de la nuit peut s'avérer dérangeante au moment du coucher. Normalement, lorsque la pression atteint le niveau déterminé, après quelques minutes, vous dormez déjà. Attention toutefois à ne pas abuser du système, parce qu'il peut vous empêcher de vous adapter au niveau de pression que requiert votre traitement. La rampe n'est jamais aussi précieuse qu'en pleine nuit, si vous vous réveillez et que le niveau de pression vous dérange, car il l'abaisse le temps que vous vous rendormiez.
- *Humidificateurs et mentonnières*. L'effet asséchant de l'air pressurisé dans la bouche ou le nez exige compensation. Nous recommandons l'usage d'un appareil pourvu d'un humidificateur chauffant. On peut aussi éprouver une sensation de sécheresse à force de respirer par la bouche, sensation qui devient irritante au point de vous réveiller. Lorsque la respiration nasale est difficile, le corps compense en ouvrant la bouche, ce qui n'accroît pas assez le débit d'air pour résoudre quoi que ce soit, et assèche la cavité buccale. On ne saurait surestimer le tort causé par la respiration buccale : quand l'obstruction et la résistance réclament des niveaux de pression élevés, et que ces niveaux paraissent oppressants dans la nuit, on ouvre la bouche pour relâcher de l'air ou en capter davantage. Tout cela n'a aucun effet positif, puisque la perte de pression signifie la suspension du traitement de la PRS. Une mentonnière peut alors résoudre la question de l'ouverture de la bouche, mais c'est un harnachement supplémentaire à la tête, généralement porté sous le masque pour maintenir le menton – pas trop fermement, mais assez pour dissuader l'ouverture de la bouche. Le modèle Premium de chez Respironics est le meilleur que nous ayons rencontré, parce qu'il

exerce la pression idéale pour tirer le menton vers le haut, pas vers l'arrière.

- *Le masque facial complet* recouvre la bouche et le visage. D'apparence monstrueuse, il semble étonnamment produire un effet réconfortant sur les claustrophobes ou ceux qui respirent par la bouche, qui y gagnent en confiance quant à l'acquisition d'air par voie nasale ou buccale. Ces masques sont toutefois difficiles à poser, et peuvent s'avérer malcommodes ou douloureux. Je ne les recommande que rarement, pour les individus qui respirent déjà très manifestement par la bouche *dans la journée*. Ces masques laissent souvent échapper de l'air par les bords, mais il n'y a parfois pas d'autre solution pour les gens qui respirent par la bouche, à qui nous recommandons dès les premiers stades du traitement de consulter un ORL.

Ne séchons pas

L'une des choses particulièrement exaspérantes quand on s'attaque à la sécheresse buccale, c'est qu'il faut déterminer si elle est due à la respiration par la bouche ou à l'humidification. En général, la sécheresse induite par l'humidificateur chauffant laisse une sensation de chaleur, alors que la respiration buccale ne produit que de la sécheresse. L'humidificateur conduit aussi le patient à constater que d'autres régions dans le nez ou l'arrière de la gorge sont asséchées, alors que la seule respiration buccale n'assèche généralement que la bouche.

L'humidificateur peut répondre à la sécheresse induite par l'air pressurisé. Pour certains, le dispositif chauffant n'est pas nécessaire ; au contraire, un système passif par lequel l'air pressurisé traverse de l'eau froide apporte l'humidité nécessaire. La plupart des patients préfèrent toutefois le modèle chauffant, mais on navigue dans un univers où des progrès technologiques restent à faire. On règle souvent l'humidificateur trop bas, ce qui provoque l'assèchement par manque d'effet, ou trop haut, et cela cause l'assèchement par chauffage excessif des voies nasales et buccales. Le plus souvent, l'humidificateur demande à être réglé chaque jour, en fonction

Formulaire de suivi de la thérapie par pression positive

	Néant	Léger	Modéré	Sévère
Masque				
1. Douleurs	☐	☐	☐	☐
2. Inconfort	☐	☐	☐	☐
3. Fuite d'air	☐	☐	☐	☐
Pression de l'air				
4. Inconfort	☐	☐	☐	☐
5. Difficulté d'exhalation à contre-courant	☐	☐	☐	☐

6. Adaptation à la pression (entourer une réponse)

Très mauvaise   mauvaise   incertaine   bonne   très bonne

	Néant	Léger	Modéré	Sévère
Effets secondaires				
7. Douleurs ou irritations de la peau sous le masque	☐	☐	☐	☐
8. Aérophagie ou ballonnements	☐	☐	☐	☐
9. Aggravation des allergies, de la congestion nasale ou des problèmes de sinus	☐	☐	☐	☐
10. Claustrophobie	☐	☐	☐	☐
11. Gêne	☐	☐	☐	☐

Impact

12. Nombre d'heures dormies ________
13. Nombre d'heures de pression positive ________
14. Qualité du sommeil (entourer une réponse)
    Très mauvaise   mauvaise   passable   correcte   bonne   très bonne
15. Quels bénéfices tirez-vous jusqu'à présent de la thérapie par pression positive ?
    Aucun   peu   moyens   excellents   exceptionnels
16. État de la motivation à poursuivre le traitement (entourer une réponse)
    Faible motivation   0   1   2   3   4   Motivation forte

des changements climatiques, mais certains appareils récents s'ajustent automatiquement à l'humidité ambiante.

Pour la plupart des gens, éliminer ces effets désagréables réclame une période d'essai, et la plupart des médecins et des techniciens du sommeil sont parfaitement compétents pour vous orienter vers des solutions précises.

Check-list *pour la pression positive*

Pendant vos premières semaines de thérapie par la pression positive, cochez chaque matin cette liste de contrôle pour relever les problèmes rencontrés et les progrès accomplis.

LA NUIT PORTE CONSEIL

Le lendemain matin

QUESTION : La grande question qui se pose dès le lendemain matin de votre première nuit de thérapie par la pression positive est de savoir si vous avez remarqué la moindre différence concernant votre sommeil. Vous croyez peut-être que le changement doit être flagrant, mais vous avez tort. Nous avons constaté au contraire qu'une proportion importante des patients – facilement 25 %, voire plus – ne remarque rien avant 17 heures l'après-midi suivant la nuit du test.

Les capteurs et les fils étant particulièrement intrusifs et encombrants, beaucoup peinent à se rendre compte que leur sommeil a été plus profond et plus réparateur. Il faut attendre l'après-midi pour qu'ils ressentent davantage de tonus, moins de somnolence et de fatigue, et parfois davantage d'acuité mentale. Dès le lendemain de la première nuit.

Malheureusement, beaucoup de patients ne trouvent pas au laboratoire une nuit consistante de bon sommeil dès leur première utilisation de la thérapie par pression positive, mais le technicien parvient quand même à recueillir assez de données pour que le médecin établisse son ordonnance de soins à domicile. Il arrive, mais c'est très rare, que le test se déroule si mal que le patient doive revenir se soumettre à une nouvelle étude par titrage des niveaux de pression avant de s'installer chez lui. Après la première nuit, et quelques autres à la maison, êtes-vous assez motivé pour remplir chaque matin la liste de contrôle de votre thérapie, afin de mieux observer et ajuster votre adaptation en ciblant certains obstacles précis ?

COMMENTAIRE : Remarquez que le formulaire s'articule autour de trois grands domaines :

- incommodité ou douleur et angoisse ou peur du masque ;
- incommodité ou douleur et angoisse ou peur de l'air pressurisé ;
- force du sentiment de gêne comparé à celui de progrès et à la motivation à poursuivre.

LA PERLE

Curiosité, souplesse et sursis de la médication

En matière de pression positive, le secret de la réussite consiste à entretenir un niveau élevé de curiosité à l'égard de l'ensemble de l'aventure, surtout dans les jours et les semaines initiaux. Si la moindre question se pose, ne la remettez pas à plus tard. Observez-la pendant trois jours, pas plus, souvent un seul ; puis appelez votre entreprise de soins à domicile (auprès de laquelle vous avez obtenu l'appareil et dont la description figure au prochain chapitre) ou votre centre du sommeil pour demander conseil. Plus vous laisserez traîner ces choses, plus vous alimenterez de la frustration et des comportements contreproductifs acquis, au risque d'éprouver de la rancœur, voire du mépris, à l'égard du traitement par masque respiratoire.

Entretenir une vive curiosité vous permet de repérer des obstacles précis. La chose peut être aussi simple que de resserrer la mentonnière, d'ajouter un demi-point d'humidification ou de repositionner le masque face à la glace. Ne sous-estimez jamais l'importance de la minutie, parce la thérapie par la pression positive réclame presque toujours un réglage de détail pour vous rendre le bon sommeil. Et une fois que vous l'aurez retrouvé, tant de précautions ne vous paraîtront plus disproportionnées, parce que ces détails ne réclament pas plus de deux minutes par jour.

Un petit mot pour ceux à qui la thérapie par pression positive donne de l'aérophagie et qui se sentent ballonnés au matin. Le problème peut être dû à des mouvements de jambes, et vous trouverez au chapitre XXIX certaines solutions.

Il faudra aussi prendre en considération votre degré de souplesse mentale. S'il est bien une chose qu'on ne veut pas, c'est se rendre dingue en s'essayant à la thérapie par pression positive. On n'apprend que rarement à utiliser cet appareil par l'acharnement ou en se poussant à bout. Vous ne risquez au contraire que de détériorer davantage votre sommeil, d'éveiller en vous la haine de la pression positive et de finir par jurer qu'on ne vous y reprendra plus, pas plus qu'à d'autres méthodes contre les PRS. Il faut donc que vous mêliez la curiosité à la flexibilité pour maintenir votre intérêt et dresser le calendrier qui vous permettra de gagner la guerre, parce qu'il faut vous attendre à perdre quelques batailles, ou au moins quelques escarmouches ici et là.

Une part considérable des usagers de la pression positive aura en fait grand intérêt à poursuivre ou à entamer la prise d'un type de sédatif jusqu'à l'adaptation complète à la thérapie par masque. En fait, de récents travaux suggèrent que certaines personnes atteintes d'une PRS souffrent aussi d'un schéma pernicieux d'éveil, le« tracé alternant » (*cyclic alternating pattern*, ou CAP), qui les empêche souvent de progresser dans la thérapie par PP. Dans le cadre de ces études, certains patients ont produit une réaction beaucoup plus favorable et consistante en prenant un sédatif ou un antidépresseur pendant la thérapie par pression positive. Ne voyez dans ces découvertes aucune contradiction avec tout ce qui précède à propos des cachets pour dormir. Il est incontestable que certains individus réagissent mieux aux médicaments qu'aux psychothérapies. C'est précisément ce qui rend préférable l'approche combinée.

Enfin, quand vous goûterez au bon sommeil, il faut absolument que vous sentiez si vous gagnez du sommeil delta (le plus réparateur) ou du sommeil REM (avec une plus grande conscience des rêves). Les ajustements de pression que vous effectuerez au laboratoire seront à cet égard très parlants. Vous pouvez aussi chercher à y voir plus clair à l'aide de la technique SOLO, en éprouvant vos sensations de repos ou en constatant si vous rêvez beaucoup. Curieusement, il arrive que la pression positive nous fasse dormir si profondément qu'on subit à l'éveil matinal ce qu'on appelle l'« inertie du sommeil ». Ce qui ne donne pas la même sensation qu'un sommeil réparateur ; on met plus de temps à se mettre en route le matin, mais une fois parti, on ne manque pas d'énergie. Enfin, pour constater l'évolution des symptômes et les progrès accomplis, répondez chaque semaine aux 28 articles du questionnaire sur les PRS.

CHAPITRE XXVIII

Bienvenue dans votre entreprise de soins à domicile

Pour obtenir un appareil de pression positive et les accessoires qui l'accompagnent, il faut l'ordonnance d'un médecin, qu'il soit spécialiste du sommeil ou généraliste. Contrairement à ce que réclame une paire de béquilles, l'adaptation à ce matériel exige une longue interaction avec le patient, l'affinement constant des réglages, et de nouvelles séances de titrage en laboratoire pendant quelques mois.

Si vous avez du mal à vous faire aux appareils standard de pression positive continue, il faut absolument que vous trouviez moyen d'essayer un autre type de pression. Il est souvent possible de louer pour un mois un autre appareil, automatisé ou bi-level, avant de s'engager dans l'acquisition d'un appareil plus coûteux. Si l'une de ces machines vous rend le bon sommeil toute la nuit, elle vaut largement son pesant d'or.

Le suivi, le suivi, le suivi

Pour accroître vos chances d'adaptation à la thérapie par pression positive, il vous faut un programme de suivi clairement défini avec le centre du sommeil, ou l'établissement médical que vous consultez.

Le suivi est capital pendant les premiers jours, les premières semaines, voire le premier mois, parce que c'est généralement à ces périodes que le patient décide de renoncer à la thérapie, sans doute parce qu'il n'y réagit pas bien ou, pis, parce que tout cela n'a fait qu'accentuer son trouble du sommeil. Les problèmes spécifiques à la thérapie par pression positive réclament du temps, et ils exigent qu'on se soit résolument fixé l'objectif de s'y consacrer chaque nuit, toute la nuit.

Les questions à considérer sont innombrables, mais la check-list quotidienne de la thérapie par pression positive passée au crible des questions suivantes vous permettra d'exercer une surveillance étroite pendant les premiers jours, les premières semaines ou le premier mois :

- Le réglage de la pression positive vous semble-t-il trop élevé ou trop bas ?
- Avez-vous constaté la présence d'une fuite en tout autre point du masque que l'orifice d'échappement du dioxyde de carbone ?
- Vous arrive-t-il de perdre le masque dans la nuit sans vous en rendre compte ?
- Le masque vous paraît-il encore inconfortable, ou douloureux ?
- Avez-vous le sentiment que votre sommeil n'a pas gagné en qualité alors que vous portez le masque toute la nuit ?
- Avez-vous constaté des signes indiquant que vous respirez par la bouche ?
- Avalez-vous de l'air, êtes-vous ballonné le matin ?
- Vos jambes remuent-elles pendant la nuit ?
- La contrariété que suppose l'ensemble de l'expérience atteint-elle le point de rupture ?

L'adaptation demande naturellement un certain temps, mais chacun de ces éléments peut aussi concourir à vous en empêcher. Si les questions ci-dessus vous font découvrir certains problèmes, agissez sans attendre. Elles concernent des signes importants d'une adaptation défaillante, il faut donc que vous demandiez conseil au plus tôt.

Rappelons encore une fois que les 28 points du questionnaire sur les symptômes de la PRS sont là pour vous aider à déterminer si vous êtes en train d'obtenir des bienfaits substantiels.

Changez d'air

Beaucoup de patients ne s'adaptent pas d'emblée aux appareils de pression positive, ni même en quelques mois. Confrontés à la difficulté, ils se dotent d'une nouvelle gamme de comportements acquis, doublés de sentiments négatifs envers le dispositif. Lorsque ces habitudes et ces émotions prennent racine, la réussite devient difficile, aussi sophistiqué que soit l'appareil initialement employé, parce que l'irritation que leur inspire tout l'arsenal est peut-être plus grande qu'ils ne le pensent, et cela peut nuire à leur sommeil.

Que faire alors ?

Décrocher un temps des appareils de pression positive. Même si vous envisagez de passer à un modèle plus avancé, il faut que vous procédiez dans votre corps/esprit à l'évaluation précise des dommages subis lors de votre première tentative de thérapie par pression positive. Si l'idée de vous essayer à la nouvelle machine vous excite, et que l'appareil initial ne vous a pas trop agacé, n'hésitez pas à poursuivre. Mais si vous sentez que vous avez beaucoup donné pour ne faire qu'aggraver les choses, vous vous prédisposez à connaître la même infortune avec le prochain appareil.

Accordez-vous une pause d'une semaine, d'un mois, plus s'il le faut. Si vous choisissez de faire court, vous y trouverez une bouffée d'air, une occasion de vous essayer à l'utilisation d'un dilatateur nasal, d'une mentonnière, ou d'intervenir sur votre position dans le sommeil. Surtout, profitez-en pour travailler sur les émotions déplaisantes accumulées à la première tentative, de façon à vous mettre dans les meilleures dispositions pour aborder la suite. La version longue de cette pause, qui conviendra à beaucoup de dormeurs difficiles, consiste à explorer une tout autre voie de traitement de la PRS – on finit souvent par trouver une méthode adaptée à ses besoins.

Orthèse d'avancée mandibulaire

L'orthèse d'avancée mandibulaire constitue pour certains un don du ciel, parce qu'il suffit de se fixer un morceau de plastique sur les dents pour maintenir la mâchoire dans une position favorisant la respiration du sommeil.

Ce qui fait l'attrait de l'orthèse, quand elle s'avère efficace, c'est qu'on n'a quasiment pas conscience de la porter jusqu'au moment de son retrait le lendemain, après quoi on éprouve une petite douleur à l'arrière de la mâchoire, qui peut durer de quelques minutes à quelques heures. De cette douleur dépend la viabilité du recours à ce genre d'instrument, parce que ce qui détermine au bout du compte la tolérance à l'orthèse, c'est son effet sur l'articulation temporo-mandibulaire.

La plupart des orthèses d'avancée mandibulaire maintiennent la mâchoire inférieure (mandibule) en position avancée, ce qui dilate la voie d'air au fond de la gorge. Mais chez ceux qui connaissent des problèmes de l'articulation temporo-mandibulaire, ce qui est fréquent parmi les insomniaques et les personnes atteintes de troubles mentaux, le dispositif peut avoir des effets pervers. Alors avant de vous précipiter, soyez attentif à ce qui suit.

Une orthèse mal adaptée, ou posée par un dentiste inexpérimenté en la matière, n'aura pas l'effet escompté et risquera de blesser l'articulation temporo-mandibulaire ou d'en aggraver l'état, ce qui vous ferait perdre des mois, voire des années. Tout dysfonctionnement de cette articulation n'exclut pas le recours à l'orthèse, mais l'idéal est de consulter un spécialiste de ce domaine précis et habitué à équiper ces patients-là. Il est essentiel de viser ce niveau de compétence si l'on veut procéder à une bonne évaluation de sa tolérance de l'orthèse (à moins que vous n'ayez aucun problème à l'articulation temporo-mandibulaire). Car alors, si vous remplissez les conditions requises, vous serez entre les meilleures mains pour les soins que réclame le suivi. Malheureusement, ce niveau d'expertise combinée sera peut-être difficile à trouver près de chez vous, mais mieux valait vous avertir.

Précisions au sujet de l'orthèse d'avancée mandibulaire

Les meilleurs appareils dentaires sont ceux réalisés à partir du moulage de l'empreinte des dents supérieures et inférieures. Il existe aussi le modèle thermoformable qu'on installe dans la bouche après l'avoir laissé tremper dans l'eau chaude pour le rendre malléable et qu'on mord pour une adaptation instantanée. Puis on le retire, et il durcit en conservant sa forme. Bien moins cher que le modèle de laboratoire, il est aussi moins confortable et moins efficace contre les PRS. Je recommande pour ma part les modèles Silencer, ELA, Klearway et TAPS, qui sont des appareils de laboratoire sophistiqués, fiables et performants. Cette efficacité m'a été confirmée par mes patients comme mes collègues, notamment les spécialistes de la médecine dentaire du sommeil. Beaucoup d'autres ont incontestablement fait la preuve de leur efficacité.

L'orthèse d'avancée mandibulaire trouve sa plus grande efficacité dans les cas de PRS moins sévères. Elle peut s'avérer idéale pour les personnes souffrant de syndrome de résistance des voies aériennes supérieures, dont certaines feront bien de commencer par là avant d'entamer une thérapie par pression positive. Elle peut aussi résoudre certains cas d'apnée et d'hypopnée, mais plus la PRS est grave, moins l'orthèse fonctionne. L'efficacité de l'orthèse dépend de facteurs anatomiques et physiologiques. Un patient obèse au cou épais ne souffre peut-être que de résistance, mais la pression des tissus adipeux sur les voies d'air risque de contrecarrer les effets de l'orthèse. Pour le meilleur pronostic possible quant à son usage, je recommande l'examen poussé d'un dentiste habitué à la prescription d'orthèses.

Le plus courant des effets secondaires de l'orthèse est l'altération de l'occlusion dentaire qui survient au matin, et peut entraîner des changements à long terme. On peut prendre l'habitude de ne plus manger de choses craquantes ou qui demandent mastication au petit déjeuner, parce que les dents ne sont pas correctement alignées, et qu'on se mord facilement la joue, ou la lèvre. Au fil du temps, il vient un moment où certaines dents, généralement les molaires supérieures et inférieures, cessent de se rejoindre quand on ferme la bouche. Un espace les sépare en permanence, même si on serre les dents.

Une fois retiré l'appareil au matin, on remet la mandibule dans sa position habituelle en mordant dans un morceau de plastique dur mais malléable, installé entre les incisives supérieures et inférieures. C'est une pièce de 1 à 2 cm d'épaisseur pour 2 à 3 cm de long, que l'on place derrière les dents de devant supérieures et devant les dents de devant inférieures. Après quelques minutes, quinze au maximum, elle réduit l'occlusion dentaire.

Certains combinent plusieurs méthodes, alternant par exemple quelques semaines de pression positive et quelques semaines d'orthèse. Cela limite les problèmes d'occlusion et facilite l'adaptation en offrant au patient un temps de pause avec chaque dispositif, jusqu'à totalement s'accommoder de l'un ou de l'autre. La grande décision concernant l'orthèse porte sur le choix de la méthode initiale. Nous persuadons la plupart de nos patients de commencer par la pression positive, mais on peut aussi choisir de commencer directement par l'orthèse. Voici une liste d'arguments allant dans ce sens :

- L'idée que vous vous faites de la pression positive vous porte à croire, pour diverses raisons, que vous ne parviendrez jamais à utiliser un appareil de pression positive.
- Votre indice de perturbation respiratoire est inférieur à 30 incidents par heure, et la plupart des événements sont dus à la résistance des voies aériennes, avec peu d'hypopnées et d'apnées.
- Votre taux d'oxygène ne descend pas sous 90 %, ou alors de façon très rare, et jamais sous 80 %.
- Vous avez une bonne dentition, pas de problème avec l'articulation temporo-mandibulaire, ou alors minime, et très peu, voire pas, de prothèse dentaire ni de dentier.
- Vous ne fréquentez que peu de lieux sans électricité.

Les cas légers de PRS connaîtront peut-être une meilleure réussite avec l'orthèse d'avancée mandibulaire. Si l'instinct vous porte vers cette méthode, parlez-en à votre médecin du sommeil, qui vous fera une lettre de recommandation ou peut-être une ordonnance à l'attention d'un dentiste qui la fera fabriquer. On trouve d'autres articles sur le marché, comme le « Tongue-retaining device », ou dispositif retenant la langue, bien moins utilisé que l'orthèse, mais qui n'en fonctionne pas moins chez certains. D'autres instruments contre les PRS sont actuellement à l'étude, fondés sur d'autres mécanismes, que l'on peut combiner avec les systèmes de thérapie par pression positive ou utiliser indépendamment.

LA NUIT PORTE CONSEIL

Recommandations pratiques

QUESTION : Les recommandations pratiques suivantes partent du principe que vous venez de commencer à utiliser un appareil de pression positive ou êtes sur le point de le faire, alors n'hésitez pas à y revenir le cas échéant. Beaucoup de gens ne découvrent ce qu'implique leur usage de l'appareil qu'après avoir commencé la thérapie. Il n'y a rien de surprenant à cela, mais certains préfèreront sans doute se pencher sur les inconvénients de la machine avant de la commander, de la louer ou de l'acheter. Heureusement, beaucoup d'entreprises de matériel médical louent la machine avant que vous n'ayez à l'acheter, ce qui vous offre une meilleure occasion de découvrir ce qui demande modification. Si vous avez déjà commencé la thérapie avec un appareil, avez-vous déjà une idée de ce que vous voudriez voir changer ?

COMMENTAIRE : À chaque pas que vous effectuez, gardez à l'esprit une caractéristique fondamentale de la quantité de sommeil acquis. Souvenez-vous, nous avons vu qu'un dormeur ne peut pas vraiment connaître le nombre d'heures qu'il lui faut tant qu'il n'a pas appris à bien dormir d'un bout à l'autre de la nuit. À cet égard, la thérapie par pression positive peut être source de confusion, parce que vous vous mettrez peut-être à dormir davantage si votre corps a du retard à rattraper. Une fois votre respiration stabilisée, vous aurez peut-être l'impression à la fois troublante et plaisante de retrouver une part de votre jeunesse en vous réveillant après une nuit de neuf, dix, onze ou douze heures. Mais le contraire peut aussi se produire : la qualité de votre sommeil se sera tellement améliorée qu'il vous en faudra moins. Vous dormirez moins, mais possèderez autant d'énergie ou plus que jamais auparavant.

Ne vous préoccupez pas à ce stade des changements survenant dans la durée de votre sommeil parce que, comme toujours, le secret du bon sommeil est dans l'amélioration de sa qualité. En revanche, mettez à profit votre nouvelle conscience de ce qu'est un sommeil plus profond pour affiner les réglages de votre thérapie par pression positive.

LA PERLE

Bien connaître son matériel

Votre appareil et vous allez devenir intimes, alors autant réfléchir aux petites choses simples qui peuvent favoriser la réussite de l'expérience. Procédons à l'énumération des éléments essentiels :

- *Nettoyage.* Nettoyez le masque et les tuyaux après chaque usage. Vous pouvez utiliser une solution à 1/10 d'eau vinaigrée ou quelque chose de plus fort, comme un savon antibactérien. Pour certains modèles, le nettoyage est plus complexe et réclame plus de temps, mais il est toujours plus agréable quand on se met au lit d'enfiler un masque propre et de sentir l'air s'écouler par un tuyau propre.
- *Filtres.* La plupart des usagers omettent de le remplacer une fois par mois, comme indiqué. Posé près de votre lit, l'appareil ramasse très certainement la poussière, il est donc indispensable à son entretien que le filtre soit parfaitement opérationnel.
- *Bruit.* Les compresseurs font aujourd'hui bien moins de bruit que les modèles datant d'il y a quelques années à peine. Si le son ou sa fréquence vous dérange malgré tout, prévoyez des bouchons auriculaires prévus pour trente et un décibels ou plus, et dont la surface présente un aspect poreux, moins irritant pour les conduits auditifs. Les bouchons fabriqués sur mesure sont meilleurs, mais plus chers.
- *Taille/poids.* Mon appareil de pression positive (Puritan Bennett Goodknight 425 Bilevel) m'accompagne partout, sauf quand je vais camper, auquel cas j'emporte mon dispositif buccal, le Silencer. Les appareils Puritan Bennett sont les plus compacts, les plus légers et les plus petits qui soient, mais n'importe quel modèle peut se ranger dans un sac et vous accompagner dans l'avion, car mieux vaut ne pas le mettre dans la soute à bagages.
- *Installation.* Si vous choisissez d'installer votre appareil à proximité du lit, souvent le seul endroit possible, vous éprouverez peut-être une certaine difficulté à vous tourner d'un côté ou de l'autre. Ou alors, en le faisant, vous écraserez le tuyau. C'est pourquoi l'idéal est de placer l'appareil derrière le lit – j'ai pour ma part transformé une étagère informatique en tête de lit. L'appareil et l'humidificateur sont posés sur l'étagère, fixée à une douzaine de centimètres au-dessous du dessus du matelas. J'ai aussi posé l'appareil sur deux gros livres, en surplomb de

l'humidificateur, la différence de niveau facilitant le fonctionnement de ce dernier. Le fait d'avoir tout ce matériel derrière la tête me délivre de l'entrave des tuyaux. Et me permet d'accéder facilement à la machine si je dois modifier le réglage de l'humidificateur ou presser le bouton « rampe » pendant la nuit.

- *Acquisition de données.* L'appareil de PPA Puritan Bennet Goodknight 420 est un bon système, qui enregistre les chiffres nocturnes, mesure les apnées, les hypopnées et les incidents de résistance. Il détecte aussi les fuites et la respiration buccale. Toutefois, ces données n'étant pas encore corrigées, elles ne vous diront pas grand-chose à la maison. Vous verrez des schémas de pression trop élevée ou trop basse, ou constaterez que vous respirez par la bouche, et le médecin pourra déjà procéder à certains réglages avant d'avoir à vous inviter à une nouvelle nuit au laboratoire.

La lecture de tout cela en impressionnera plus d'un, mais dès qu'on y met un peu d'organisation, la chose n'est pas si accablante qu'elle en a l'air. Si les bénéfices que vous tirez de l'appareil sont consistants, votre motivation à bien l'entretenir sera décuplée. Une fois que vous serez rodé, la manipulation de l'appareil et de ses accessoires ne devrait plus vous prendre qu'entre deux et dix minutes par jour.

Dernier point, peut-être le plus important : trouvez le bon dosage de thérapie par pression positive et n'atteignez jamais l'overdose dans la phase initiale. L'une de mes patientes, particulièrement nerveuse, a passé les trois premiers mois à ne se brancher que le week-end, avant d'acquérir assez de confiance pour le faire aussi la semaine. Une autre, claustrophobe, n'a d'abord été capable de poser le masque et mettre la pression qu'à condition de rester assise dans le lit, pendant une heure de lecture, avant de se débrancher pour la nuit. Après quelques semaines, l'angoisse s'est dissipée, et elle a trouvé les ressources pour aller plus loin.

Lentement mais sûrement, c'est sans doute ce qu'il y a de mieux à faire si l'on veut entreprendre une thérapie par pression positive et s'y adapter mais qu'on éprouve des réticences. Pour les autres, l'utilisation rapide apporte des résultats rapides, alors quelques jours suffisent pour atteindre une motivation à toute épreuve.

CHAPITRE XXIX

Aller de l'avant

Levez la jambe

Le syndrome des jambes sans repos et celui du mouvement périodique des membres sont les deux autres troubles physiques du sommeil que l'on rencontre communément, ils affectent des dizaines de millions de personnes. L'un et l'autre provoquent des mouvements des jambes. L'un et l'autre ne possèdent pas d'explication complète. Mais l'un et l'autre sont parfaitement traitables par de petites doses de médicaments spécialisés.

Le syndrome des jambes sans repos est une affection dans laquelle :

- en position allongée ou assise, des sensations désagréables, difficilement descriptibles, se font sentir à l'arrière des mollets (ou ailleurs dans les jambes ou les bras), tellement déplaisantes qu'elles vous contraignent à changer de position ;
- le seul mouvement des jambes, des bras ou du corps suffit à supprimer la sensation ;
- la sensation revient dès qu'on cesse de bouger ;
- la sensation s'intensifie en soirée ou au coucher ;
- la sensation empêche le sommeil, ou le rend plus difficile.

Le syndrome des jambes sans repos est une pathologie de l'éveil, elle se manifeste avant l'endormissement, alors que celui du mouvement périodique des membres est une pathologie du sommeil où :

- les jambes remuent ou se contractent cycliquement (périodiquement) pendant la nuit ;
- la saccade peut être faible, à peine perceptible, survenir dans la cheville ou déclencher des mouvements intenses du corps tout entier ;
- chacun de ces mouvements dure quelques secondes ou moins ;
- les mouvements se répètent par cycles, toutes les trente secondes par exemple – généralement entre trente et quatre-vingt-dix secondes ;
- les mouvements peuvent déclencher, mais pas toujours, un éveil observable à l'EEG – c'est-à-dire qu'ils accélèrent les ondes cérébrales ;
- l'effet du mouvement périodique des jambes sur le sommeil prête à controverse, mais chez certains patients atteints d'une pathologie respiratoire du sommeil, il provoque assez de perturbation pour interdire le recours à la pression positive automatique. Il peut aussi perturber le sommeil de certains patients ne souffrant pas de PRS.

Si vous souffrez de jambes sans repos, il est très probable que vous connaissiez aussi des mouvements périodiques pendant la nuit. Si vous avez le syndrome du mouvement périodique des jambes, vous avez 50 % de chances de souffrir aussi de jambes sans repos.

Jambes folles

Ces deux affections sont bien réelles. Les jambes sans repos, dans les cas les plus graves, peuvent conduire l'individu à l'instabilité mentale, parce qu'il est particulièrement éprouvant de ne pas savoir ce qui les provoque ni comment les arrêter. C'est un syndrome qui passe souvent inaperçu, car beaucoup de médecins y demeurent insensibles, bien qu'une récente campagne d'information ait quelque peu amélioré les choses à cet égard. Et puis le patient trouve souvent étrange de s'en plaindre, alors il passe des années à subir, en compensant de diverses façons. Le problème le plus handicapant est que le mal conduit à se coucher de plus en plus tard, et que cela fait tomber le nombre total d'heures de sommeil.

Beaucoup de victimes du syndrome des jambes sans repos prennent de l'alcool ou des médicaments pour dormir, ce qui ne fait souvent qu'aggraver les choses. Le médecin leur a prescrit des sédatifs ou des antidépresseurs sans jamais les avoir entendus mentionner ce mal parmi leurs plaintes d'insomnie. Les sédatifs apportent un soulagement plutôt médiocre aux jambes sans repos, notamment si on les compare aux traitements spécifiquement conçus. Quant aux antidépresseurs, ils peuvent provoquer ou aggraver chez certains patients le syndrome des jambes sans repos et celui du mouvement périodique des membres.

L'un et l'autre syndromes peuvent conduire à des symptômes de type psychiatrique comme l'anxiété ou la dépression, parfois à cause du manque de sommeil ou du choc de l'étrangeté des sensations. Le trouble psychologique d'ensemble, généralement qualifié d'anxiété ou de dépression, a été décrit comme équivalent à celui de patients dépressifs ou diabétiques.

INFO-SOMMEIL

La relation entre les jambes qui remuent et les PRS

Le débat autour des jambes sans repos et du mouvement périodique des membres porte essentiellement sur leur relation avec les pathologies respiratoires du sommeil. Nombreux parmi les individus atteints à la fois des deux premiers sont ceux qui souffrent aussi des secondes, en particulier de résistance des voies aériennes supérieures. L'étude du sommeil de certains de ces patients a révélé que les mouvements de jambes intervenaient à l'issue d'un incident de résistance respiratoire. De façon fort remarquable, lorsque ces patients ont suivi la thérapie par pression positive, les mouvements de jambes se sont espacés à mesure que la pression normalisait leur respiration. Plus intéressant encore, la recherche a aussi rencontré le cas inverse, celui d'un patient souffrant à la fois de mouvement périodique des membres et d'une pathologie respiratoire du sommeil qui, après traitement des jambes par les médicaments, a vu son sommeil se stabiliser et sa PRS disparaître. On peut voir sur la figure 5 du chapitre XXVII plusieurs exemples du tracé que produisent les secousses des jambes et de leur relation aux incidents de la PRS.

Aussi bien le syndrome des jambes sans repos que celui du mouvement périodique des membres prêtent à controverse. Le premier a fait la risée d'animateurs de radio mal informés, et le second s'est attiré les profondes interrogations du monde de la médecine du sommeil quant à sa signification clinique.

Des jambes à bout de souffle

Ces découvertes autour des PRS semblent signifier que chez certains patients, la maladie singerait les troubles du mouvement sans réellement en être. C'est un casse-tête qui, dans un centre du sommeil, réclame beaucoup de patience. Confrontés à un cas de mouvement périodique des membres doublé d'une PRS, nous préférons généralement nous abstenir de traiter les jambes avant d'avoir traité la respiration. Mais si le patient se plaint aussi de jambes sans repos, les secousses de ses jambes éveillent automatiquement notre soupçon. Il nous arrive alors d'entamer la prise de médicaments avant la première nuit d'air pressurisé, pour vérifier le lendemain au laboratoire si le médicament a réduit les mouvements de jambes. En général, lorsque le patient fait état lui-même d'un soulagement des jambes sans repos, le test du sommeil révèle qu'il y a aussi moins de secousses.

Le plus important à l'égard de la pathologie respiratoire est de savoir si le syndrome des jambes sans repos ou celui du mouvement périodique des membres interfèrent avec la thérapie par pression positive. Dans les cas indiscutables de jambes sans repos ou de secousses des jambes, la prise du médicament adéquat peut littéralement débrider l'ensemble de la thérapie par pression positive. L'identité de ces médicaments aux résultats si spectaculaires ne va pas manquer de vous surprendre, et vous savez en tout cas que ce ne sont pas les sédatifs.

Médicaments

Par bonheur, un unique médicament peut traiter soit les jambes sans repos, soit le mouvement périodique des jambes, soit les deux. Dans les cas graves, le patient peut en utiliser deux, simultanément ou en alternance. La liste des produits disponibles s'allonge à mesure que la recherche avance, et que croît l'intérêt porté aux désordres du mouvement. Nous nous en tiendrons aux produits qui ont démontré leur capacité à supprimer les sensations de jambes sans repos et les mouvements périodiques des membres.

La carbidopa/lévodopa, ou Sinemet, est l'ancêtre de ces médicaments. Prescrit sur ordonnance, il traite avec succès les deux syndromes depuis des décennies. Il agit à travers la dopamine (un neurotransmetteur), comme le font les produits plus récents. On prend un cachet une demi-heure avant le coucher, et au besoin une nouvelle dose après quelques heures en cas d'éveil à cause de secousses ; il existe aussi une version à effet long, efficace chez certains, et qui dispense le patient d'une seconde prise. L'inconvénient du Sinemet tient à ses effets secondaires, dont certains sont mineurs et disparaissent souvent en une ou deux semaines, comme la nausée et les vomissements. Mais le Sinemet en possède aussi de plus sérieux, dont le pire est sans doute l'extension de la sensation des jambes sans repos à la journée. Faute d'interrompre le traitement, le syndrome se manifeste toute la journée, tous les jours. Au point parfois de se faire urgent, parce qu'à force de subir ce syndrome du matin au soir, le patient frôle parfois l'instabilité mentale. L'apparition de cet effet d'« extension » du mal à la journée signifie qu'il faut cesser de prendre le médicament. Parmi les autres effets secondaires, il y a le risque accru de dépression ou de pensée suicidaire, ainsi que des symptômes de type neurologique comme divers désordres du mouvement, et un risque accru d'accident vasculaire cérébral pour les personnes qui y sont sujettes.

Parmi les nouveaux agents dopaminergiques, il y a le pramipexole (Mirapex) et le ropinirole (Requip), eux aussi prescrits sur ordonnance, et qui présentent une excellente sécurité. On commence à la dose la plus faible pendant environ une semaine pour en évaluer l'effet sur les jambes sans repos, puis on augmente progressivement les doses. Cela permet aussi de réduire les effets secondaires. Requip constitue un cas particulier, parce qu'il faut le prendre entre une et trois heures avant le coucher.

Pas un somnifère

Il y a quelque chose de fascinant à entendre les patients parler du fonctionnement de ces nouveaux médicaments dopaminergiques. Tous s'attendaient à rencontrer un effet de type sédatif, mais la molécule donne l'impression de dévoiler une émotion cachée qui empêchait la vague du sommeil d'atteindre la rive. En l'occurrence, c'était la sensation de jambes sans repos qui retenait la vague. Après sa suppression par le médicament, la vague atteint le rivage sans encombre, et le patient s'endort. Cette séquence étonne la plupart des patients, même une fois qu'on leur a expliqué qu'il ne s'agit pas d'un somnifère. C'est ce qui explique qu'il faille le prendre longtemps avant le coucher.

Mentionnons enfin l'oxycodone, qui soulève parfois l'émoi parce qu'il s'agit d'un narcotique. N'oublions pas que les syndromes des jambes sans repos et du mouvement périodique des membres sont réactifs à de faibles dosages de médicaments. On prescrit donc sensiblement moins d'oxycodone dans ces cas-là que pour une fracture de la cheville, par exemple, qui réclamera soixante cachets par semaine, alors qu'une telle quantité suffit pour un à deux mois dans le cas des jambes sans repos. Un médecin du sommeil n'en prescrit jamais autant, sauf dans certains cas rares pouvant atteindre jusqu'à trois ou quatre cachets par nuit. Depuis que je connais le lien entre le syndrome du mouvement périodique des membres et celui de résistance des voies aériennes supérieures, il ne m'est jamais arrivé de prescrire plus de deux cachets d'oxycodone par soir.

Le risque d'abus est très faible, parce que le patient ne persuadera pas le médecin du sommeil d'augmenter les doses. Il peut toujours chercher à s'en procurer ailleurs, mais les signes de dépendance ne tarderont pas à apparaître. Selon mes propres observations, les problèmes de dépendance ou de sujétion sont extrêmement rares parmi les victimes de jambes sans repos ou de mouvement périodique qui prennent de l'oxycodone. C'est un médicament sûr, qui peut toutefois présenter le déplaisant effet secondaire de la constipation. Il procure aussi parfois des sensations de sédation, notamment dans les premiers jours ou les premières semaines. Mais plus que tout, il fait disparaître les jambes sans repos ou le mouvement périodique, alors la légère somnolence qu'il induit parfois n'est qu'un aspect mineur, voire insignifiant.

On trouve de nombreux médicaments traitant les deux syndromes dont il est ici question, et je n'ai évoqué que les plus employés et les plus efficaces. Les spécialistes du sommeil sont tenus de rester à l'écoute des progrès de la recherche sur les désordres du mouvement, parce que au moins 10 % des patients qu'ils accueillent dans leurs centres du sommeil sont concernés.

Lorsque les désordres du mouvement ne s'accompagnent pas de pathologie respiratoire du sommeil, les médicaments suffisent. Depuis l'avènement des transducteurs de pression pour mesurer la respiration, on décèle beaucoup plus de cas de mouvements périodiques des membres doublés d'une PRS. Nombreux sont donc les patients conduits à associer la thérapie par pression positive et les médicaments pour les jambes sans repos ou les mouvements périodiques des membres. Il faut dire de cette association qu'elle s'accompagne d'un effet secondaire assez inhabituel de la pression positive : l'aérophagie. Il apparaît que de nombreux cas d'ingurgitation d'air sont dus aux secousses des jambes, dont le mouvement a pour effet de réveiller le dormeur et de lui faire avaler de l'air, ce qui peut provoquer des ballonnements douloureux. C'est souvent en traitant les secousses des jambes qu'on supprime l'aérophagie.

Thérapies naturelles

Le syndrome des jambes sans repos et celui du mouvement périodique des membres recèlent souvent une carence en vitamines et en minéraux :

- de stockage du fer, mesuré en taux de ferritine ;
- de magnésium ;
- de folate ;
- de vitamine B12.

Il est parfois nécessaire de procéder à un test sanguin, notamment en cas d'antécédents d'anémie, qui signalera peut-être une carence en fer ou en vitamines. Il est rare que le taux de magnésium soit anormalement bas, à moins d'une autre maladie ou d'un autre traitement, mais on notera avec intérêt que la prise de compléments en magnésium améliore la PRS, plus encore chez les patients atteints de mouvement périodique des membres qui présentent un faible taux de magnésium. Aucune étude contrôlée n'a encore été réalisée à ce sujet.

De récentes recherches ont en revanche émis une théorie particulièrement intéressante sur l'existence d'un lien entre le syndrome des jambes sans repos, le fer et la dopamine. Une étude spectaculaire a montré l'apparition du syndrome des jambes sans repos chez des patients qui avaient subi d'importantes pertes de sang induisant un manque de fer. Les symptômes de mouvement ont disparu après qu'une transfusion a rétabli le niveau de fer.

La ferritine est un marqueur du stockage de fer, elle permet de déceler une carence en fer chez les patients souffrant de jambes sans repos. On considère aujourd'hui qu'un patient pourrait profiter d'un apport en fer à partir ou au-dessous du seuil de 45 ou 50 ng/ml (nanogrammes par millilitre). Curieusement, un faible taux de ferritine n'est pas synonyme d'anémie.

L'apport de fer n'est pas une affaire anodine. Tout excès dans le corps peut s'avérer dangereux, c'est-à-dire qu'il ne faut pas laisser traîner chez soi des compléments de ce type, car ils constituent un danger pour les enfants ou quiconque les ingèrerait par accident. La question exige que vous consultiez votre médecin du sommeil ou votre généraliste ; ne vous y essayez pas sans avoir obtenu davantage d'informations et fait des analyses.

LA NUIT PORTE CONSEIL

Antidépresseurs et désordre des jambes

QUESTION : Évaluer la nécessité de traiter par les médicaments le syndrome des jambes sans repos ou celui du mouvement périodique des membres peut s'avérer très simple, mais aussi parfois très compliqué. Outre les facteurs déjà évoqués, l'usage d'antidépresseurs ajoute souvent beaucoup de confusion autour des mouvements des jambes. Prenez-vous un antidépresseur ? Si oui, et si vous souffrez de jambes sans repos ou de mouvements périodiques des membres, lisez attentivement ce qui suit.

COMMENTAIRE : À l'examen du sommeil, de nombreux usagers de médicaments psychotropes montrent des mouvements périodiques des jambes, surtout ceux qui prennent aussi un antidépresseur. Cette information n'est pas très diffusée dans le milieu de la santé mentale, et quand elle l'est, on n'y voit pas un problème. Tous les antidépresseurs ne provoquent pas de secousses des jambes, mais il semble que beaucoup, notamment les inhibiteurs sélectifs de la recapture de sérotonine (ISRS), le fassent pendant le sommeil. L'examen du sommeil révèle souvent une importante augmentation de la fréquence de ces mouvements, parfois non suivis de l'éveil attendu. Le patient doit alors se demander s'il lui faut changer de médicament ou si ces secousses n'ont aucun effet sur son sommeil. Peut-être l'antidépresseur n'a-t-il fait qu'aggraver un symptôme déjà présent.

LA PERLE

Que les usagers d'antidépresseurs lèvent la main

Voici des questions qui n'ont rien de simple, mais les patients en psychiatrie qui usent d'antidépresseurs doivent impérativement se les poser dans les contextes suivants :

- L'antidépresseur produit-il une amélioration notable de l'état dépressif ?
- Ne vaut-il pas la peine de trouver un médicament apportant des améliorations plus sensibles ?
- Serait-il possible d'interrompre totalement la prise de médicaments pour observer l'effet que cela produit sur les mouvements de jambes ?
- Serait-il possible d'interrompre la prise de médicaments et de recourir aux méthodes de traitement émotionnel comme alternative aux antidépresseurs ?
- Si le médicament fonctionne bien et qu'il faut continuer à le prendre, que vaudrait le fait d'ajouter un autre médicament pour traiter les mouvements de jambes ?

Beaucoup de personnes atteintes des troubles de la santé mentale et de dormeurs difficiles souffrant d'une combinaison de pathologie respiratoire du sommeil et de mouvement des jambes doivent déterminer le poids respectif de chacun de leurs troubles, ce qui peut demander des mois. Dans le premier cas que j'ai rencontré présentant une telle complexité, il a fallu deux ans à la patiente pour arrêter la prise de trois médicaments en entamant celle de deux autres tout en se débattant avec les premières phases de la thérapie par pression positive. Elle a fini par choisir l'orthèse d'avancée mandibulaire. Les complications avaient surgi parce que les médicaments agissaient efficacement sur sa dépression mais nuisaient gravement à son sommeil, induisant de très fréquentes secousses des jambes. Lorsqu'on a procédé au changement de médicaments, la dépression s'est souvent aggravée, mais les mouvements de jambes diminuaient, et son sommeil s'améliorait.

Une fois qu'elle s'est stabilisée autour d'une association de l'orthèse, d'un médicament contre les troubles psychiatriques et d'un autre agissant à la fois sur les jambes sans repos et les mouvements périodiques, nous avons clairement constaté une amélioration sensible de la consolidation de son sommeil et une baisse des mouvements désordonnés ainsi que des éveils.

Pour les patients sujets aux troubles de la santé mentale, le processus demande un temps considérable, de nombreux examens du sommeil en laboratoire et la consultation de plusieurs médecins, mais le résultat en vaut la peine.

CHAPITRE XXX

La route est longue et sinueuse

Le voyage commence

Vous avez fait du chemin en quête du bon sommeil et de ses bienfaits sur l'esprit. Quels que soient les progrès que vous avez accomplis, le plus important est de savoir si vous voyez la lumière au bout du tunnel. Beaucoup d'entre vous doivent à présent avoir atteint diverses étapes du traitement de la pathologie respiratoire du sommeil (PRS) ou entamé le traitement par les médicaments des troubles du mouvement des jambes. Certains naviguent encore parmi les consultations au centre du sommeil, d'autres attendent toujours de prendre contact avec un centre ou un laboratoire. Certains dormeurs difficiles réclament plus de temps et de réflexion que d'autres avant de se décider à s'engager dans l'évaluation de leurs troubles physiologiques du sommeil.

Où que vous en soyez, la relecture de certains passages de cet ouvrage peut vous permettre des progrès plus importants et plus durables. N'hésitez jamais à y recourir, notamment les petits grands pas, les « perles » et les info-sommeil, qui ont été rédigés pour une lecture répétée, fort utile à ce stade – qui est en réalité le début du voyage, pas la fin.

La plupart des dormeurs difficiles savent à présent à quel point le bon sommeil est déterminant pour l'humeur, le bien-être et le tonus, sans parler de ses effets positifs sur le cœur ou le cerveau, et sur nombre d'aspects de la santé physique et mentale. Les bienfaits que, je l'espère, vous rencontrez déjà vous ont amené à accorder au sommeil la même importance qu'à l'exercice, au régime ou à la gestion du stress, parce qu'en obtenant le meilleur sommeil possible, on acquiert aussi l'énergie, la concentration et la détermination intérieure pour faire de l'exercice, manger sainement, et mieux gérer ses émotions.

INFO-SOMMEIL

La lame du chirurgien est à double tranchant

Une part conséquente des dormeurs difficiles arrive au constat que la thérapie par pression positive ou par orthèse d'avancée mandibulaire n'est pas encore à sa portée. Vu la relative étrangeté de ces appareils, il n'y a rien d'étonnant à ce que certains y soient totalement réfractaires. Beaucoup réclament alors une intervention chirurgicale, ce qui en théorie n'est pas absurde, mais s'avère en pratique extrêmement incommode.

À moins d'avoir travaillé dans la médecine du sommeil, le chirurgien risque fort de proférer de grandes considérations générales sur l'utilité de telle ou telle intervention pour la PRS. Ses affirmations sont pourtant le plus souvent dénuées de fondement scientifique. Prenons le cas de l'intervention dite UPPP (uvulopalato-pharyngoplastie), qui consiste à découper les tissus du voile situé derrière le palais osseux, et dans laquelle beaucoup de chirurgiens ont vu jusqu'à récemment (un peu moins aujourd'hui) une solution au ronflement.

Quels que soient les effets de l'UPPP sur le ronflement, ce dernier n'est chez la plupart des patients que le sommet d'un iceberg. À présent que nous sommes capables de mieux mesurer la respiration, grâce à des appareils sophistiqués (transducteurs de pression), nous ne trouvons que rarement des cas de ronflement isolé. Il y a le plus souvent aussi résistance des voies aériennes supérieures. Alors, l'UPPP agit-elle sur cette résistance ou sur l'apnée du sommeil ? La réponse est non, c'est une procédure qui n'influe cliniquement que peu ou pas du tout sur l'indice de perturbation respiratoire. Plus important, certains signes récents indiquent qu'en procédant à l'ablation du voile du palais, on rend plus difficile le recours à la thérapie par pression positive, parce que le palais mou occupe une fonction dans l'orientation du flux d'air vers l'arrière de la gorge, et que l'intervention peut se traduire par un rétrécissement du rhinopharynx (sténose). Le plus gênant dans l'approche chirurgicale, c'est que le chirurgien manque souvent d'informer le patient de la nécessité de procéder à un test du sommeil avant et après l'intervention, qui lui donneraient des informations sur la gravité initiale de la PRS et sur les changements apportés par l'intervention.

Quand votre sommeil est endommagé, il faut absolument le tester de façon objective avant et après toute opération chirurgicale, notamment lorsque c'est le sommeil qui la motive.

Une terre promise vous attend bel et bien au terme de votre parcours du sommeil, mais vous savez désormais aussi que l'accès au bon sommeil et aux fabuleux avantages qu'il déverse sur votre existence réclame un engagement à vie.

Conseils chirurgicaux

Les résultats de la chirurgie sont spectaculaires, parfois quasi curatifs, mais il faut trouver un chirurgien affilié à un centre du sommeil, ou qui, après plusieurs années d'expérience dans le domaine, perçoit toute la complexité des PRS et la précision requise pour adapter l'intervention à la mesure du cas individuel. Beaucoup des procédures chirurgicales existantes s'avèrent efficaces, surtout lorsqu'elles sont exécutées par un médecin conscient que l'objectif est de réduire votre pathologie de la respiration du sommeil, pas forcément de la guérir. Les trois interventions les plus utiles sont la correction d'une déviation de la cloison nasale, l'ablation ou la réduction des cornets nasaux hypertrophiés, ou celle des amygdales et des végétations. Chacune de ces interventions provoque généralement une baisse de l'indice RDI ou facilite le recours à la thérapie par pression positive ou par orthèse d'avancée mandibulaire.

Évitez de considérer l'intervention chirurgicale comme le dernier recours, parce qu'elle peut justement faire un excellent point de départ pour certains individus atteints d'une malformation congénitale du visage et des voies d'air, notamment ceux qui respirent par la bouche de façon chronique. Ces points d'obstruction anatomique sont parfois à l'origine de sévères pathologies respiratoires du sommeil et compliquent l'adaptation aux thérapies par pression positive ou par orthèse. Il sera donc utile d'envisager une intervention sur la cloison nasale, les cornets ou les amygdales. Dans certains cas, une quatrième intervention, sur les sinus, peut s'avérer nécessaire. En tout cas, si vous décidez de vous engager sur la voie chirurgicale, vous n'avez qu'une seule question à poser à votre chirurgien : « Quelle a été l'incidence moyenne de l'opération sur l'indice de perturbation respiratoire pour les vingt-cinq derniers patients sur lesquels vous avez pratiqué cette intervention ? » Et, souvenez-vous, le RDI doit impérativement tenir compte des événements de résistance des voies aériennes supérieures. Si vous tenez absolument à lui en poser une seconde, essayez : « Combien de ces patients, selon leur médecin du sommeil, ont constaté que la chirurgie avait favorisé leur thérapie par pression positive ? »

Les réponses à ces questions vous permettront de sélectionner le meilleur chirurgien du sommeil.

Autres troubles du sommeil

D'autres troubles du sommeil peuvent constituer une composante de votre mal général, et il n'est pas rare chez nos patients que l'apnée centrale s'ajoute aux problèmes de respiration obstructive. En outre, les individus souffrant d'un problème de santé mentale et d'insomnie sont souvent affectés par des troubles tels que le somnambulisme ou les irrégularités du cycle veille/sommeil (rythme circadien). À tout cela s'ajoutent aussi parfois des affections de somnolence comme la narcolepsie ou une hypersomnie inexpliquée. Certaines maladies neurologiques, dont les accidents vasculaires cérébraux relatifs au sommeil ou, parfois, des accidents de somnambulisme ne sont pas rares non plus.

Le présent ouvrage s'est sciemment gardé d'aborder ces autres troubles, parce que rien ne remplace leur observation, leur diagnostic et leur traitement par un spécialiste du sommeil et la consultation régulière d'un centre médical du sommeil. Comme précédemment, beaucoup de ceux qui se plaignent de ces affections souffrent aussi de troubles respiratoires ou de mouvements pendant le sommeil qui soulignent l'autre désordre. Le traitement d'un syndrome respiratoire ou de mouvement améliore souvent l'autre trouble ou le résout entièrement. Toutefois, pour les personnes atteintes de narcolepsie, de dérèglement du rythme circadien ou de somnambulisme, il faut impérativement consulter un spécialiste du sommeil, le plus vite possible.

LA NUIT PORTE CONSEIL

Résumons

QUESTION : Comment résumer la thérapie dynamique du sommeil ?

COMMENTAIRE : La thérapie dynamique du sommeil vous propose sept idées à assimiler et à mettre en pratique :

1. Comprenez que la mauvaise qualité du sommeil est au fondement du trouble du sommeil, qu'elle affecte le corps et l'esprit au point de vous empêcher de constater l'effet de la dégradation de votre sommeil sur votre santé et sur l'ensemble de votre existence.
2. Apprenez à observer et à surveiller la qualité de votre sommeil, malgré la déficience cognitive qui vous frappe, afin de faire l'analyse précise de vos troubles du sommeil et de mesurer les progrès du traitement.
3. Constatez, modifiez et traitez les comportements émotionnels et mentaux qui vous privent du sentiment de clôture en fin de journée et d'un sommeil bienfaisant pendant la nuit.
4. Constatez, modifiez et traitez les troubles physiques qui vous privent du sentiment de clôture en fin de journée et d'un sommeil réparateur pendant la nuit.
5. Provoquez l'ensemble de ces changements et pérennisez-les en apprenant à :
   - *penser* le sommeil sous un angle radicalement neuf ;
   - *sentir* les choses différemment en apprenant les techniques du traitement émotionnel ;
   - *imaginer* mieux en développant votre aptitude à produire des images mentales.
6. Une fois ces aptitudes solidement implantées, elles vous permettront de vous attaquer aux dernières affections mentales ou physiques qui vous barrent l'accès au vrai sommeil.
7. L'application scrupuleuse de ces étapes est essentielle aux premiers temps du traitement ; et l'entretien d'habitudes, de comportements et de traitements sains est forcément un engagement pour la vie.

Ces sept clés réclament incontestablement une patience, des efforts et une détermination considérables, aussi bien dans leur acquisition que dans leur application. Mais si ce n'est pas aujourd'hui, quand alors ?

LA PERLE

Documentation sur la thérapie dynamique du sommeil

Notre site, www.sleepdynamictherapy.com, est interactif, on y trouve le moyen d'accéder à des séminaires ainsi que d'autres produits et services destinés au dormeur difficile en quête de bon sommeil. Nous avons aussi élaboré un programme VIP pour ceux qui voudraient recevoir des soins dans notre centre du sommeil au Nouveau-Mexique, le Maimonides Sleep Arts & Sciences, Ltd.

Nous disposons de programmes pour les thérapeutes qui voudraient incorporer certains éléments de la thérapie dynamique du sommeil dans leur pratique auprès de leurs patients et d'eux-mêmes.

Nous avons créé le site www.sleeptreatment.com, pour ceux qui voudraient être traités dans nos centres au Nouveau-Mexique.

Notre site www.nightmaretreatment.com s'adresse spécialement à ceux qui font des cauchemars chroniques.

Épilogue

Paroles de sagesse

Les soufis disent : « Celui qui goûte connaît. »

Ainsi en est-il du vrai sommeil. Une fois qu'on y a goûté, on sait qu'en traitant résolument la mauvaise qualité de son sommeil, on peut apaiser l'essentiel de ses troubles du sommeil. Et la thérapie dynamique du sommeil nous offre un programme par étapes pour obtenir cette remarquable amélioration de la qualité du sommeil et l'ensemble de ses bienfaits.

Plus que jamais, vous percevez que votre sommeil mérite un engagement pour la vie. Et vous prenez part à la révolution qui souffle aujourd'hui sur le monde, où toute l'importance de la médecine du sommeil apparaît dans de multiples aspects de la santé et de l'existence en général.

Que l'on considère un instant quelques-uns des apports que la médecine du sommeil nous permet déjà de constater :

- des patients cardiaques qui vivent plus longtemps et mieux ;
- la diminution des accidents vasculaires et des affections provoquées par une tension excessive ;
- la réduction du nombre de décès par accident de la circulation ;
- des enfants dont les résultats scolaires grimpent jusqu'au niveau de la classe supérieure ;
- des enfants délivrés de leurs troubles de l'attention ;

- des survivants traumatisés qui dorment toute la nuit sans cauchemars ;
- un réel apaisement des symptômes chez les patients atteints de fibromyalgie ou d'épuisement chronique ;
- une amélioration durable de la santé mentale, sans médicaments ;
- la réduction des accidents de travail ;
- et peut-être la possibilité de l'une des plus grandes augmentations de productivité jamais enregistrée dans l'histoire de l'homme au travail.

Le bon sommeil réalise toutes ces promesses, en grande partie par son effet sur le tonus. Notre culture a quelque peu oublié le sens originel de l'expression « la nuit porte conseil », mais gageons que d'ici dix ou vingt ans, la recherche scientifique disposera d'éléments si parlants, si incontestables, qu'il ne fera plus aucun doute que l'absence de bon sommeil porte un tort considérable à notre santé, et que son retour peut aussi considérablement l'améliorer.

Une fois que vous compterez parmi les heureux détenteurs du bon sommeil, votre corps et votre esprit pourront sereinement compter sur des nuits assez régénératrices pour vous permettre d'affronter à peu près tout. Vous y gagnerez de l'énergie, mais aussi de la volonté, et même de l'esprit, nuit après nuit, parce que vous ferez l'expérience d'un des joyaux de l'existence : le bon sommeil.

Nous avons la chance d'être dotés d'un système psychologique et physiologique qui nous offre la pause quotidienne indispensable pour affronter les rigueurs, les pressions et les défis de l'existence.

Ce système, c'est le sommeil, qui chaque nuit, toute la nuit, peut servir d'antidote aux épreuves du quotidien. Rares pourtant sont ceux qui reconnaissent son incroyable pouvoir : il retire une part d'aigreur au monde aigre-doux dans lequel nous évoluons.

Le sommeil n'est pas une panacée ; il ne guérit pas toutes les maladies, mais c'est un élément déterminant de tous les aspects de la santé, et l'une de nos sources les plus fiables d'énergie.

Toutefois, le bon sommeil et le bon esprit qui l'accompagne ne vous donneront pas nécessairement d'indication précise quant à l'usage qu'il convient de faire de tant d'énergie. Au fil de votre transformation, rempli d'une vigueur et d'une vitalité nouvelles, il faudra canaliser cette énergie, pour votre bien comme pour celui de l'humanité.

Il faudra pour cela apprendre à l'utiliser avec sagesse.

Remerciements

Le point d'aboutissement de cette entreprise est encore entre mes mains, mais elle a pour point de départ tant de sources et de ressources qu'il faudrait un autre livre pour tout raconter. Ma première inspiration, aussi bien avant l'écriture de ce livre que pendant, ce sont les travaux d'Idries Shah. Beaucoup des anecdotes, des images, des analogies et des métaphores que j'emploie proviennent directement de son œuvre ou de la lecture régulière de ses réflexions sur le soufisme. Dans la même veine, plusieurs ouvrages de Milton Erickson ou à son propos ont également inspiré mon approche.

Je dois beaucoup à cinq psychiatres. Une fois qu'ils ont eu fini d'enlever mon emballage de psy, ils ont révélé un interniste pouvant faire office d'urgentiste, un médecin pouvant faire office de spécialiste du sommeil. Arthur Deikman m'a appris que la facette émotionnelle de la vie tient davantage de l'effeuillage d'un artichaut que de l'épluchage d'un oignon. Robert Kellner a apporté un sérieux coup de pouce à mes recherches dans l'univers de la psychiatrie. Joseph Neidhardt m'a montré les trésors que recèle le monde des rêves. Michael Hollifield et Roger Smith m'ont prouvé à maintes reprises que les thérapies psychodynamique et cognitive comportementale sont faites l'une pour l'autre.

Les scientifiques, chercheurs, médecins, psychologues et autres thérapeutes auxquels je dois beaucoup pour leurs travaux novateurs dans le jeune domaine de la médecine du sommeil se comptent par centaines. Je tiens à remercier Wolfgang Schmidt-Nowara, Christian Guilleminault et

Kingman Strohl pour leur parrainage particulier et leur soutien.

Je ne manque pas non plus d'apprécier les travaux de nombreux confrères dans le domaine de la santé mentale, que pour la plupart je n'ai pas eu le bonheur de rencontrer, mais dont les recherches ont profondément influencé ma compréhension du lien entre le sommeil et l'anxiété, la dépression et le stress post-traumatique.

Je dois beaucoup encore à de nombreux collègues dont les brillants travaux autour de nos programmes de recherche clinique à l'école de médecine de l'université du Nouveau-Mexique et à présent au Sleep & Human Health Institute m'ont permis de me perfectionner dans la recherche et la pratique de la médecine du sommeil. Une mention spéciale pour Sharon et Teddy D. Warner, ainsi qu'à Dominic Melendrez, l'ancien directeur adjoint pour la clinique et la recherche de nos programmes sur le sommeil. Une bonne part de ce qui figure dans ce livre, notamment des questionnaires, provient directement des conversations et des travaux accomplis en médecine du sommeil avec Dominic, qui continue aujourd'hui de faire progresser le domaine à travers sa propre entreprise, Quality Sleep Solutions, Inc.

Je souhaite aussi remercier tous ceux qui ont lu plusieurs parties de mon manuscrit, avec une mention spéciale pour Fritz Eberle, Bruce Mann, et Chuck Paine.

Merci aussi pour leur soutien persistant à mes agents Kim Witherspoon et Alexis Hurley, chez InkWell Management, et à John Wiley & Sons pour leur patience. Un remerciement particulier à mon éditrice, Christel Winkler.

Je suis très redevable envers la présidente de notre nouveau centre du sommeil, le Maimonides Sleep Arts & Sciences, pour ses efforts et son dévouement. Bien qu'il m'ait fallu quarante-cinq années pour la trouver et lui proposer un poste, l'inspiration, les sacrifices et le dévouement que m'ont montré mon épouse, Jessica Kohr Krakow, ont rendu tout cela possible.

Quant à Jacoby et Sable, merci de vous être prêtés aux questions incessantes de papa et d'avoir supporté ses discussions sur le sommeil et les rêves. Votre apport a été précieux, il permettra à beaucoup de gens de dormir du bon sommeil.

Table

CINQUIÈME PARTIE
Grandes transitions vers le bon sommeil.
Adieu somnifères, bonjour chaînons manquants !

SIXIÈME PARTIE
Réveillez le géant qui dort.
Trouvez le souffle du sommeil parfait

Composition et mise en pages : FACOMPO, LISIEUX

Achevé d'imprimer en septembre 2008
dans les ateliers de Normandie Roto Impression s.a.s.
61250 Lonrai
N° d'impression : 08-3120
Dépôt légal : septembre 2008

Imprimé en France